医療のTQMハンドブック
運用・推進編

質重視の病院経営の実践

監修 飯塚悦功・飯田修平
編者 医療のTQMハンドブック編集委員会
著者 飯田修平 公益財団法人 東京都医療保健協会 理事長
練馬総合病院 院長

医療の TQM ハンドブック　監修・編集

監　修

飯塚　悦功　東京大学名誉教授
　　　　　　東京大学大学院工学系研究科医療社会システム工学寄付講座上席研究員

飯田　修平　公益財団法人東京都医療保健協会理事長
　　　　　　練馬総合病院院長

編　集

医療の TQM ハンドブック編集委員会

［委　員］

飯塚　悦功　東京大学名誉教授
　　　　　　東京大学大学院工学系研究科医療社会システム工学寄付講座上席研究員

飯田　修平　公益財団法人東京都医療保健協会理事長
　　　　　　練馬総合病院院長

池田　俊也　国際医療福祉大学薬学部薬学科教授

水流　聡子　東京大学大学院工学系研究科化学システム工学専攻
　　　　　　医療社会システム工学寄付講座特任教授

棟近　雅彦　早稲田大学創造理工学部経営システム工学科教授

運用・推進編　執筆

飯田　修平　公益財団法人東京都医療保健協会理事長
　　　　　　練馬総合病院院長

(敬称略，所属は発刊時点)

"医療のTQMハンドブック"
シリーズ刊行に寄せて

「飯田先生，『医療の質用語事典』をもとに，医療のTQMの包括的な本を書きませんか．これを見れば，この領域の現時点での知識の全貌が記述されているような本です」飯塚から飯田へのこの問いかけが，本シリーズ刊行のきっかけである．

『医療の質用語事典』とは，2005年に飯田・飯塚・棟近の3名の監修による，医療分野への質マネジメントアプローチにかかわる概念，方法論，手法・技法を，事典の形式をとって解説した書籍である．その目的は，医療への質マネジメントの適用に際して必要となる，基本的な用語や概念に標準的な解説を加え，医療界への質マネジメント（Quality Management），総合的質経営（TQM）の健全な展開を推進することにある．幸いにも，この事典は，翌2006年の"日経品質管理文献賞"受賞の栄誉に浴している．

その用語事典を刊行して間もなく，100語に満たない用語をキーにして，関連する概念を端的に説明する形式の意義は十二分に理解できても，もっとていねいに読者のより深い理解を確信できる程度まで書き尽くしたいとの思いが頭をもたげてきた．それが冒頭の飯塚から飯田へのラブレターである．

飯田も同じ思いであったので，即座に"面白い，やりましょう"ということになった．事典の次の包括的な解説書の形式はハンドブックであろう，ということになり，1 000ページ程度の書籍をイメージした．2人ではつらいので，事典の監修仲間である早稲田大学の棟近教授，それに飯塚の同僚の東京大学の水流特任教授，国際医療福祉大学の池田教授に声をかけ，2006年7月に委員会を立ち上げ，5人で書き上げようと計画した．

心したことは二つある．第一は，医工連携の実現である．我が国における医療の安全，質に対する高まりは1999年の横浜市立大学病院における患者取り違え事件に端を発する．それ以来，ことあるごとに，工業界で得られた品質管理や信頼性工学の概念や手法の医療分野への導入・展開のために，医工連携が必須であるといわれてきた．だが，重要性が認識されても，容易なことではことは進まない．この書籍で，両者に間にある言葉の壁，文化の壁を克服し，自然な融合へと誘導したかった．

第二は，医療におけるTQMのよりどころとなる象徴的な書籍の刊行である．2000年以降，医療にTQMを導入・推進するための書籍が少なからず発行されている．私たちも何冊かの本を書いている．しかし，こうした医療のTQMにかかわる書籍はある特定の主題に関する単発的なものである．これを見れば医療のTQMの全貌がほぼ書き尽くされているという書籍は発行されていない．"これぞ"という医療のTQMを語る象徴的な書籍は存在しない．そうであるなら，医療界と工学界とがタッグを組み，医療分野においてTQMが真っ当に適用されるよう，必要な情報，知識，見識のすべてを網羅した，権威ある，医療におけるTQMのよりどころとなる書籍を発行したいと考えた．

1 000ページ程度の内容をどう提示するか，少しは悩んだ．1冊にするのも一つの考え方である．私たちは，分冊のシリーズにすることを選んだ．本シリーズは以下の4分冊からなる．

基本概念編　―医療質経営の基本的考え方―
　　運用・推進編　―質重視の病院経営の実践―
　　マネジメントシステム編　―QMS の計画と実施―
　　手法・技法編　―医療の TQM ツールボックス―

　本シリーズは，医療に質マネジメントを導入している方，したい方に必携のハンドブックでありたい．本シリーズは，医療の TQM の理論と実践の両方をバランスよく学べる書でありたい．本シリーズは，医療の現場で，また医療の TQM の推進の現場で利用できる事典的ハンドブックでありたい．本シリーズは，医療の TQM 確立の初期に医療及び質マネジメントの両分野の専門家が精魂込めて書いた息の長い良書でありたい．

　2012 年 11 月

医療の TQM ハンドブック　監修

飯塚　悦功・飯田　修平

はじめに

　近年，"医療崩壊"，"病院崩壊" という単語を耳にすることが少なくなりました．この事実が何を意味するかを考える必要があります．医療や病院が再興したのではありません．

　今まさに，変革のうねりが社会を襲い，医療界も例外ではなく，医療の基盤と枠組みがこわれつつあります．マクロでは，政府は，社会保障制度改革・医療制度改革に必死に取り組まなければならなくなりました．ミクロでは，医療機関は，運営主体，規模，種別にかかわらず，その荒波に飲み込まれないように，対応に追われているのが実情です．"医療崩壊"，"病院崩壊" と叫ぶゆとりがありません．

　筆者は，『病院早わかり読本』（第4版2010年）の序文に，"改革を待っていても実現しません．棚ボタはありません．私たち医療従事者が自ら行動し，その成果を出さなければなりません．それぞれの立場で役割を果たすことが求められており，関係者の参画が求められています．'医療崩壊'・'病院崩壊' と呼ばれる今こそ，構造改革・医療制度改革の好機と捉えるべきです．他組織や他人ではなく，自らが変わること，意識改革することが必要です．そして，組織を挙げた継続的な質向上の努力が必要です……予測不可能な社会の変化に対応するためには，原理原則に基づいて，現場で現物を現実に実践することが必要で……自らが変わらなければならない……" と述べました．

　変革・意識改革するためには，総合的質経営（TQM：Total Quality Management）こそが，最適の方法であるという趣旨は，本書でも変わりません．

　本書では，組織をあげた継続的な質向上活動，すなわち，TQMを実践するための，運用・推進の考え方や方法と，練馬総合病院におけるTQMの事例を紹介します．

　"なぜ，総合的質経営（TQM）をするのか" という質問をしばしば受けます．筆者は "医療も一般企業も同じ"，"試行錯誤しつつ病院経営をするうちに，自分が考えて実践していることが，たまたま，総合的質経営（TQM）であった" と答えています．医療は特殊ではなく，他分野と変わりません．

　本書に記載した内容は，筆者の20年に及ぶ病院管理者・経営者としての実践と，それに基づいた考え方の集大成です．考え方や理論（概念）を，わかりやすく伝えるために図解して，そのいくつかは，○○理論（飯田）として紹介しています．

　序章で，"医療から再びTQM宣言を" とした理由は，TQMの展開による医療の再興を通して，日本の再興を目指すという意味です．医療は特殊ではなく，組織運営という観点では他分野と変わらないと考えるからです．第1章では，組織とは何かを考えます．医療の問題と，その解決方法としての信頼の創造が重要であることを述べます．第2章では，質重視の組織改善の動機づけに関して，小集団活動とTQMの関係を含めて解説します．第3章では，質重視の組織をどう構築するか，その場合の基本的考え方（理念）と組織風土の重要性，質保証の枠組みをいかに構築するか，その基盤である情報活用，情報システムの構築を概説します．第4章では，質重視の組織運営を具体的に提示します．情報基盤に基づいて，質を向上させ，安全を確保するという考え方が質重視の組織運営をする基本であることを解説します．第5章では，組織活性化の方法として組織構成員の活性化が重要であり，処遇に関しては練馬総合病

院における人事考課制度，職能資格制度，教育制度，安全確保活動を紹介します．第6章では，TQMの推進の考え方，実施手順及び技術の概論と，練馬総合病院における医療の質向上活動（MQI：Medical Quality Improvement）の事例を紹介します．第7章では，推進技術に関して，推進活動の考え方，標準化の考え方と方法，情報管理，診療情報管理，安全管理・危険管理の考え方を提示します．第8章では，手法・技法の基本とそれらの関係を概説します．詳細は本シリーズの手法・技法編に譲りました．第9章は，当初の構想にはありませんでしたが，本シリーズに必要と考えていたので，本書に入れることにしました．考える・思考・発想法とは何かを解説します．物事を考えるときの，思考経路・手順の参考になれば幸いです．第10章では，序章と第1章で提起した，医療の問題とその解決方法としての信頼の創造の活動と考え方を述べます．

　本書全体を通して，TQMの概念とTQMを医療に導入する意義と方法を提示します．概念を提示しなければ，議論することも目指すこともできません．概念を理解しても，動機づけがなければ始まりません．動機づけがあっても，方法や手段がわからなければ実践できません．実践しても円滑に推進できなければ，迷走します．TQMは組織の最高責任者・経営者が率先垂範する以外には実践できません．形式的な活動であれば，むしろ，他の手段を用いたほうがよいと考えます．TQMを正しく理解せず，真剣に実践しない組織や人々に限って，TQMは意味がない，成功しないと批判する場面を多く見聞きしています．大変残念です．

　今まで協力いただいた多くの医療関係者，品質管理関係者，特に，前田又兵衞氏，山岡建夫氏には品質管理学会会長・副会長のときに，医療経営の総合的質研究会を設置することを勧めていただくなどご指導をいただきました．赤尾洋二氏には，QFDを通して真の顧客志向の考え方を教えていただき，久米均氏，中條武志氏，大藤正氏，光藤義郎氏，永井庸次氏には研究会や講習会でご支援をいただきました．『医療の質用語事典』に引き続き，本シリーズでも楽しく議論させていただいた，飯塚悦功氏，棟近雅彦氏に感謝いたします．練馬総合病院の役職員，医療の質向上活動（MQI：Medical Quality Improvement）の推進担当者，特に，柳川達生，井上聡，金内幸子，小谷野圭子，栗原直人の諸氏のご協力に感謝します．また，本シリーズの行きつ戻りつの議論の議事録をとりまとめていただいた，編集の末安いづみ氏と府川博明氏には大変お世話になりました．

　本書が，一人でも多くの組織の責任者，経営者，管理職，質向上を目指す人々の参考になれば幸いです．目次の順に読んでいただくことが望ましいですが，どの部分から読んでいただいても宜しいです．ご批判をいただければ，今後の，活動の参考にさせていただきます．

2012年11月

公益財団法人東京都医療保健協会　理事長
練馬総合病院　院長

飯　田　修　平

目　次

はじめに

序章　医療から再びTQM宣言を　17

第1章　組織とは何か　19

1.1　組織を考える ……………………………………………………………… 19
　　1.1.1　なぜ，組織を考えるのか …………………………………………… 19
　　1.1.2　組織とは ……………………………………………………………… 19
　　1.1.3　組織の構成要素 ……………………………………………………… 20
　　1.1.4　組織と組織，組織と個人の関係 …………………………………… 20
　　1.1.5　組織の目的と個人の価値観 ………………………………………… 21
　　1.1.6　組織と現場 …………………………………………………………… 23
　　1.1.7　組織構造 ……………………………………………………………… 24

1.2　医療における問題 ………………………………………………………… 30
　　1.2.1　問題とは ……………………………………………………………… 30
　　1.2.2　医療における問題 …………………………………………………… 30
　　1.2.3　医療従事者の視点 …………………………………………………… 31
　　1.2.4　医療提供側の問題 …………………………………………………… 31
　　1.2.5　受療者側の問題 ……………………………………………………… 31

1.3　医療における信頼の創造 ………………………………………………… 32
　　1.3.1　信頼と信頼性 ………………………………………………………… 32
　　1.3.2　問題への対応 ………………………………………………………… 34
　　1.3.3　医療不信 ……………………………………………………………… 34
　　1.3.4　医療不信への対応 …………………………………………………… 35
　　1.3.5　説明と同意は十分条件ではない …………………………………… 36
　　1.3.6　医療不信の新たな視点 ……………………………………………… 36
　　1.3.7　医療における信頼の創造 …………………………………………… 36
　　1.3.8　医療提供側から情報発信 …………………………………………… 37
　　1.3.9　病院職員の意識改革と国民・患者の理解 ………………………… 37

第2章　質重視の組織改善・改革の動機づけ　39

2.1　質を機軸にした組織改善推進の枠組み ………………………………… 39
　　2.1.1　組織改革の必要性の認識 …………………………………………… 39
　　2.1.2　質重視の経営の導入 ………………………………………………… 39
　　2.1.3　経営者の意識改革 …………………………………………………… 40
　　2.1.4　医療従事者の意識改革 ……………………………………………… 40
　　2.1.5　意識改革と経営戦略 ………………………………………………… 41
　　2.1.6　医療の質向上活動 …………………………………………………… 42
　　2.1.7　悪さ加減の改善 ……………………………………………………… 42
　　2.1.8　変化への対応 ………………………………………………………… 42
　　2.1.9　変化と問題発見・対応 ……………………………………………… 43

2.2 質経営における小集団活動 ····················· 44
2.2.1 組織的活動と小集団活動 ····················· 44
2.2.2 QCサークルの基本 ························· 44
2.2.3 QCCはTQC, TQMの重要な一要素 ············ 45
2.2.4 TQC・TQMとQCC（小集団活動）の関係 ······· 45
2.3 人を活き活き働かせる組織構築 ·················· 46
2.3.1 組織内の関係 ····························· 46
2.3.2 組織内の連携 ····························· 47
2.3.3 意思決定プロセス ························· 52
2.3.4 人事労務管理 ····························· 54

第3章 質を重視した組織の構築　　61

3.1 質重視の組織の構築 ··························· 61
3.1.1 組織と理念 ······························· 61
3.1.2 理念の制定 ······························· 61
3.1.3 倫理綱領と行動基準 ······················· 62
3.1.4 階層別・部門別の行動基準の必要性 ·········· 62
3.1.5 就業規則の策定 ··························· 62
3.1.6 諸規程 ··································· 63
3.2 横断的組織の構築 ····························· 63
3.2.1 専門技術と管理技術 ······················· 63
3.2.2 横断的組織運営が必須 ····················· 64
3.2.3 チーム医療と情報共有 ····················· 65
3.2.4 リーダーシップ交代理論・正四面体の組織運営 · 65
3.3 組織文化・組織風土 ··························· 66
3.3.1 組織文化と組織風土 ······················· 66
3.3.2 組織風土劣化防止 ························· 66
3.3.3 質管理の基本的考え方 ····················· 67
3.3.4 質重視の経営 ····························· 68
3.3.5 開かれた組織 ····························· 68
3.4 質保証の枠組み ······························· 69
3.4.1 質保証 ··································· 69
3.4.2 医療における質保証 ······················· 69
3.4.3 医療の質向上活動（MQI）推進委員会 ········· 69
3.4.4 質保証室 ································· 69
3.4.5 企画情報推進室 ··························· 70
3.4.6 医療情報管理室 ··························· 70
3.4.7 医療安全管理室 ··························· 70
3.4.8 何でも相談室 ····························· 71
3.4.9 地域連携室（地域連携部） ················· 71
3.4.10 医療福祉相談室（医療ソーシャルワーカーMSW） ··· 71
3.4.11 在宅医療室 ······························ 71
3.5 情報システム構築 ····························· 72
3.5.1 情報システム ····························· 72
3.5.2 情報化 ··································· 72

3.5.3　情報システム構築・導入の意義 ·· 73
　　　3.5.4　望ましい医療を実現するための情報システム ····························· 74
　3.6　知識ベース ··· 74
　　　3.6.1　情報とデータ ··· 74
　　　3.6.2　データベース ··· 74
　　　3.6.3　情報の活用と情報システム ··· 75
　　　3.6.4　情報の活用 ··· 75
　　　3.6.5　病院における情報活用の仕組み ·· 75
　3.7　改善活動組織の構築 ·· 76
　　　3.7.1　質マネジメント活動の推進団体 ·· 76
　　　3.7.2　院内組織 ··· 80
　　　3.7.3　改善活動組織 ··· 82

第4章　質重視の組織運営　85

　4.1　組織運営 ·· 85
　　　4.1.1　方針展開・方針管理 ·· 85
　　　4.1.2　理念の制定の方法 ·· 85
　　　4.1.3　倫理綱領の策定の方法 ··· 86
　　　4.1.4　周知・徹底の方法 ·· 86
　　　4.1.5　理念や倫理綱領の見直し ··· 86
　　　4.1.6　就業規則の策定の方法 ··· 87
　　　4.1.7　諸規定の周知徹底の方法 ··· 87
　　　4.1.8　目標の明示，周知徹底 ··· 88
　　　4.1.9　管理技術の習得 ·· 88
　　　4.1.10　資源の配分 ··· 88
　　　4.1.11　権限と義務，自由と責任 ·· 91
　　　4.1.12　自分中心 ··· 91
　　　4.1.13　場の提供 ··· 91
　4.2　壁をいかに壊すか ·· 92
　　　4.2.1　組織の壁を機能的に破壊 ··· 92
　　　4.2.2　組織構造を破壊 ·· 92
　　　4.2.3　縄張りをいかに壊すか ··· 92
　　　4.2.4　権力勾配 ··· 93
　　　4.2.5　意識の壁をいかに壊すか ··· 93
　　　4.2.6　ブレーンストーミングの意義 ·· 93
　4.3　質重視の経営における管理職の役割 ··· 94
　　　4.3.1　トップの役割 ··· 94
　　　4.3.2　幹部職員の役割 ·· 94
　　　4.3.3　中間管理職の役割 ·· 94
　4.4　医療に質重視の経営を展開する方策 ··· 94
　4.5　会議体の運営 ··· 95
　　　4.5.1　会議は踊る ··· 95
　　　4.5.2　会議体の目的と役割の理解 ··· 95
　　　4.5.3　会議体の目的と構成員 ··· 95
　　　4.5.4　会議体・会議の目的 ·· 95

		4.5.5 運営方法	96
4.6	組織横断的活動をいかに運営するか		96
	4.6.1	プロジェクト組織の活用	96
	4.6.2	組織横断的改善活動	96
4.7	質保証		97
	4.7.1	医療の質向上活動（MQI）	97
	4.7.2	質保証室	97
4.8	質管理推進組織		99
	4.8.1	質管理推進活動	99
	4.8.2	質管理推進組織構成員	99
4.9	情報活用		99
	4.9.1	情報の取扱い	99
	4.9.2	情報提供と情報開示，情報公開	99
	4.9.3	情報共有とコミュニケーション	100
	4.9.4	診療情報提供・開示に関する検討の経緯	100
	4.9.5	個人情報保護	101
4.10	情報システムの運用		102
	4.10.1	情報システム開発・導入に関する基本的考え方	102
	4.10.2	情報化の経営への貢献を判断する視点	103
	4.10.3	情報化の経営的観点における問題点	103
	4.10.4	病院の情報システム構築の問題点	104
	4.10.5	病院情報システム導入が円滑に行かない理由	104
	4.10.6	基本要件検討	106
	4.10.7	情報システム構築に関する問題解決の方法	107
	4.10.8	情報システムの開発・導入における病院側の役割	108
	4.10.9	情報システム導入事例	108
	4.10.10	情報活用のための組織構築	113
	4.10.11	今後の課題	113
4.11	TQMの一環としての安全確保		114
	4.11.1	医療の安全確保は質向上から	114
	4.11.2	他分野から学ぶべき事項	114
	4.11.3	質管理と安全管理	115
	4.11.4	医療は不安全・危険行為である	115
	4.11.5	安全と事故	116
	4.11.6	危険とは	116
	4.11.7	組織事故	116
	4.11.8	事故は起こり得るものである	116
	4.11.9	安全確保は当たり前品質	117
	4.11.10	安全確保は経営の重要課題である	117
	4.11.11	安全確保の取組み	117
	4.11.12	安全確保と質管理の導入	118
	4.11.13	行政の取組み	118
	4.11.14	諸外国の取組み	119

第5章　組織活性化の方法　123

- 5.1　人がイキイキと働ける組織 …………………………………………………… 123
  - 5.1.1　イキイキとした組織 ………………………………………………… 123
  - 5.1.2　組織の活性化 ………………………………………………………… 124
  - 5.1.3　個人の活性化（動機づけ）………………………………………… 125
  - 5.1.4　職員満足が患者満足に繋がる ……………………………………… 127
- 5.2　組織活性化と医療の質向上活動 ……………………………………………… 131
- 5.3　人事制度 ………………………………………………………………………… 131
- 5.4　人材開発 ………………………………………………………………………… 132
  - 5.4.1　組織と個人の目的の再確認 ………………………………………… 132
  - 5.4.2　人材開発の目的と種類 ……………………………………………… 132
  - 5.4.3　人材開発の方法 ……………………………………………………… 133
  - 5.4.4　適正配置と場・機会の付与 ………………………………………… 133
  - 5.4.5　職業能力（職能）開発 ……………………………………………… 133
  - 5.4.6　動機づけ ……………………………………………………………… 134
- 5.5　人事考課制度 …………………………………………………………………… 135
  - 5.5.1　人事考課制度とは …………………………………………………… 135
  - 5.5.2　人事考課制度の目的 ………………………………………………… 135
  - 5.5.3　評　価 ………………………………………………………………… 135
  - 5.5.4　公正な評価 …………………………………………………………… 137
  - 5.5.5　人事考課制度の評価 ………………………………………………… 139
  - 5.5.6　考課者の心得 ………………………………………………………… 139
  - 5.5.7　評価と報償 …………………………………………………………… 139
  - 5.5.8　人事諸制度の再構築 ………………………………………………… 140
- 5.6　職能資格制度 …………………………………………………………………… 140
  - 5.6.1　職能資格制度とは …………………………………………………… 140
  - 5.6.2　職能資格制度の目的 ………………………………………………… 140
  - 5.6.3　病院における給与体系 ……………………………………………… 141
  - 5.6.4　職能資格制度導入の要点 …………………………………………… 142
  - 5.6.5　職能資格制度の維持運用 …………………………………………… 142
- 5.7　組織が求める能力の開発（教育・研修・訓練）…………………………… 142
  - 5.7.1　医療における教育研修の意義 ……………………………………… 142
  - 5.7.2　教育方法 ……………………………………………………………… 143
  - 5.7.3　医療における教育の課題 …………………………………………… 144
  - 5.7.4　病院職員に必要な資質と評価 ……………………………………… 144
  - 5.7.5　病院における教育研修 ……………………………………………… 145
  - 5.7.6　専門技術教育と管理技術教育 ……………………………………… 145
  - 5.7.7　経営者教育 …………………………………………………………… 147
  - 5.7.8　医療・医療制度に関する事項 ……………………………………… 147
  - 5.7.9　改善に関する事項 …………………………………………………… 147
  - 5.7.10　活動の推進に関する事項 ………………………………………… 148
  - 5.7.11　教育効果の評価 …………………………………………………… 148
  - 5.7.12　行動変容 …………………………………………………………… 149
  - 5.7.13　変更に迅速かつ的確に対応した教育研修 ……………………… 149

        5.7.14 異動直後のオリエンテーション ……………………………………… 149
    5.8 安全確保（教育） ……………………………………………………………… 149
        5.8.1 TQMの一環としての安全確保 ………………………………………… 149
        5.8.2 医療安全管理者養成講習会の開始 …………………………………… 149
        5.8.3 講習会の目的 ……………………………………………………………… 150
        5.8.4 講習会の概要 ……………………………………………………………… 150
        5.8.5 講習会の意義 ……………………………………………………………… 150
        5.8.6 質管理及び信頼性手法の導入の意義 ………………………………… 152

第6章　推進の考え方，実施手順及び技術　　155

    6.1 品質管理体制（QMS）構築の意義 ………………………………………… 155
        6.1.1 病院にとっての意義 …………………………………………………… 155
        6.1.2 各部署の業務や職員本人への意義 …………………………………… 155
    6.2 質管理推進の考え方 ………………………………………………………… 156
        6.2.1 質管理推進の考え方 …………………………………………………… 156
        6.2.2 質管理推進担当者（委員）の役割 …………………………………… 156
    6.3 質管理の体制構築と実施手順 ……………………………………………… 157
        6.3.1 質管理の体制構築の手順 ……………………………………………… 157
        6.3.2 質管理の実施手順 ……………………………………………………… 157
    6.4 職員への説明・周知徹底 …………………………………………………… 157
    6.5 問題解決の考え方 …………………………………………………………… 157
    6.6 問題解決手法の研修 ………………………………………………………… 158
    6.7 MQI活動の教育的意義 ……………………………………………………… 158
    6.8 活動の留意点・問題点 ……………………………………………………… 158
        6.8.1 MQI活動の流れ ………………………………………………………… 158
        6.8.2 MQI活動の開始 ………………………………………………………… 159
        6.8.3 活動の問題点 …………………………………………………………… 159
        6.8.4 推進委員による調整 …………………………………………………… 160
    6.9 発表に関する留意事項 ……………………………………………………… 161
        6.9.1 発表大会準備 …………………………………………………………… 161
        6.9.2 発表の注意事項 ………………………………………………………… 161
    6.10 練馬総合病院における医療の質向上（MQI）活動推進事例 ………… 161
        6.10.1 医療の質向上活動発足 ………………………………………………… 161
        6.10.2 MQI活動の基本的考え方 ……………………………………………… 163
        6.10.3 活動及び活動チームの必要条件 ……………………………………… 163
        6.10.4 MQI活動の流れ・年間計画 …………………………………………… 163
        6.10.5 活動支援プログラム …………………………………………………… 163
        6.10.6 活動の経緯 ……………………………………………………………… 168
        6.10.7 推進委員の資質向上 …………………………………………………… 168
        6.10.8 全職員を対象とした改善活動の考え方・手法の教育研修 ……… 169
        6.10.9 内外への情報発信 ……………………………………………………… 169
        6.10.10 職員の意欲・士気向上 ………………………………………………… 169
        6.10.11 チーム内外の意見調整 ………………………………………………… 169

6.10.12	成　果	169
6.10.13	活動の継続・発展状況	171
6.10.14	MQI 活動の PDCA	172
6.10.15	継続・発展の要因	172
6.10.16	MQI に関する意見	172
6.10.17	今後の課題	174

第 7 章　推進技術　175

- 7.1 推進活動 ····· 175
  - 7.1.1 QC サークル ····· 175
  - 7.1.2 QC サークル綱領 ····· 175
  - 7.1.3 プロジェクト（活動）····· 175
  - 7.1.4 委員会活動 ····· 177
- 7.2 道具・手法 ····· 178
- 7.3 医療における標準化 ····· 178
  - 7.3.1 医学教育の標準化 ····· 178
  - 7.3.2 疾病分類 ····· 178
  - 7.3.3 診療報酬支払い方式 ····· 179
  - 7.3.4 パス法 ····· 180
  - 7.3.5 臨床指標 ····· 181
  - 7.3.6 科学的根拠に基づいた医療 EBM ····· 183
  - 7.3.7 診療ガイドライン ····· 184
  - 7.3.8 ケースミックスは医療の標準化の道具 ····· 184
  - 7.3.9 DPC データ分析事業 ····· 184
  - 7.3.10 診療アウトカム評価事業 ····· 185
  - 7.3.11 診療アウトカム評価事業と DPC データ分析事業の一元化 ····· 186
  - 7.3.12 IQIP 事業 ····· 186
  - 7.3.13 医療の質の評価・公表等推進事業 ····· 187
  - 7.3.14 質評価事業の最近の動向 ····· 187
  - 7.3.15 質評価事業の今後の課題 ····· 187
  - 7.3.16 第三者評価 ····· 188
- 7.4 情報システム活用 ····· 189
- 7.5 情報管理 ····· 189
  - 7.5.1 変革の時代における情報管理 ····· 189
  - 7.5.2 情報の活用と情報システム ····· 190
  - 7.5.3 情報・データの重要性 ····· 190
  - 7.5.4 情報システム管理 ····· 190
  - 7.5.5 リスク管理（リスクマネジメント）····· 192
  - 7.5.6 情報活用のための組織構築 ····· 193
  - 7.5.7 今後の課題 ····· 194
- 7.6 診療情報管理 ····· 194
  - 7.6.1 質経営における診療情報管理の意義 ····· 194
  - 7.6.2 診療情報管理の意義 ····· 194
  - 7.6.3 社会の要請と診療情報管理 ····· 194
  - 7.6.4 診療情報管理の目的 ····· 195

7.6.5　診療情報管理士の業務（役割，機能） ·················· 195
　　　7.6.6　診療情報の電子化の意義 ································ 195
　　　7.6.7　DPCへの対応による効果 ································ 196
　　　7.6.8　診療情報管理士に求められる能力 ························ 196
　　　7.6.9　診療アウトカム評価事業と診療情報管理士の役割 ·········· 196
　　　7.6.10　今後の課題 ·· 197
　7.7　安全管理・危険管理 ·· 197
　　　7.7.1　安全確保は経営の重要課題である ························ 197
　　　7.7.2　安全確保の取組み ······································ 197
　　　7.7.3　安全確保と質管理の導入 ································ 198

第8章　手法・技法　199

　8.1　手法・技法の意義 ·· 199
　　　8.1.1　手法・技法とは ·· 199
　　　8.1.2　技術と道具 ·· 199
　　　8.1.3　技と術 ·· 199
　　　8.1.4　技術・能力の発揮 ······································ 200
　8.2　業務分析 ·· 200
　　　8.2.1　業務分析の重要性 ······································ 200
　　　8.2.2　業務の粒度 ·· 201
　8.3　QC手法──問題解決の方法 ······································ 202
　　　8.3.1　七つ道具 ·· 202
　　　8.3.2　QC七つ道具 ·· 202
　　　8.3.3　新QC七つ道具 ·· 202
　　　8.3.4　戦略立案七つ道具 ······································ 203
　　　8.3.5　商品企画七つ道具 ······································ 203
　　　8.3.6　医療のTQM七つ道具 ····································· 203
　　　8.3.7　問題解決手法と課題達成手法 ···························· 204
　8.4　統計的考え方の基本 ·· 206
　　　8.4.1　品質管理における統計 ·································· 206
　　　8.4.2　統計的品質管理（SQC） ································· 206
　8.5　統計の基本的考え方 ·· 207

第9章　考える（思考）・考え方・発想法　209

　9.1　考える・発想法 ·· 209
　　　9.1.1　考えるとは ·· 209
　　　9.1.2　考える対象 ·· 209
　　　9.1.3　考える視点 ·· 209
　　　9.1.4　対象の理解 ·· 209
　　　9.1.5　思考方法 ·· 211
　　　9.1.6　思考過程 ·· 211
　　　9.1.7　発想法 ·· 213
　　　9.1.8　5ゲン主義 ··· 214

9.2 違い（相違）に気づく ……………………………………………… 214
　　9.2.1 違　い ……………………………………………………… 214
　　9.2.2 差 ………………………………………………………… 215
　　9.2.3 変　化 ……………………………………………………… 215
　　9.2.4 変化率 ……………………………………………………… 215
9.3 関係・関連 ………………………………………………………… 215
　　9.3.1 関係とは …………………………………………………… 215
　　9.3.2 関係の見える化 …………………………………………… 216
9.4 比べる・比較する ………………………………………………… 216
　　9.4.1 比べる（比較する）とは ………………………………… 216
　　9.4.2 比較する対象 ……………………………………………… 216
9.5 分　類 ……………………………………………………………… 217
　　9.5.1 分類とは …………………………………………………… 217
　　9.5.2 系統樹思考と分類思考 …………………………………… 217
　　9.5.3 科学の系譜と学派 ………………………………………… 218
　　9.5.4 分類の分類 ………………………………………………… 218
9.6 創造的認知 ………………………………………………………… 218
9.7 問題解決 …………………………………………………………… 219
　　9.7.1 問題とは何か ……………………………………………… 219
　　9.7.2 問題解決とは何か ………………………………………… 219
　　9.7.3 問題解決の方法 …………………………………………… 220
9.8 総合・統合 ………………………………………………………… 222
　　9.8.1 分析と粒度 ………………………………………………… 222
　　9.8.2 制御技術 …………………………………………………… 222
　　9.8.3 分析は抽象的（全体像）から具体的（個別）に ……… 222
　　9.8.4 分析と再構成 ……………………………………………… 225
　　9.8.5 総合と統合 ………………………………………………… 225
　　9.8.6 医療経営の総合的質 ……………………………………… 225
9.9 思考の順序と 5W1H ……………………………………………… 226

第10章　医療における信頼の創造への道　229

10.1 医療における問題解決への提言 ………………………………… 229
　　10.1.1 問題を問題として認識する ……………………………… 229
　　10.1.2 立場による医療の問題への具体的対応 ………………… 229
　　10.1.3 信頼される医療者になるために ………………………… 230

おわりに　233
引用・参考文献　235
索　引　241

序章　医療から再び TQM 宣言を

　医療の TQM ハンドブックシリーズ "運用・推進編" の本書は，"基本概念編—医療質経営の基本的考え方—" に基づいて，TQM（質重視の経営）を医療に展開するための考え方と運用・推進の手法・技法を解説する．

　さらに，筆者が実際に質重視の経営を医療に適用した経験[1]〜[6]から明らかになった問題・課題を，今後の課題も含めて提示する．

　医療は，極めて専門性が高く，また，生命を直接扱うということから，特殊な分野であると考える人が大部分である．しかし，組織運営，経営という観点からは，他分野とほとんど変わらない．したがって，医療に TQM（Total Quality Management：総合的質経営）を展開するためには，TQM の基本的考え方[7]を理解し，それを適用する対象分野の医療の特性や特徴[8]〜[20]を理解して，対象にあわせて運用することが必要である．日本において，第2次世界大戦敗戦後の廃墟の中，米国から品質管理（QC：Quality Control）を導入[21]〜[27]して以来，1980年代までは，産官学協調による挙国一致体制により，TQC（Total Quality Control）が活発に実践されて産業界は活気を呈した．しかし，バブル経済崩壊の1990年代以降，日本全体が意気消沈し，自信を喪失している．さらに，2007年に顕在化したサブプライム問題に始まる2008年の金融危機は回復の兆しが見えず，ギリシャの経済破綻から露呈した欧州の経済危機，EU の存続等，ますます，世界的な経済後退を呈している．さらに追い打ちをかけるように，2011年3月11日に発生した東日本大震災の影響は，日本経済だけではなく，世界全体に及んでおり，大混乱している．これらの世界的潮流は，経済のみならず，思想，文化にまで及んでいる．

　これらの変化は，医療界にも大きな影響を及ぼしており，医療費抑制と医療への過剰な期待や要求により，医療崩壊・病院崩壊といわれる状況にある．小手先の，あるいは，部分的な改善の努力では対応不可能な状況である．解決の糸口が見つからない現在，医療界に TQM を適合させて導入して成果をあげることができれば，その経験と成果を他分野の参考にすることが可能かもしれない．2003年『医療から学ぶ総合的質経営』[1]を出版した趣旨と同様である．これが，"医療から再び TQM 宣言を" の意味である．

　産業界で TQC が行き詰まったとき（1995年）に，『ISO 9000 と TQC 再構築　ISO 9000 シリーズを超えて』[28]が出版された．飯塚悦功は，"ISO 9000 という新たな考え方の取り込みによる日本的 TQC の進化であり，日本的 TQC の側からの ISO 9000 モデルへの発信です．……自分の言いたいことを文字に書いて意思の疎通をはかる文化と技術を学んでいきたいと思う" と述べている．

　日本科学技術連盟は，1996年4月，TQC を TQM と改称した[29]．しかし，呼称変更に関する合意形成が不十分であったので，TQM 委員会を設置して，①TQC から TQM への呼称変更の意義を明確にし，②TQM の概念を明確にし，③TQM の理解と実践のためのマスタープランを検討する，の3点を実施した．

　1997年1月，日本科学技術連盟創立50周年記念祝賀会において TQM 宣言を発表した．

変革の時代には，従来の考え方や方法では限界があるからである．また，製品の質だけではなく，業務の質，経営システムの質にまで，品質概念を拡大する必要があったからである．

TQM 委員会は，1998 年『TQM　21 世紀の総合「質」経営』[30] を出版し，経営におけるTQC から TQM へのパラダイムシフトが必要なときに，ぐずぐずはしていられないとの危機感に満ちていた．TQM 委員会は，"TQM は，企業・組織の'質'の向上に貢献する経営科学・管理技術である"と定義した．

どのような考え方や活動においても，問題点や課題はある．また，完全なものがあったとしても，価値観や状況が激しく変化するので，TQC・TQM もそれに応じて，柔軟に変わらなければならない．変革こそが組織生き残りの唯一の方法である．TQC・TQM 自体も手直しではなく変革することが必要である．その宣言が，TQM 宣言であろう．

TQM 宣言後 15 年が経過したが，いまだに，TQM 宣言の趣旨が一般に浸透しているとはいえない．TQM を普及させるには，TQC に活気があった 1950 年代から 1980 年代までの時代を再検討することが重要である．当時の TQC はなぜ元気であったのかを考察することから示唆が得られると考える．

第 2 次世界大戦敗戦後は，米国の科学技術と工業力に裏づけされた経済力に追いつけ追い越せとハングリー精神が旺盛であった．労働争議が頻発している中でも，企業は，"安かろう悪かろう"の代名詞である "made in Japan" を払拭するために，一丸となって質改善の努力を進め，国策として製造業，特に輸出産業を振興した．この時代には，Quality とは輸出可能な製品の質であり，到達目標と方法が明らかであった．

東日本大震災からの復興は，第 2 次世界大戦敗戦後の焦土からの復興を参考にできよう．国をあげて，産官学が一致協力する絶好の機会としなければならない．敗戦後と異なるのは，どこにも参考となるモデルがないことであり，日本が独力で解決しなければならない．

しかし，残念なことに，国難を乗り切る先頭に立たなければならない政治は崩壊し，官も機能停止の状態であり，産・学も同じである．先導するものが存在せず，王道がなければ，基本（原理・原則）に立ち返り，それぞれが実践（現場・現実・現物）において，自らの努力で道を切り開くしか方法はない．そのときに，総合的質経営（TQM）の考え方が道標になると確信する．医療に TQM を展開し，崩壊したといわれている医療の復興を図り，日本復興の契機にしたい．

第1章　組織とは何か

1.1　組織を考える

1.1.1　なぜ，組織を考えるのか

　経営・マネジメントとは組織運営のことである．質重視の経営（TQM）を考える場合には，まず，組織とは何かを考える必要がある[31),32)]．何事においても，その基本的な事項，すなわち，特性，原則，定義を認識することが重要である．質管理の基本的考え方の一つに，5W1H がある．その順番が重要であり，最初に Why（なぜ・何のために・目的）がある（第9章9節参照）．したがって，TQM を考える最初に，"なぜ，組織を考えるのか"，次いで，"組織とは何か"，"組織の特徴は何か"，"組織をどう運営するか"を考えることが必要である．

1.1.2　組織とは
1.1.2.1　組織の定義

　組織とは，"同じ目的を達成するために，協力する人々の集団"をいう．組織は，最初に，設立の目的，目指す方向，組織の存在理由を明示しなければならない（第3章1節，第4章1節参照）．すなわち，理念・目的・方針を組織の構成員及び関係者に明示し，構成員は組織の理念・目的を理解し，構成員の力を結集して目的を達成しなければならない．

　人間は，単独では外敵（競合するもの）から生命・財産を守れないので，群れを作って力をあわせる．群れを作るのは生物（組織）の特性でもある．また，よりよい生活をするため，あるいは，目的を達成するために群れを作る．群れ，すなわち，共同生活あるいは目的を達成する場を社会あるいは組織という．

1.1.2.2　共同体と目的達成組織

　組織には，共同体（ゲマインシャフト）と目的達成組織（ゲゼルシャフト）がある．前者の代表が地域社会や家族であり，後者の代表が企業や病院である．しかし，明確に分けて考えることはできない．割合は異なっても，それぞれの組織は両者の性格を有している．

　本書で対象とする組織は，主に，医療機関及び施設，あるいはその団体であり，目的達成組織をいう．個人では達成が困難な，あるいは，達成できない共通の目的（理念）を，協力して達成するために作った集団である．営利か非営利かは関係がない．

　共通する問題は，活動内容よりも組織の存続自体を重要な目的とする傾向である．本来の目的を達成するためには，存続し続けることが必要条件ではあるが，十分条件ではない．手段の目的化に陥らないように留意しなければならない．

　目的によって，組織の構成員は異なり，規模も大小様々である．公（国・自治体）と公的と私的，営利と非営利，一時的と恒久的，法人と任意団体，政府と非政府（NGO），官と民，単独と複合などである．

　国際機関，国家，自治体，企業，学校，病院団体，医師会等の職能団体，病院，学会，研究

会，自治会，同好会（サークル活動），家庭など，組織によってその性格は異なる．

1.1.3 組織の構成要素

組織の構成要素は，①目的（理念），②構成員，③場，④活動資源の四つである（表1.1）．すなわち，目的達成組織であるからには，①共通の目的がなければ，組織に参加できない．また，参加しても構成員はどのように活動してよいかわからない．②構成員がいなければ活動できない．③場がなければ活動できない．④資源がなければ活動できない．

バーナード（Chester I. Barnard）[33] によれば，組織の要素は，①共通目的，②貢献意欲，③コミュニケーションである．これは組織の構成要素のすべてではなく，表1.1に示す目的と構成員に関する事項である．

組織の構成要素である構成員がいても，実際には，バーナードのいう成立条件三つ（3要素）を満たさない職員の割合は必ずしも少なくない．特に，①共通目的がなければ，②貢献意欲，③コミュニケーションが不十分となり，組織は円滑に動かない．すなわち，バーナードのいう組織の3要素は，成立条件ではなく，望ましい組織のあり方を示すものである．継続的に表1.1の構成要素とバーナードの3要素を維持・確保できる組織こそ，質重視の経営（TQM）を実践できる組織である．

表1.1 組織の構成要素

目的	理念・使命・方針・（目標）	存在価値
構成員	管理者・指導者・一般構成員・（利害関係者）	内部顧客
場	活動範囲　時間・空間……物理的 　　　　　内容・対象……意味的	ドメイン・役割
活動資源	人・もの（設備機器）・金・時間・ 情報・（ノウハウ・関係・ブランド・仕組み）	道具・材料 手段・方法

1.1.4 組織と組織，組織と個人の関係

1.1.4.1 帰属関係

組織の基本単位は個人である．個人や集団（組織）が集合してさらに大きな組織を構成している．また，個人や組織はただ一つの組織に属しているのではなく，重複し，あるいは交錯して複数の組織の構成員となっている．それらの組合せによって様々な組織が構成され，各階層の組織ができる（図1.1）．

国や家族などの共同体（ゲマインシャフト）では，本人の意思に関係なく生まれながらにして構成員となるが，職能団体や病院などの目的達成組織（ゲゼルシャフト）では，本人の意思で参加する．

1.1.4.2 組織の力関係（力学）

組織と組織の関係は，組織の力学による組織の統廃合がある．したがって，本人の意思とは関係なく，意図しない組織の構成員となることもある．例示すれば，組織 a の構成員は，組織 ab の構成員となり，さらに，組織 abcd の構成員でもある（図1.2）．組織 a の構成員は，通常業務においては上部組織（組織 ab，あるいは，組織 abcd）の構成員であることを意識することは少ないが，上部組織の方針変更があれば，影響を受けることがある．特に，組織 c の

構成員においては，組織 ab の支配を受けることになるので影響が大きいことが想定される．

連携という観点から，組織間の関係を見ると，図 1.2 のようになり，多様である．

連携における組織の権力勾配と硬直性の関係は，図 1.3 のようになる．

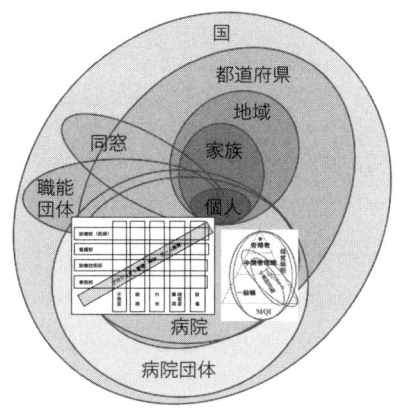

図 1.1 組織と個人，組織と組織の帰属関係

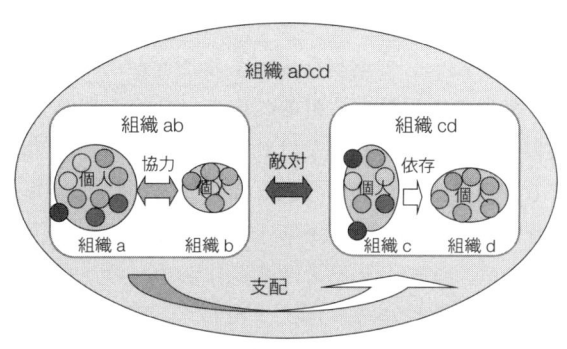

図 1.2 組織と個人，組織と組織の力関係（力学）

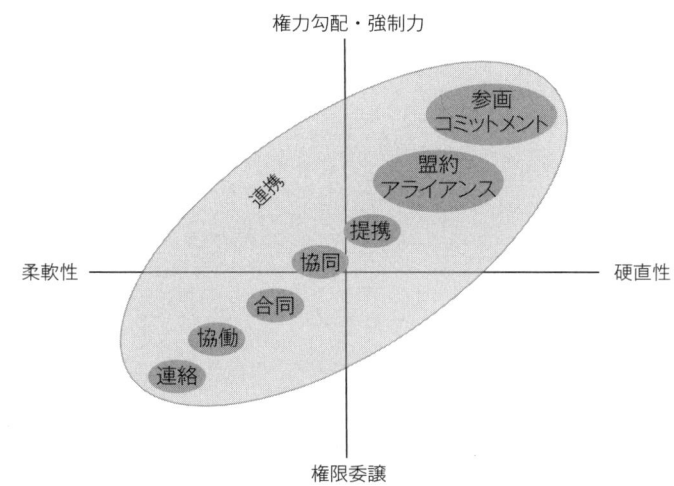

図 1.3 連携における権力勾配と硬直性の関係

1.1.5 組織の目的と個人の価値観

組織と個人，個人同士，あるいは，労使相互に価値観の相違があることを前提に考える必要がある．すなわち，価値観が異なるからこそ，話合いによる摺合せと合意や契約が必要なのである．民法をもち出すまでもなく，合意（契約）事項は履行しなければならない．

組織の構成要素で述べたように，構成員があって組織が成立し，また，反対に，組織があるから構成員となれるのである．

組織の目的と，個人の目的は必ずしも一致しない．すなわち，組織の価値観と個人の価値観も必ずしも一致しない．しかし，一致する部分がなければ，組織として成立しない（図 1.4）．

問題になるのは，組織と個人との利害が反する場合である．一部の構成員にとってよいことであっても，他の構成員にとってはよくないこともある．また，構成員個人としてはよいことであっても，組織全体を運営するためにはよくないことも多い．部分最適は必ずしも全体最適

にならないことが多い．

　個々の職員が努力しても，組織としての方向が不明確または取組みが不十分である場合，あるいは，個人の考え方や方法が適切ではない場合がある．個人や一部の部署が努力していても，その方向がそれたり，間違っていれば，目的を達成できない．

　方向とは，組織の理念であり，目的であり，方針である．その方向に向かって，各部署や各人が目標を設定して業務を遂行することが求められている．筆者はこれを扇の理論と呼ぶ（図1.5）．組織の構成員は，組織の理念・目的を理解し，組織の方針や規則に従って，委譲された権限の範囲で業務を行わなければならない．一般的あるいは他の組織においてはよいことであっても，自組織の目的に合致しないことは行ってはならない．

　例えば，急性期の一般病院においては，精神疾患の治療や長期療養を目的とした医療は提供できない．また，単科専門病院においては，専門以外の疾患の治療を行うことはできない．当該組織が提供できる範囲，すなわち，図1.5の扇の範囲内で業務を遂行することが求められる．主として精神疾患や長期療養にかかわりたいのであれば，それらを主とする病院に入職する必要がある．将来，当該組織の方針や専門分野が変わることはあり得るが，その当時の扇の範囲内で考えなければならない．

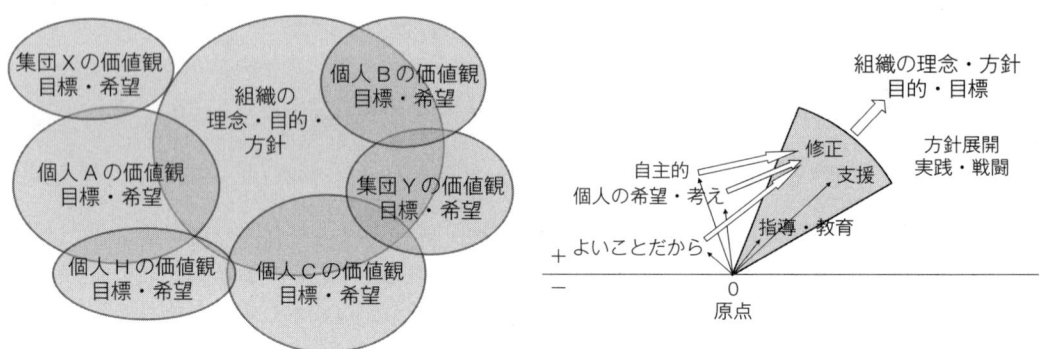

図1.4　組織の理念・目的と個人の価値観　　　　図1.5　扇の理論（飯田）

組織の目的と個人の価値観

　社会情勢の変化は著しい．特に，価値観の多様化，すなわち，個の尊重を求める傾向が強く，権利意識が高まり，自己選択権・自己決定権が求められている．選択し決定するためには，評価に足る情報の開示と説明が必要である．

　価値観の多様化とは，種々の考え方や種々の要望が混在しているということである．組織内部においても同様である．職員の処遇の仕方，すなわち，人事諸制度に関しても多様化が求められるようになり，社会制度の変化への対応はもちろんのこと，人々の考え方の変遷に応じた人事諸制度の再構築が必要である（第5章3節〜6節参照）．

　共通の目的を達成するために組織を設立しようとして集まるのであり，共通の価値観や目的があるという前提である．しかし，完全に一致しなければならないというものではない．まして，設立後に後から参入する構成員には，組織の目的を理解しない，確認しない，あるいは，勘違いしていることが少なくない．共有できる部分があればそれで十分であり，基本的な考え方が一致することが重要である．

組織の構成員の価値観

組織の構成員の価値観が一致し，同じ目標に向かって協働することが理想ではあるが，実際には，構成員の目的や目標は異なり，業務遂行においては，能力・意欲・成果はまちまちである．協力する者も，無関心な者も，非協力的な者も，足を引っ張る者もいる．許容範囲の中で，様々な考え方，様々な能力の構成員を束ねて組織を運営しなければならないのが実情である（図 1.5）．許容範囲はそれぞれの組織の考え方によって異なる．許容範囲とは扇の理論の扇の中（角度）である．これをドメインともいう．許容範囲は固定されたものではなく，環境あるいは自組織の変化や組織の考え方により柔軟に変える場合もある．

個の尊重，規制緩和など自由に行動する権利が叫ばれている．個の尊重とは，価値観の多様性を認めることである．何でも自由，勝手にしてよいのではなく，自由に行動するには，適切な準備をし，行動の結果に対して責任を負わなければならない．各人が，個の尊重や自由というお題目を唱えているだけでは，無秩序状態となり，組織は機能しなくなる．結果として，個を尊重することはできなくなる．部下が許容範囲から逸脱した場合には，管理職が修正し，指導・教育・支援しなければならない．

また，権利は天から降ってきた恵みではなく，先人が戦って勝ちとったものである．権利を主張し，権利を行使するのであれば，相応の役割を果たす義務を負うのである．例えば，日本国民は国家から保護される権利を有するが，納税，選挙，教育を受ける義務を負っている．それぞれの組織によって構成員になる条件が異なり，権利と義務もそれぞれ異なるが，同様に双務的な関係が生じる．

目的と活動結果の評価

組織の運営においては，活動の結果を把握して，目的にどの程度合致しているかを評価する必要がある．評価は個人及び組織の両方の段階で行うものである．人事考課制度とは，個人の評価であり，病院機能評価や ISO 9001 等は組織の評価である．

1.1.6 組織と現場

1.1.6.1 現場の意味

現場とは，業務を行う実践の場である．実践とは，机上の理論や想像ではなく，実際（現実）に，具体的な対象（現物）に対して，何らかの行為（業務）をすることである．現場・現実・現物の重要性を強調する一貫した考え方を，品質管理で三現主義という．しかし，むやみに，思いつきで，手当たり次第に実行すればよいというものではなく，原理・原則，すなわち，理論に基づいて行うことが必要である．これらをあわせて，5 ゲン主義という（図 1.6）．理論と実践の両方が必要である（67 頁参照）．

政治・経済の軸が大きくぶれており，理屈にあわないことが多い．政策の継続性が見られず，朝令暮改で，制度が無原則に制定され，無原則に改廃されている．組織として対応することが極めて困難な状況がある．不確実で，先行きが見えないからこそ，原理・原則に基づいて，現場・現実・現物で実践することが極めて重要である．

1.1.6.2 実践と模擬

情報社会において，バーチャル，バーチャルリアリティがもてはやされたが，それはあくまで，シミュレーションとしてであり，現実社会に効率よく適合させるための手段である．実践

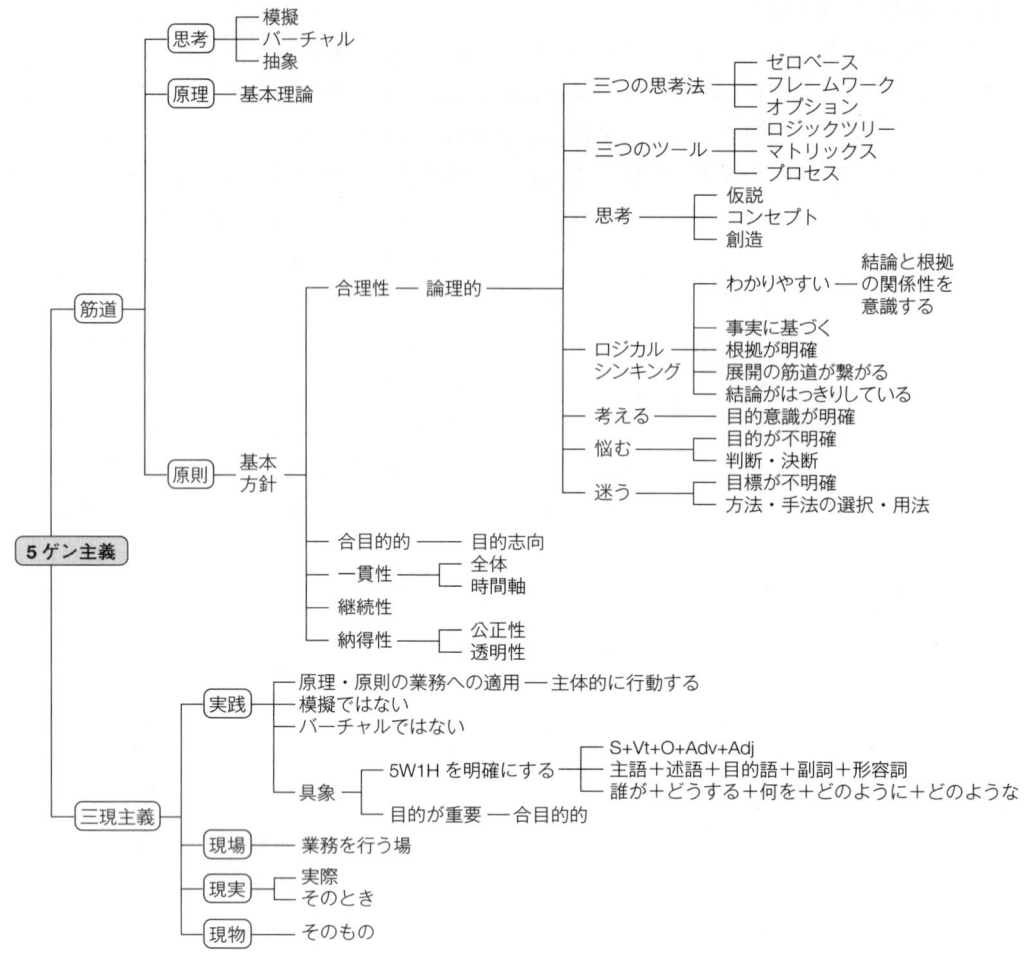

図 1.6　5 ゲン主義

は理論構築や研究ではないので，バーチャルのままでは意味がない．実践してこそ意義がある．

現実とバーチャルの境界を明確に区別できない状況がある．シミュレーターは文字どおり，模擬実施装置であり，現実には不可能な状況を設定してデータをとることができる．しかし，CAD に代表されるように，デザインは模擬であるが，そのデータを用いて，そのまま，実施する際に利用することができる．

1.1.7　組織構造
1.1.7.1　組織図

組織図は，その組織の構造（形態）を示すものである．組織の構造は，組織の目的（機能）を果たすために構築されたものである．したがって，組織図を見れば，その組織の考え方がわかる．しかし，実際には，組織図をそのような観点で作成している病院は少ない．もともとある組織図を踏襲し，あるいは，ないと困るから，つまり，病院機能評価に必要という理由で，形式的に実態とは異なる組織図を作る病院もある．法人が複数の病院や施設を有する場合には，組織図が混乱している病院が多い．また，組織機構の変更があっても，実態と異なる組織

図をそのままにしている法人や病院が多い．

一般企業に見られる分社あるいは企業内分社に近い考え方で運営している病院もある．

1.1.7.2 スタッフとライン

組織には，規模や運営主体にかかわらず，戦略を策定・推進する部門と，業務を実行する部門が必要である．前者がスタッフ（戦略策定・企画部門・参謀組織），後者がライン（現業・実践部門）であり，ピラミッド型の階層化された指揮命令系統をもつ．スタッフは，専門家としてラインの業務を補佐するが，ラインへの指揮命令権をもたない．ラインとスタッフとの区別をしている病院は少ない．その理由は，組織図が指揮命令系統図であることを意識しないからであろう．スタッフ部門を院長直轄部門として戦略的意味で独立させた部署としている病院がある（図1.7）．

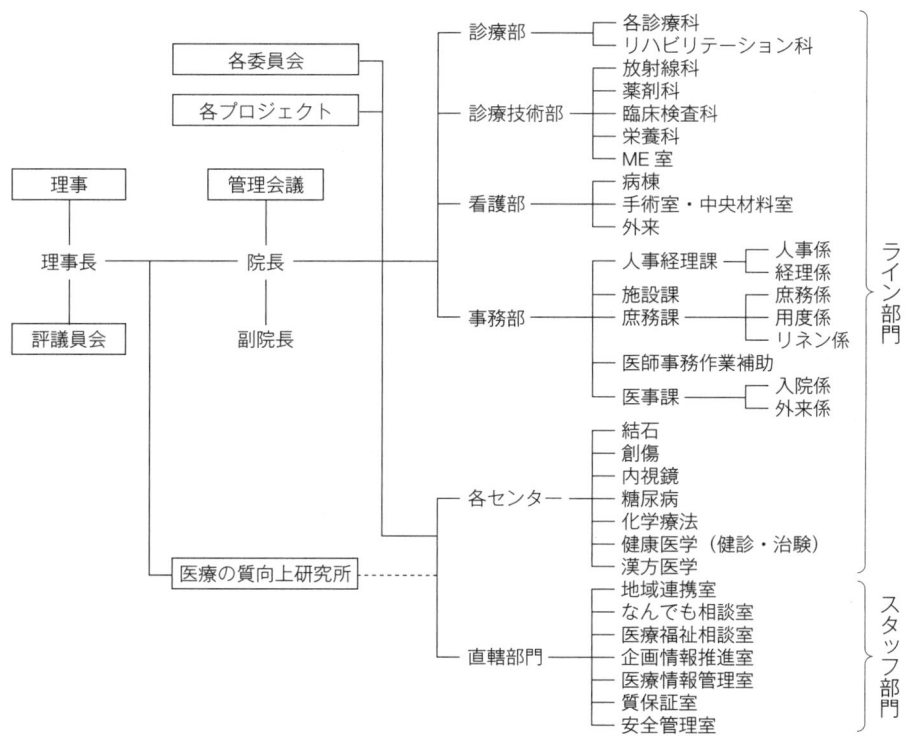

図1.7 練馬総合病院の組織図

組織図において，ラインは，診療部，診療技術部，看護部，事務部の4部門制と各センターがあり，それぞれの長と次長を管理会議（スタッフ）の構成員としている．すなわち，副院長，事務長，看護部長・副部長はスタッフでありラインの長あるいは次長でもある．スタッフとしての役割は大きい．①基本計画策定（戦略），②実施計画策定（戦術）はスタッフとして，③業務遂行（実践）はラインとしての役割がある．

図1.8に示す組織構造図では，副院長は管理会議構成員（スタッフ）・教育委員（スタッフ）の一員であり，診療部（ライン）長・糖尿病センター長・健康医学センター長・内科科長・創傷センター長と診療技術部（ライン）長・外科科長の2名である．看護部長は，看護部（ライン）の長でもあるとともに，管理会議構成員・教育委員としてのスタッフでもある．このよ

うに，複数の役割をもつ者がいるが，一方，単独の役割を担う者もいる．

現業部門（ライン）であり，独立組織ではないが，中間的な組織として各センターがある．中間的という意味は，職能別ではなく，機能別組織であり，同じ人間が，両者を兼任することが多いからである．練馬総合病院の組織構造図で例示すると，ある外科医，ある内科医は診療部門の外科（ライン）あるいは内科の一員であり，内視鏡センター（ライン）の一員でもある．

スタッフあるいはラインの長でも，スタッフとラインとの区別がつかない人が多い．すなわち，会議に参加しても，その会議の目的や，自分がどの立場で参加しているかを理解していない人がいる．スタッフ会議であるにもかかわらず，ラインの長あるいは一員としての発言に終始することが多い．また，その反対のこともある．

ラインの長として考えるだけでは，戦術的な範囲にとどまるので，部分最適を達成できても，全体最適にはなりにくい．戦略的に組織全体を見渡すべきであるが，せめて，どの立場で発言しているかを自覚することが必要である．

法人	病院	部門	部署	責任者	部署	責任者・担当者
理事会 院外理事： 院内理事： 院長・副院長 監事 評議員会 院外評議員：	理事長	院長	ライン	センター	糖尿病	副院長(内科科長)		副院長(内科科長)
					漢方医学	漢方内科医		漢方内科医
					創傷	副院長(外科科長)		副院長(外科科長)
					化学療法室	外科医長		外科医長
					内視鏡	外科医長		外科医長
					結石	泌尿器科科長		泌尿器科科長
					健康医学	副院長(内科科長)	健診センター	健診医
							治験センター	副院長(内科科長)
				4部門制	診療部	副院長(内科科長)	各診療科	各科科長
					診療技術部	副院長(外科科長)	薬剤科	科長
							検査科	科長
							放射線科	科長
							リハビリテーション科	科長
							栄養科	科長
					看護部	看護部長	外来	師長
							健康医学センター	師長
							病棟	師長
							手術室	師長
							中央材料室	主任
					事務部	事務長	医事課	課長
							庶務課	課長
							人事経理課	課長
							施設課	課長
							医師事務作業補助	主任
			スタッフ	会議体	管理会議	副院長 事務長 看護部長 看護副部長		院長
					教育委員会	管理会議		副院長(内科科長)
					その他委員会			委員長
				部署	医療情報管理室	院長		主任
					企画情報推進室			外科科長
					質保証室			主任
					医療安全管理室			安全管理責任者(主任)
					地域連携室			室長(外科医長兼任)
					なんでも相談室			事務長
					MSW (医療社会相談室)			主任

図 1.8 練馬総合病院の組織構造図

制度変更（法令改正等）により，組織構造を変えなければならないことがある．例えば，財団法人東京都医療保健協会（練馬総合病院）では，病院職員兼務法人役員として，理事には院長（理事長）と副院長（理事）1名，評議員には副院長1名，看護部長，事務長が参画していた．しかし，公益法人制度改革に伴い，2012年4月1日に，公益財団法人東京都医療保健協会に移行し，練馬総合病院職員は評議員を兼務できなくなり，副院長，看護部長，事務長が評議員から外れた．理事には院長（理事長）と副院長（理事）1名が再任された．

組織図に示す，医療の質向上研究所は，病院と並列に置かれた組織であり，本書で推奨する医療へのTQMの展開と質保証を目的にしたものである．

1.1.7.3 組織形態

組織形態，すなわち，組織構造に関しては，フラット化・文鎮型組織，また，京セラの稲盛和夫名誉会長が唱えるアメーバ組織がもてはやされたことがある．従来のピラミッド型組織では，意思決定・命令までの時間がかかり，変化に柔軟かつ迅速に対応できないことから，考えられたものである．アメーバ組織の考え方は新規なものではない．単に自由に組織を分割したものではなく，経営体として機能する範囲に小分割して，小さな組織の管理を担当させるものである．いわゆる，プロセスオーナーとして参画させるものである．しかし，戦略的目的もなく，本質を理解しないまま，風潮に流されて組織構造を壊すことは，極めて危険である（図1.9）．

組織の構造は重層的である．すなわち，組織内には，一つの組織形態ではなく，組織内で複合的あるいは入れ子になっている（図1.10）．したがって，本書では，組織形態とは，基本となる主たる形態を意味する．

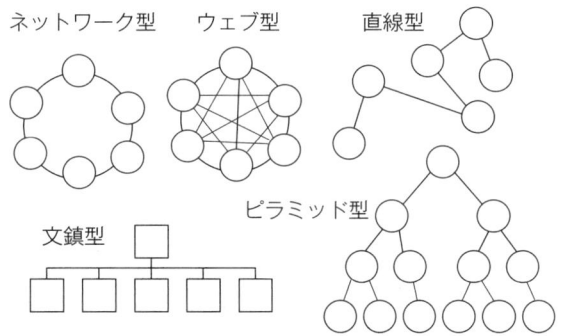

図1.9 組織形態

逆ピラミッド組織

逆ピラミッド組織が提唱されているが，いかにも顧客（内部顧客も含む）を重視しているかのような欺瞞的な想像の産物であり，実際の組織としてはあり得ない構造である（図1.11）．もし，この形態の組織が実在し，運営したとすれば，機能組織，目的達成組織は指揮命令系統が明確にできず，迅速かつ適切な意思決定ができない．結果として，組織的運営が困難となり，顧客の要求に応えることができない．顧客重視・顧客志向と組織の意思決定機構とは別次元のことである．

かなり前のことであるが，病院長会の某会議で人事考課に関する議論をしたときに，"職員はみな平等であるので，差別できない．人事考課はできない"と発言した院長がいた．区別と

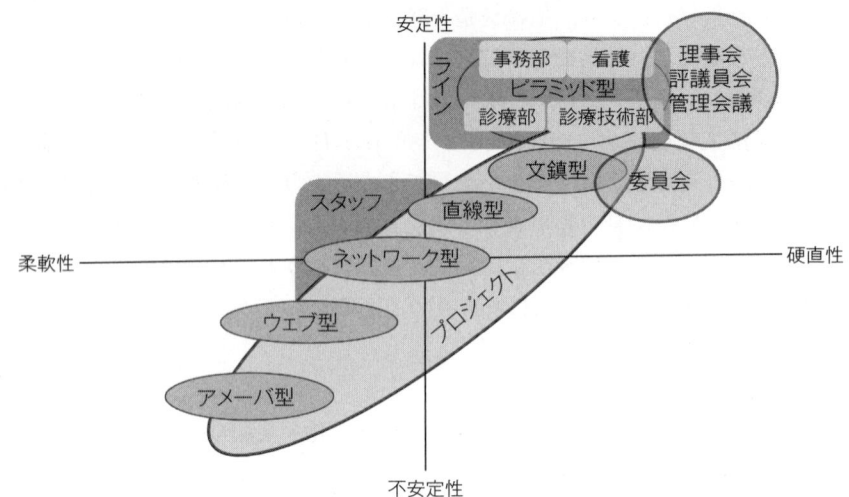

図 1.10 組織構造の重層性

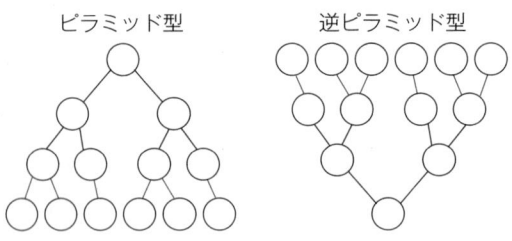

図 1.11 ピラミッド組織と逆ピラミッド組織

差別の区別ができない人，組織とは何かを理解できない人の発言である．そもそも，自分が院長になったことは，何らかの評価・人事考課を受けた結果であることを認識していない．また，その院長は，多くの役職者を任命したはずである．評価・人事考課をせずしてどのようにして選任したのであろうか．トコロテン式に，年功序列で人事を決定しているとすれば，うなずける発言ではある．

ピラミッド組織

ピラミッド組織では，権利と義務，自由と責任が対になり，構成員の役割が明確になる．戦う組織の基本的構造は，ピラミッド型でなければならない．戦う組織で，その他の型を用いれば，統率はとれず無責任組織になる．前述のとおり，基本構造に付随して他の型を複合的に用いることはあり得る．戦う組織の典型が軍隊である．競争社会において，特に，厳しい医療情勢の中，生き残りをかけて病院を運営するためには，軍隊組織を研究する必要がある．なぜならば，人類史上，軍隊こそ，生存・勝利という最終目的のために，国家あるいは国家成立以前は地域（組織）の名誉と存続を賭けて，国民（組織構成員）の命と財産を代償に戦うものだからである．平和的な社会活動では生命を賭けることはないが，組織の命運をかけた厳しい状況にあることでは同じである．

プロジェクト組織

組織図には包含できない，プロジェクト活動等の組織横断的な仕組みがある（図 1.12）．

組織構造は壊さず，機能的かつ柔軟な運営をするために考えられた形態である．プロジェク

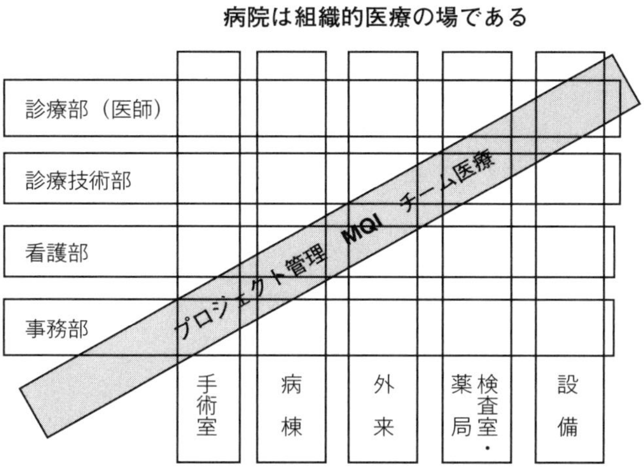

病院は組織的医療の場である

図1.12　横断的組織運営理論（飯田）

トとは，具体的かつ特定の目的を達成するために，期間を定めて設置する組織である．組織構成員は，専従あるいは専任の両者がある．

剛構造と柔構造

組織構造の基本的な枠組みは必要であるが，レイアウトや付帯施設・設備等は，目的や状況に応じて適用しなければならない．また，枠組みも，剛構造と柔構造とがあり，それぞれに得失がある．社会の変革に対応するためには，柔軟な構造にしておく必要があるが，基本骨格が脆弱であると，急速かつ大きな変化に対応できない．建築と同じである．

ピラミッド型（ライン組織）を基本にして，他の型を付随的に複合させ，ライン組織の他にスタッフ組織とプロジェクト組織を適時，適切に運用することが重要である．

そのためには，情報共有と意思疎通が重要であり，情報技術を活用し，リーダーシップ交代理論（図1.13）に基づいて横断的組織運営をすることが必要である（50頁参照）．

組織の正四面体理論

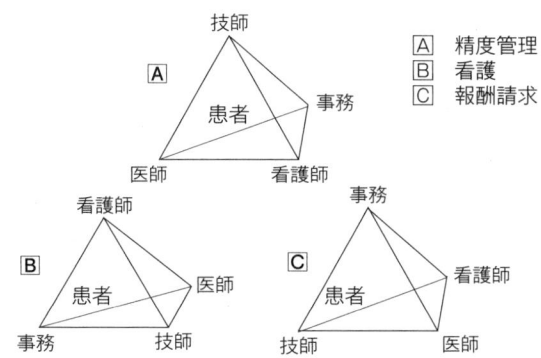

図1.13　リーダーシップ交代理論（正四面体理論）（飯田）

1.2 医療における問題

1.2.1 問題とは

社会の変革ともいえる急激かつ大きな変化が起きている．複雑かつ不連続性の予測困難な変化が起きている．小手先の手直しや，従来の経験・方法では対応できなくなり，あらゆる分野で問題が発生している．

問題とは食い違いである．すなわち，理想と現実，理論と実践，建て前と本音，あるべき姿とある姿，医療提供側と受療側，医療界と他の産業界，経営者側と従業員側，などの食い違いである．最も重要な食い違いは，価値観の食い違いである．

社会情勢の変化の重要なものの一つは，国民の意識の変化である．すなわち，権利意識の高揚，知る権利，選択権，決定権などの主張がある．したがって，情報の開示，情報の共有，情報の公開，説明義務・説明責任などが求められている．

問題を捉える観点により，問題の検討方法は様々である．

1.2.2 医療における問題

医療に関する問題[8],[11],[36]として，社会保障費（医療費）上昇，少子化・高齢化，医療不信，医療事故等がある．これらの問題は複雑に絡み合っている．これらを解決するには，問題を切り分けて一つひとつ対処していくより方法はない．その切分けとは，表1.2のとおりである．

立場すなわち問題の主体の範囲（スコープ）は，
① 国の問題，すなわち制度（法律）の問題，運用（行政）
② 保険者
③ 国民の意識と認識の問題
④ 患者の意識と認識の問題
⑤ 医療提供側の問題，すなわち，医療機関，医師会等職能団体・病院団体の問題
⑥ 医療従事者の意識と能力の問題
⑦ 医療関連ビジネスの問題，すなわち，規制緩和と質の担保

である．

表 1.2 立場の違いと医療における問題の捉え方

立 場	問 題	共通する問題
国	制度（法律）の不整合，運用（行政）	合理性 一貫性 透明性
保険者	財政悪化，保険者格差	
国民	意識と認識の問題	
患者	権利意識と過大な要求	
医療機関	情報開示，質向上，質保証	
医療従事者	権利意識と意欲低下	
医療関連ビジネス	規制と質保証	

医療における問題の内容と具体的視点は，表1.3のとおりである．

表 1.3 医療における問題の内容と具体的視点

内　容	具体的視点
①医療に関する認識	社会性（公益性），特殊性，消費か投資か
②医療費の負担と世代間競争	負担（応能か応益か），公費（税）か自費（保険含む）か
③保険者間競争（格差）	職域，地域（国保），その他（協会健保等）
④経済原則適用の一貫性欠如	効率化と効果（費用対効果），営利・非営利
⑤組織的管理手法導入の遅れ	標準化，継続的質向上，重点思考
⑥医療不信	過大な期待，無謬性，結果責任

1.2.3 医療従事者の視点

　組織を活性化するには，上述のそれぞれの立場の問題や，それに対する考え方を把握したうえで，職員（医療従事者）の意識を把握することが必要である．

　医療従事者が望ましいと考える医療とは，安心し，誇りをもって行える医療である．国民や患者の多様な要望に迅速かつ適切に応えて，良質かつ効率的に提供する医療である．

　役職者だけではなく，職員のすべてが，病院の理念や方針に基づいて，自分の立場を理解し，その場で的確な判断をして役割を果たすことが必要である．部門，部署，現場と段階的に具体的な方針と目標を展開（方針展開）することが必要である．建て前ではなく，本音で，日常業務の中で具体的に行動し，成果をあげることが求められている．

　医療従事者は，職業倫理というよりも，自分の役割や責任として，仕事として，質向上の努力をしてきた．しかし，制度の問題や，国民や患者のとどまるところのない要求水準の上昇に，応えられなくなっている．国民の健康を護ることができにくい状況にある．医療従事者が安心し誇りをもって働ける状況にはない．それが，医療崩壊，病院崩壊という形で現れている．

　医療提供側の，職能団体，病院団体という大きな枠組みでの対応も重要であるが，本書では，病院及び病院職員の立場から検討する．

1.2.4 医療提供側の問題

　医療提供側の問題として，国民や患者にわかりやすく説明してこなかったことがあげられる．説明責任，情報開示が求められている．これらの事項は，医療提供側すなわち，病院団体，職能団体，医療機関，医療従事者のすべての段階において該当する．

　国民や患者にわかりやすく説明してこなかった結果として，国民や患者からは，情報を隠蔽している，あるいは，すべてを開示していないと受け取られている．また，医療事故が多く発生しており，医療事故防止，安全確保，質向上の努力が十分ではなく，安心して医療を受けることができないという不信もある．

1.2.5 受療者側の問題
1.2.5.1 患者・家族

　受療者側，すなわち，患者や家族にも問題がある．すなわち，医療・医療制度を知ろうと努力しない，自分の状態を知ろうと努力しない，自分の状態を医療者にわかるように説明しない，健康の維持増進の努力をしない，過剰な期待をもつ，医療に無謬性を求める等である．

過剰な期待は，保険の自己負担が3割まで増大したことにより，増長されたともいえる．自己負担が増えた分だけ，医療機関の利益があがったという誤解もある．過剰な期待の典型が，医療に無謬性を求めることである．また，医療は元来，不安全行為，危険行為であるという認識がないことが大きな問題である．

1.2.5.2 国民（患者予備軍）
国民は患者予備軍として受療を待機しており，また，納税者として（医療）制度を支えている．しかし，実際には，健康な国民は，健康維持の関心が低く，自分の立場を認識していない場合が多い．

1.2.5.3 賢い患者
医療側から患者への要望として，筆者は賢い患者になるための10箇条を提案している[37]（表1.4，表10.1）．

表 1.4　賢い患者になるための10箇条（飯田）

医療側から患者への要望である
① 健康増進，維持あるいは回復に心がける
② 不調，異常に早く気づく
③ 定期的に健康診査をする
④ かかりつけ医をもつ
⑤ 異常に気づいたらかかりつけ医に相談する
⑥ 機能に応じた医療機関を受診する
⑦ 医療機関では，既往，経過，現症，家族歴などを正直に話す
⑧ 希望をはっきり伝える
⑨ 医療者の話を理解しようと努力する
⑩ 検査，治療に協力する

1.3　医療における信頼の創造

1.3.1　信頼と信頼性
医療における不信が大きな問題となっており[38]，医療における信頼の創造が求められている[39〜49]．ここで，信頼と信頼性を明確に区別しなければならない．

信　頼

信頼は不信の反対語ではない．不信をなくしても，当たり前の状態になるだけであり，必ずしも，信頼は生まれない．

信頼とは安心を生み出すものである．特に医療においては，安心が重要な要素である．安心して医療を提供し，安心して医療を受けられる状況が求められている．

信頼関係[50],[51]は相互の関係であり，一方的な努力だけでは作ることができない．

信頼には，
　① 相手の能力に対する期待としての信頼と，
　② 相手の意図に対する期待としての信頼

の2種類がある（山岸[52]）．

信頼には，自然的秩序及び道徳的社会秩序の存在に対する期待がある．

筆者は，山岸のいう①②の信頼の相手とは，個人及び，その個人が所属し関係する組織であると考える．能力には，知識，技術，設備，仕組みを含む．また，能力も意図も期待どおりであっても，特に，医療においては必ずしもよい結果になるとは限らないので，

　　③　結果に対する期待

を加えたい．

また，信頼の意義は，以下の三つに対応することにある．

　　①　社会的不確実性があること
　　②　サービスの提供側と受け手との間に情報の非対照性（差異）があること
　　③　状況の変化が複雑かつ多様であり，予測不能であること

これらが存在しなければ，そもそも信頼は不要である．

医療行為そのものが，極めて不確実性が強く，最も，信頼が必要な分野である．

信頼性

信頼性（reliability）とは，定められた動作環境下において，システムが要求された機能を安定して果たすことができる能力をいう．

JIS Z 8115 では，"アイテムが与えられた条件の下で，与えられた期間，要求機能を遂行できる能力"と定義されている．ここでいうアイテムとは"ディペンダビリティの対象となる，部品，構成品，デバイス，装置，機能ユニット，機器，サブシステム，システムなどの総称又はいずれか"である．

システムの信頼性の高さは，不具合や障害が発生する確率をどれだけ抑えられるかで決まる．機器やシステムが故障するまでの，平均的な時間を表す MTBF（平均故障間隔），稼働率，メンテナンスのしやすさ，保全性，セキュリティ等，より広い意味で捉えることもある．

安心と信頼

安心と信頼とは異なる[53]ものである．すなわち，安心とは，社会的不確実性[54]が存在しないと感じることであり，信頼とは，社会的不確実性が存在しているにもかかわらず，相手の人間性ゆえに，相手が自分にひどいことはしないだろうと考えることであるとしている．

表 1.5　信頼性—製造業と医療

JIS Z 8115	製造業	医療	
	もの		行為・作業
アイテムが	製品	薬剤・医療機器	医療行為
与えられた条件の下で	明示される	多様・複雑・変化 または 明示されない	多様・複雑・変化 または 明示されない
与えられた期間	保証期間	薬事法・PL法で規定	規定されない
要求機能を	設計側が限定できる	薬事法・PL法で規定	明示されない
遂行できる能力	確認が比較的容易	確認が容易， 困難または後でわかる	確認が容易， 困難または後でわかる

表1.6 信頼性の要素―製造業と医療

	製造業	医療
	信頼性	信頼・安心
アイテム	製品・サービス	もの・行為
条件	明示（文書化）	暗黙
	数値化	個別・多様
	固定	変化・変動
	客観的	主観的
要求	機能	苦痛軽減・安心・安全
	明示（文書化）	暗黙・明示
	数値化	個別多様
	客観的	主観的
	結果	経過・結果
契約	請負・売買・賃貸	準委任
保証	結果	経過

1.3.2 問題への対応

医療機関も，医療従事者も，患者も，行政も，信頼の構築の努力をしているが，誰一人満足はしていない．また，急激な社会の変革に対応できず，戸惑っている．

問題解決に向けて試行錯誤しているが，社会は悪い方向に流れている．その原因は，以下にあると考えられる．

第1には，信頼関係は相互の関係[55]であり，一方的な努力だけでは作ることができないことに気づいていない，あるいは，気づいていても対応が間違っている．相互に努力するためには，相互理解が必要であり，情報共有が必須である．

第2には，相互の関係は絶対的ではなく，相対的であることに気づいていない．自分の考えで努力するだけでは不十分である．相手や環境の変化に対応しなければならない．その前提として，情報の収集と迅速な対応が必須である．

第3には，食い違いの存在をよくないことと考え，すべてを解消するべきであると考える人がいる．多様な価値観の人間社会であるので，食い違いは存在して当たり前である．食い違いの存在を認識し，その原因を把握することが必要である．次いで，食い違いの原因によって対策を講じることが必要である．

1.3.3 医療不信

医療不信の最大の原因は，医療の"結果"に納得できないからだけではなく，"経過や結果に関して説明が不十分である"と思っている"事実"と，そう思わざるを得ない"状況"にある．不満や要望を放置しておくと，不信となり，それがますます強まることになる．

（医療に関する）専門的なことは専門家（医師や看護師等）に任せておけばよい，という考えの患者もいる．どうせ専門的なことは理解できないから，聞いても仕方がない，悪いようにはしないだろう，と考える患者もいる．しかし，"忙しそうで聞きづらい，聞ける雰囲気ではない，聞いてもわからない，どうせわかるようには話してくれないから"等という人もいるであろう．

自分に関すること，特に，自分の健康や生命に関することを知りたくない人は，ほとんどいない．

不信の原因の多くは，医療を提供する私たちが医療を受ける患者や国民に，わかるように説明してこなかったことにある．

さらに大きな問題は，医療制度・医療保険制度等の仕組みが複雑であり，条文も難解なため，国民や患者はもちろんのこと，病院職員もほとんど読んでいないことである．したがって，正しく理解されていない．病院管理者でさえ，すべてを理解しているとはいい難い状況である．

医療不信の原因の中には，制度による問題を，医療機関と医療従事者，すなわち医療提供側の責任とされている場合が少なくない．あるいは，制度を正しく理解していないことによる場合が多い．これらの事項を指摘あるいは説明しなかったからでもある．

1.3.4　医療不信への対応
①　わかるように説明する

説明を求める患者に，十分な説明をしなければ，患者は"何か隠しているのではないか"，"おかしなことがあったのではないか"，"不必要な，あるいは間違った医療行為を受けたのではないか"と疑心暗鬼になる．

他方，医療側は，"正しい診断と治療をしたにもかかわらず，隠しているといって痛くもない腹を探られる"，"一生懸命に，患者のことを考えて診療しても，疑われる"と思っている．

専門家とは，専門知識や専門用語を素人にもわかるように説明できる人をいうのである．いい訳と思われることを避けずに，わかりやすく説明することが重要である．

医療は準委任行為である，という法律概念をもち出すまでもなく，専門家には説明責任がある．説明責任とは，必要な事項を，相手にわかる言葉でわかるように説明することである．相手とは，専門家ではなく，一般の人である．

②　説明する内容

説明責任というと，医療行為に関する説明と考えられている．しかし，医療不信の原因となる説明不足はそれ以外にあることに気づいている人は少ない．

説明すべきことは，医療行為の内容にとどまらない．医療機関の考え方や内容について，さらには医療制度・医療保険制度等の仕組みについて説明すべきである．

医療機関（組織として）の理念，倫理綱領・行動基準，すなわち，組織の基本的な考え方や方針が明示されていなければ，患者や職員は検討の材料がなく，返答の仕様がない．

また，患者の疑問や質問に答える用意があることを表明する必要がある．これを説明責任という．

是々非々で，問題の所在を明らかにしない限り，問題を解決することはできない．

③　説明する対象

説明する対象は，患者ばかりではない．病院管理者にとっては，患者の他に，地域住民や行政がある．その前に，職員に対して，病院の理念や方針を明示し，医療のあり方や医療制度を説明することが必要である．

1.3.5 説明と同意は十分条件ではない

医療行為には患者の同意が必要である．しかし，わかりやすい説明と患者の同意は必要条件ではあるが，十分条件ではない．

説明の有無，同意の有無には関係なく，患者が納得していないまま，診療が進むことが問題である．理解しない，または，誤解したまま同意することもある．つまり同意することと納得することとは同義ではない．

納得とは，勧められた医療行為の目的と意味を理解し，それが，その状況においてとり得る最良の方法であると信じることであろう．

1.3.6 医療不信の新たな視点

一般には，医療不信は"国民や患者の医療不信"を意味する．医療者側も，不信を解消する努力をしてきたが，状況は悪くなるばかりである．

信頼と同様に，不信も相互の関係と捉える必要がある．すなわち，医療不信を，①"国民や患者の医療不信"だけではなく，②"医療者の医療の状況に対する不信"という視点も必要である．

① "国民や患者の医療不信"の原因は，結果に納得できないだけではなく，"経過や結果の説明が不十分"，"密室で隠している"と思っている事実にある．医療提供者側が患者や国民にわかるように，十分に説明しなかったからである．

② "医療者の医療の状況に対する不信"の原因は，国民や患者の過剰な期待や要求，病院の職員の処遇，専門職能団体・病院団体，行政の活動や施策等である．特に，近年，最善を尽くしても，結果が悪いと，民事のみならず刑事訴追され，自己に不利な届け出や証言を強制されるなど基本的人権が侵害されるおそれがある．安心して医療に従事できない状況である．安心して医療を提供し，安心して医療を受けられるようにしたい．

1.3.7 医療における信頼の創造

信頼の回復と創造

医療不信は，医療側にとっても，受療側（患者・家族）にとっても，不幸なことである．不信からは憎しみや恨みは生まれるが，前向きの考え方は生まれない．不信を放置すると，ますます，不信の拡大再生産が行われる．

不信をなくすことは必要であるが，不信をなくすことからは，信頼は生まれない．信頼は，マイナスからの回復ではなく，新たな関係の構築によって醸成するものである．なぜなら，信頼は一方的なものではなく，相互の関係であるからである．したがって，信頼を回復するのではなく，信頼を創造するという考え方が必要である．

組織の理解が信頼の基本である

病院は，組織的かつ科学的に医療を提供する施設である．効率的かつ良質の医療を提供する施設である，と医療法に規定されている．医療従事者の個々の努力では，組織的な医療を提供することはできないからである．すなわち，医療法では，組織とは何かを再確認することが，病院管理者の義務であると求めている．

品質管理学会内に，医療経営の総合的"質"研究会を設置した．医療関係者及び品質管理関係者がともに検討を開始した[56)〜70)]．病院（組織）運営には，一般産業界の質に関する考え方

や手法が参考になると考えたからである．

　医療を提供するにあたり，経営（経済）を考えなければならないと同様に，社会的責任を考慮しなければならない．すなわち，企業（組織）倫理の確立が求められている．

　"医療における信頼の創造"は，組織的かつ継続的な質向上の努力による以外には達成できない．

1.3.8　医療提供側から情報発信

　信頼の創造の第一歩は，理念の制定と表明である．練馬総合病院の倫理委員会の検討を基本として，医療提供側の行動指針として"私たちの病院の目標"（表 1.7）を策定し，会員病院への普及に努めている．医療提供側から国民や患者への率直な問いかけ，情報発信である．医療を受ける方々のみならず，医療従事者も，病院（医療）の実情を理解し，"医療における信頼の創造"の契機にすることが目的である．解説本として，『病院とのつきあい方』[40]を出版した．病院管理者から患者・国民への情報発信である．病院とは何か，病院職員の考え方，医療の問題点，患者への要望等を Q&A で解説した．

表 1.7　わたくしたちの病院の目標（倫理綱領／行動指針）

わたくしたちの病院の目標

患者さんに公正な医療を提供します．
医師による説明と患者さんの選択に基づく医療を進めます．
患者さんのプライバシーを尊重します．
診療情報を患者さん自身にお伝えします．
より良い医療がおこなわれるよう、研修、研鑽いたします．
患者さんの人生が最後まで豊かであるように、その意思を尊重します
以上の事をするためにも患者さんのご協力をお願いいたします

練馬総合病院

1.3.9　病院職員の意識改革と国民・患者の理解

　社会の中で医療を行っている，医療は特殊ではない，という認識が必要である．『病院職員のための病院早わかり読本』[71]は病院職員の意識改革を求めて出版したものである．

　『病院早わかり読本』[8]は病院職員だけではなく，国民・患者にも，医療・病院を理解していただくために，わかりやすく書き下ろした．

第2章　質重視の組織改善・改革の動機づけ

2.1　質を機軸にした組織改善推進の枠組み

2.1.1　組織改革の必要性の認識

　社会は急速かつ大きく変化している．しかも，その変化は一時的，連続的（線形）ではなく，恒常的・継続的，不連続的（非線形），複雑であり，予測が困難または不可能である．また，変化の速度が高いので，変化の予兆を把握できたとしても，対策を検討する時間的ゆとりがなく，対応の準備が困難である．また，過去あるいは他者の経験や成功体験が参考にならず，不十分な情報や材料で意思決定をしなければならない．

　組織が社会の変革に柔軟に対応するためには，組織変革・組織改革が必要である．しかし，組織変革とは組織のトップのみならず，構成員全体の意識改革を意味するものであり，容易には達成できない．すなわち，従来の価値観，考え方，方法，業務プロセス，さらには，組織の枠組みさえも根本的に見直す必要がある．

2.1.2　質重視の経営の導入

2.1.2.1　質重視の経営

　質重視の経営（総合的質経営：TQM）とは，組織をあげて，質のよい製品やサービスを提供することだけではない．医療においては，診療の質，業務の質，社会的質を含む組織活動全体に関して，経営戦略として取り組む活動である．

2.1.2.2　組 織 変 革

　組織変革は，現場の努力だけではなく，経営者が率先垂範しなければできない．経営者に明確な目的と変革を実施するという強い意志，すなわち，意識改革が必須である．意識改革は"塊（かい）より始め"なければならない．また，"信頼の創造は組織内から始め"なければならない．

　組織改革を達成するためには，TQMの実践が必要である．すなわち，経営者を含む医療従事者がTQMの意義を理解し，TQMの導入が必須であるという意識改革が必要である．

2.1.2.3　組織変革と質管理の考え方の導入

　組織変革をするためには，質重視の経営（TQM）の実践が必要であるが，その基盤となる質管理の考え方を導入することが重要である．意識改革は精神論ではなく，科学的な考え方の理解，認識が契機となる．

　品質管理の基本的考え方は，以下のとおりである．
　　① 目的志向：組織の理念・目的を達成するために，方針・目標を設定し，実践する
　　② 重点志向：経営資源には限りがある
　　③ 質重視優先主義：質追求は組織経営の基本である
　　④ 顧客志向：質とは顧客要求への適合である

⑤ プロセス志向：工程で質を作り込む
⑥ 三現主義：現場・現実・現物，すなわち実践を重視する
（原理・原則を加えて5ゲン主義ともいう）
⑦ 後工程はお客様：内部顧客の重視，業務の継続性，自工程の責任確認（Process Owner）
⑧ 標準化：ばらつきを減らす
⑨ 継続的改善（質向上）：たゆまぬ努力，CQI（Continuous Quality Improvement）

2.1.3 経営者の意識改革

　組織の理念や方針にあった方法で質向上の努力をすることが最も重要である．そもそも，組織の理念や方針が制定あるいは明示されていない場合には，理念や方針の制定と明示が必要である．組織の活動が，理念・目的・方針に基づいているか，目標がそれていないかどうかを確認しなければならない．

　病院の経営者（理事長）や管理者（院長）が行うべき仕事は，自分自身の意識改革である．医療の特殊性，個別性を，自らを変えない・変われない理由にしてはならない．組織変革のためには，医療においても質管理が重要であり，総合的質経営の成否は経営者・管理者次第であることを認識しなければならない．

　質重視の経営（TQM）を展開するためには，組織を改善するための推進の仕組み，枠組みを構築する必要がある．質を機軸にした組織改善推進の枠組みは以下の順序で，段階的に構築することが重要である．すなわち，トップが質重視の経営（TQM）の必要性を認識し，実践することを組織決定し，明示し，その意義を職員に説明し，推進組織を設置し，実践のための経営資源を配分し，活動を推進し，活動の成果を評価し，活動の成果を展開する必要がある．

2.1.4 医療従事者の意識改革

2.1.4.1 医療では経営を考えてはいけないか

　医療では経営を考えてはいけない，あるいは，医療は経営とは異なると考える医療従事者が多い．その根拠は，経営とは儲けることであり，病院は儲けてはいけないという誤解である．経営とは組織運営のことであり，金儲けのことではない．

2.1.4.2 医療では利益をあげてはいけないか [10),13),14)]

　また，医療従事者の多くは，営利と非営利の区別を理解していない．営利とは利益をあげる（金儲け）ことではなく，利益を目的とすることである．また，非営利とは利益をあげない（金儲けをしない）ことではなく，利益を目的としないことである．利益をあげて経営資源を確保することは，継続的な組織運営には必須である．利益を目的に医療の質を落とすことが問題なのである．"医療とは経営である"という当たり前のことに気づかなければならない．

2.1.4.3 医療は特殊か [12),46)]

　医療は生命を扱うから特殊であり，また，医療は公益事業であるから特殊である，と考える人が多い．医療は特殊と考える限り，他産業界や他分野の考え方や手法を参考にする必要性を認識しない．しかし，生命を扱う業種は他にもある．医療は特殊であることをいい訳に使うことが多い．組織運営という観点からは，他分野と同様であり，医療は特殊ではない，と考える

ほうが自然である．あえて，医療は特殊であるというのであれば，特殊だから他業種よりも努力が必要であり，責任もあると考えなければならない．

2.1.4.4　医療は公益事業か [13]

医療は重要な社会技術・社会基盤であり，公益性があるが，医療をするだけでは公益とはいわない．公益とは不特定多数の利益を目的とすることである．公益法人改革により，公益認定が厳しくなった．公益財団法人立の病院があるが，公益事業として認められたものである．

2.1.4.5　赤字でもよい医療をすべきか [15]

また，よい医療をすれば赤字になる，赤字になってもよい医療をするべきである，赤字は国が補填するべきであると考える医療従事者が多い．経営努力をせずに，赤字の責任は政府にあると考えているのであろうか．赤字では継続的な医療の提供はできない．

2.1.5　意識改革と経営戦略
2.1.5.1　医療従事者と国民・患者との認識の食い違い

"意識改革が重要である"，"意識改革せよ"と念仏を唱えるだけでは意味がない．それを病院の方針として，経営戦略として明確に位置づける必要がある．

医療従事者は，医療が特殊であり，自分たちはよいことをしているという意識が強い．世のため患者のために働いていると考えている人も多い．国民や患者の多くも，医療従事者にそのような期待を抱いている．しかし，現実は期待や理想とは異なる．医療従事者も聖人君子ではなく，普通の人間であることを忘れている．この食い違いが，医療従事者に大きな精神的・肉体的な負担となり，無力感，自己否定，誇りの喪失に繋がっている．また，国民や患者の医療不信にも繋がっている．

2.1.5.2　練馬総合病院の 2 大経営戦略

この二つの食い違いに対処することが，経営の根幹であると考えており，"病院職員の意識改革"，"医療における信頼の創造"を練馬総合病院の 2 大経営戦略としている．全日本病院協会においてもこの二つの事項に対応する活動を展開している．

① 　病院職員の意識改革 [8],[43],[72]～[84]

意識改革とは，以下のことに気づくことである．すなわち，医療は特殊ではなく，一般産業，企業と共通する部分のほうが多い．社会の中で運営されているのである．非営利と利益をあげることは矛盾しない．質の高い医療を提供し，医療を継続するためには経営を重視しなければならない．効率化が必要であり，情報基盤が重要である．

② 　医療における信頼の創造 [39]～[49]

医療における信頼の創造とは，医療提供側と利用者側との相互の関係である．一方的ではなく，相互に，理解しようとし，理解してもらおうとする努力が必要である．自ら改めるべきは改め，いうべきことはいわなければならない，ということである．信頼関係は，医療従事者と国民や患者との関係だけではなく，病院と職員，職員同士の関係でもある．むしろ，組織内の信頼関係がなくしては，対外的な信頼関係を維持することは困難である．

2.1.6 医療の質向上活動

医療の質向上に本気で取り組むと，現場の後追いの業務改善にとどまらず，組織的に質管理（QC：Quality Control，QM：Quality Management）を導入しなければならないことに気づく．業務革新が現場の努力だけでは困難であるからである．組織をあげてのTQC，TQMが期待されている．従来，医療においては，経営を考えることを忌避する傾向があり，組織活動としての側面が見失われていた．医療はサービス業の一つであり，組織運営の観点では一般産業界で成果をあげているTQMが参考になる．

QC七つ道具，新QC七つ道具，医療のTQM七つ道具等の質管理の手法を活用して，自院にあった質向上活動を展開することが必要である（第8章3節参照）．

練馬総合病院では，独自の考え方に基づいて，医療の質向上（MQI：Medical Quality Improvement）活動を実施している（第5章参照）．

2.1.7 悪さ加減の改善

まず，第一に，悪さ加減（不具合の程度）を検討し，その原因を究明し，原因をつぶす対策を立て，改善（実施）して，仕事のできばえのばらつき（不具合の出る割合）をできる限り小さくすることが必要である．ばらつきを小さくすることにより，特に，できばえの悪いものを少なくすることにより，結果として，平均値があがる．さらに，ばらつきを小さくする努力を継続することにより，継続的改善が図られる（図2.1）．標準化とは，業務のやり方のばらつきを小さくする仕組みを日常業務に落とし込むことである．

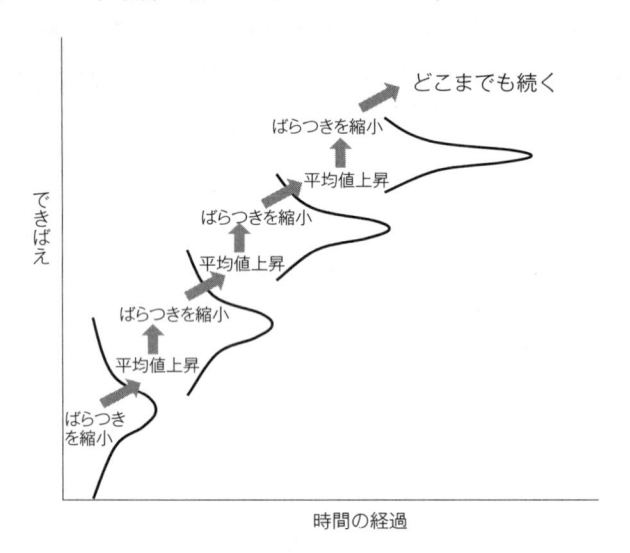

図 2.1 ばらつきの縮小と継続的改善

2.1.8 変化への対応
2.1.8.1 変化への対応が困難な理由

複雑で予測が困難な環境の変化が急速かつ大きく，経営・運営のサイクルタイム（時間軸）が短くなり，迅速な判断と即効的な業務の遂行が求められている．しかし，従来のTQC・TQMの考え方や方法では，時代の変化に対応できなくなった．

その理由は，単に，不況で教育研修・人材開発に経営資源（金・もの・時間・人）を投入で

きないということだけではない．むしろ，以下の五つが大きな要因である．

① 成果主義，個人主義が強調され，チームの成果が評価困難である
② 業務が複雑化，専門分化して，組織内外の連携がとりにくい
③ 社会及び関係者（顧客）の要求水準が急速に高まっている
④ 時代の変革への対応が困難で，明確な目標が設定困難である
⑤ ①から④の結果，他に参考事例がないかあるいは少なく自ら考えなければならない

2.1.8.2 総合的質向上の方法が確立していない

製品やサービスの質，すなわち，狭義の質（q）向上は達成されつつあるが，変革の時代における提供体制，製品やサービス提供後まで含めた，組織としての継続的な質，すなわち，総合的質（Q）向上の方法が確立していない（図2.2）．その理由は，価値観の多様化と，とどまることなく高まる顧客の要望，著しい速度と広い範囲の社会情勢の変化に，迅速かつ柔軟に適応する方法や到達目標が明確にできないからである．今までの成功体験や他の成功事例が参考にならなくなった．

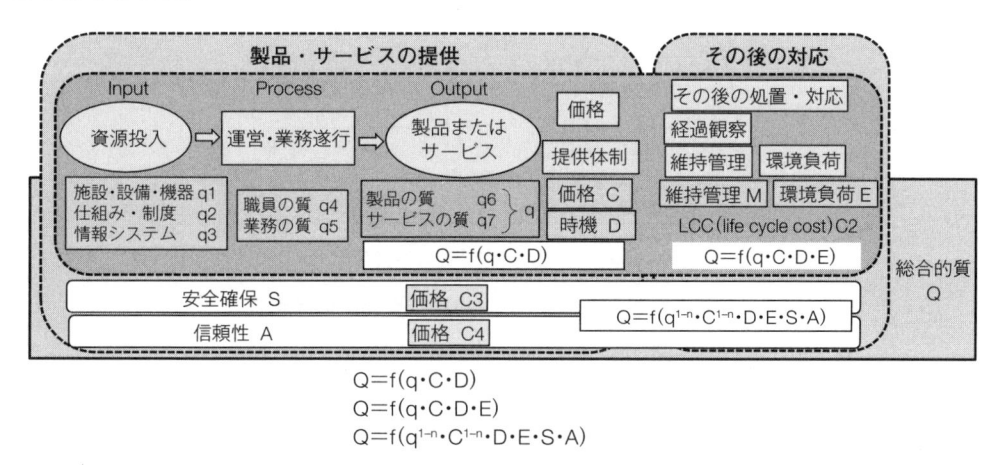

$$Q = f(q \cdot C \cdot D)$$
$$Q = f(q \cdot C \cdot D \cdot E)$$
$$Q = f(q^{1-n} \cdot C^{1-n} \cdot D \cdot E \cdot S \cdot A)$$

図 2.2 質の要素

2.1.9 変化と問題発見・対応

定型業務を予定どおり適切に実施することは当然である．しかし，実務で問われるのは，状況の変化への対応等の非定型業務における，①問題発見（認識）能力と，②問題対応（解決）能力である．いわゆる"秀才"と呼ばれる，与えられた問題や課題を解くこと，正解がある事項の検討が得意な人々には，必ずしも，問題発見能力，すなわち，問題を問題として認識する能力，洞察力が伴わないことがある．問題があるか否か，何が問題か，正解があるか否かを判断し，対応する能力が備わっていない．

問題への対応は重要であるが，その前提として，問題発見，問題認識があることに気づかないことが，多くの組織にTQC・TQMが普及しない最大の原因であろう．

2.2 質経営における小集団活動

2.2.1 組織的活動と小集団活動

組織基盤の整備や組織革新をするには，総合的質経営（TQM）の考え方の導入，すなわち，組織的な継続的質向上活動の実践が必要である．TQM とは質を重視し，組織構成員が各自の役割を果たし（参画し），継続的な質向上の努力をする組織運営をいう．単なる，QCC（Quality Control Circle）活動の集積ではなく，組織の責任者が率先垂範して，組織をあげて行う活動である．医療（経営）においても，一般産業界で効果をあげている質管理の考え方や手法が参考になる．第 2 次世界大戦後の日本の復興や，米国経済の再生は，質管理手法の導入によるものである．

一般に，QCC 活動では，自主的運営を強調するあまり，組織の中の活動であることを忘れる傾向がある．医療の質向上（MQI：Medical Quality Improvement）活動における小集団活動を組織戦略の一環として実践することが必要である[85]（図 2.3）．

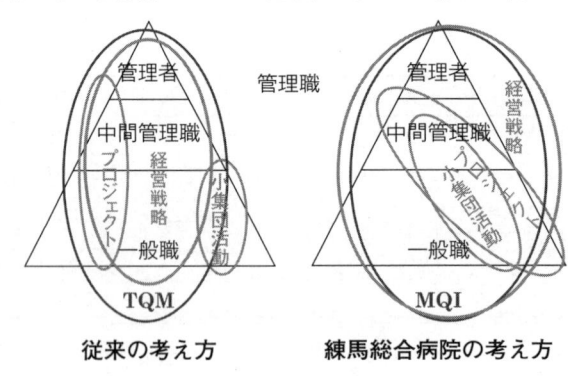

図 2.3 組織的活動と小集団活動

経営とは，組織と個人の良好な関係を構築することに帰着する．組織の活性化は基本的な事項である．組織活性化には様々な方法があるが，その中でも重要な活動として，小集団活動（QCC 活動）がある．日本科学技術連盟の"QC サークルの基本"（1996）の一部には議論の余地があるが，活き活きとした組織を実現するためには，小集団活動が有用である．

2.2.2 QC サークルの基本

日本科学技術連盟の"QC サークルの基本"[86] では，QCC 活動を次のように規定している．

QCC 活動の基本理念

QCC 活動の基本理念は，
① 人間の能力を発揮し，無限の可能性を引き出す
② 人間性を尊重して，生き甲斐のある明るい職場を作る
③ 企業の体質改善・発展に寄与する

QCC の定義

QCC の定義は，
① 第一線の職場で働く人々が，
② 継続的に，
③ 製品・サービス・仕事などの質の管理・改善を行う，

④ 小グループである．

QCC の目的

目的は，
① QCC メンバーの能力向上・自己実現
② 明るく活力に満ちた生き甲斐のある職場作り
③ お客様満足の向上及び社会への貢献

を目指す．

QCC の運営方法

運営方法は，
① 運営を自主的に行い，
② QC の考え方・手法などを活用し，
③ 創造性を発揮し，
④ 自己啓発・相互啓発を図り，
⑤ 活動を進める．

経営者・管理者の役割

経営者・管理者の役割は，
① この活動を企業の体質改善・発展に寄与させるために，
② 人材育成・職場活性化の重要な活動として位置づけ，
③ 自ら TQM などの全社的活動を実践するとともに，
④ 人間性を尊重し全員参加を目指した指導・支援を行う．

これらは，改善活動に限定しない，個人と組織を活性化する共通の方法である．

2.2.3 QCC は TQC，TQM の重要な一要素

議論となる点は，QCC を業務であるか否かを明確にしないことである．また，"全員参加を目指す" は，QCC は業務ではないが，自主的に全員が参加することを期待するということである．しかし，業務として課さなければ，全員参加は実現しない．また，業務とした場合には，その位置づけがあいまいになりがちである．

TQC，TQM は経営者の率先師範により，業務として実践することに意義がある．QCC は TQC，TQM の重要な要素であると，明確に位置づける必要がある．しかし，病院においては，交代勤務が常であり，活動時間を確保することが極めて困難である．改善活動（QCC）を業務として指示命令した場合には，通常業務から離れなければならず，その間，職員を増員するか，あるいは，通常業務を担当する職員に負担がかかる．病院，職場責任者の管理・運営能力が問われることになる．

練馬総合病院には，MQI チーム活動，プロジェクト，委員会活動等がある．その中でも，MQI チーム活動を TQM（MQI）の重要な要素として位置づけている[87]〜[90]（図 2.3）（第 6 章 11 節参照）．MQI チーム活動は組織をあげた活動であるが，全員参加は命じていない．しかし，活動チームへの参加あるいは活動支援など，結果として全員が参加することが望ましい．

2.2.4 TQC・TQM と QCC（小集団活動）の関係

時代の変遷により，TQC・TQM と小集団活動の関係が変わりつつある．小集団活動として

の QCC 活動の変化の現れが，『QC サークル綱領』から『QC サークルの基本』への改訂であり，また，進化した QCC 活動（e-QCC）の提案である．e-QCC という特別の手法があるわけではなく，QCC 活動自体を時代の変遷に適合したものにするという意味である．

TQC・TQM と小集団活動の関係も，時代の変遷により変わらざるを得ない．QCC 活動では，自主的運営を強調するあまり，組織の中の活動であることを忘れ，好き勝手に活動する傾向がある（図 2.3 左）．しかし，組織内の活動という意味では，同じ理念，方針のもとに，活動するべきである．すなわち，小集団活動も組織戦略の一部として一体とならなければならない（図 2.3 右）．

時代の変化への対応として，"TQM 宣言"がある．すなわち，組織活動としての TQC を TQM として発展進化させるものである．TQC を再検討しなければならない理由は，変革の時代には，従来の考え方や方法では限界があるからである．また，製品の質だけではなく，業務の質，経営システムの質にまで，品質概念を拡大する必要があったからである．

2.3 人を活き活き働かせる組織構築

2.3.1 組織内の関係

2.3.1.1 組織内の力学

組織間のみならず，組織内の関係は様々であり，また，複合的である．支配と依存，協力と対立，指導と追従，教育と自習・自己啓発がある．それらの関係にも，疎と密，恒常と臨時・一時がある（図 2.4）．

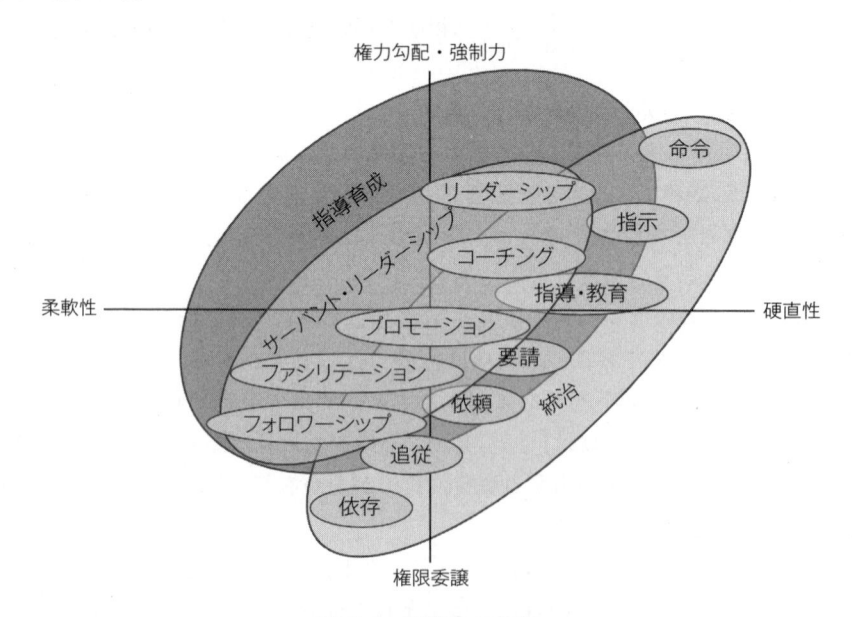

図 2.4 組織内の関係

業務を遂行するには，権限，義務，責任があり，それらに対応して裁量，権利，自由がある．

組織運営には指揮命令が必要であり，結果として権力勾配が生じる．しかし，権力勾配があるからといって，指揮権を発動することには繋がらない．状況に応じて柔軟に，命令・指示・

指導・教育・要請・依頼までの様々な手段を用いることが管理職の手腕である．

2.3.1.2 職制と役割

職制（ライン）とその役割を図示した（図 2.5）．組織の方針を展開し業務を遂行するために，経営者・管理者が戦略を策定し，幹部職員あるいは中間管理職が戦術を策定し，中間管理職及び一般職員が業務を遂行する．職制に従って，上司が部下に指示・命令・指導・支援をし，部下が上司に受命・復命・報告・連絡・相談をする．

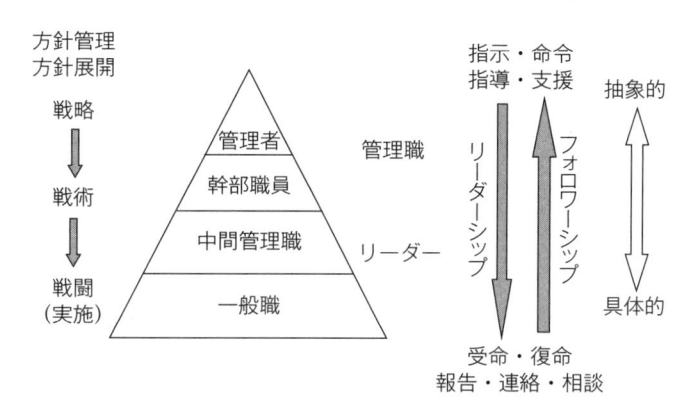

図 2.5 職制と役割

職業として，組織の一員として業務を遂行するときには，リーダーシップを発揮する場面がある．給与を得るということは，プロであり，それなりの役割を果たさなければならない．

リーダーシップは，必ずしも，常に職制に応じて発揮するのではない（リーダーシップ交代理論参照）．また，フォロワーシップは常に職制に応じて行うものでもない．職制とは別に，個別具体的な課題に対して，プロジェクトチームを設定する場合もある．

2.3.2 組織内の連携

組織内の連携を図るためには，以下のような方法がある．いずれが重要かということではなく，優れた管理職あるいはリーダーは，状況に応じてこれらの方法を複合して駆使している．

コミュニケーション

組織運営においてコミュニケーションが重要である．コミュニケーションという用語には，情報を伝達する，情報を受け取る，その内容を理解する，情報を共有する，意思疎通を図る，連携する，同じ認識をもつ，共感する，よい関係を構築する等の意味が含まれる．つまり，コミュニケーションは多様な意味を包含する表現であるので，情報共有，意思疎通，連携，伝達，報告，連絡，相談，指示・命令等と目的に応じて明確に表現したほうがよい（図 2.6）．

コミュニケーションの手段には，言葉（話す・叫ぶ），身振り・手振り・目配り，記号（文字・図・表・絵・色）等がある．媒体には，声，身体，もの（煙・音・におい・紙・木・石・金属等），電子媒体等がある．

鏡の理論・鏡の法則

以心伝心，鏡の理論，目は口ほどにものをいう，心を読む，考えが表情や態度に出る等は，猿におけるミラー・ニューロンの発見を人に敷衍すれば説明可能である．ただし，猿と人を同

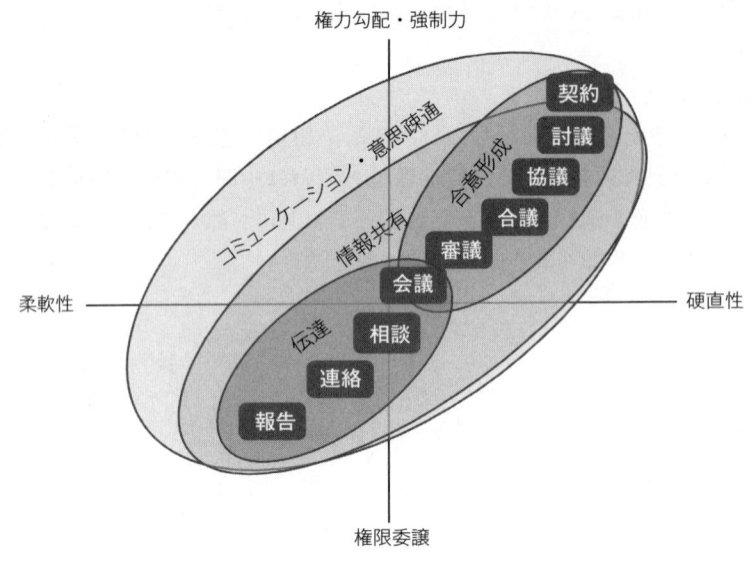

図 2.6　コミュニケーション

じ理論で説明してよいか否かは議論の余地があろう．

　ミラー・ニューロンは他者の行為をシミュレーションし，対になっているミラー・ニューロンBがそのシミュレーションを客観的に見ているといわれている．

　世の中の自分以外の他人はすべて，己の内面，魂の部分を映し出している鏡にすぎないという理論である．

　人は，状況や環境を変えようとするときに，状況や環境に対して働きかけるが，これは間違いであるという．その人の意識する心の使い方，すなわち，その人の考え方，その人の想像力の働かせ方が基本である．

　自分が変わる，すなわち，自分の考え方や行動が変われば，相手自身は変わらなくても，相手と自分の関係は変わる．自分が変わることで，人生を変えることができる．自分の見方を変える，観点を変えることが重要である．

共　感

　ミラー・ニューロンは共感とも関連づけられている．特定の脳領域（特に島皮質前部と下前頭皮質）は自身の情動（快，不快，痛みなど）に反応し，かつ他者の情動を観察する際にも活動するからである．同感は，理性の範疇であるが，共感は理性にとどまらず，感性，心の範疇である．

納　得

　同様に，理解は理性の範疇であるが，納得は理性を越えた感性，心の範疇である．自分の価値観，考え方に合致する，あるいは，一部合致する（摺り合わせる）ことである．腑に落ちるとはこのことを指す．わかるには，分かる，別る，解る，判るの区別がある．

　分析的に理解することを科学的と称するが，分析的に理解できることは世の中の現象の一部にすぎない．分析的だけではなく，統合的・総合的に理解する必要がある．それでも理解できない部分に折合いをつける必要がある．

言　語

　人のミラー・ニューロンシステムはブローカ野（言語領域）に近い下前頭皮質で見つかって

いる．人の言語は，ミラー・ニューロンによる身振りの実行・理解のシステムから生まれたと考えることができる．ミラー・ニューロンは他者の行動の理解，模倣の習得，他者の行動のシミュレーションをもたらすといわれている．

言葉は，言の葉と書く．言霊という用語もある．言葉には強い力があることを古代の人々は直感していたと考えられる．宗教は本書の埒外であるが，シャーマン，巫女，神の子，神がかり等，言葉・身振り手振りが基本的な伝達手段である．文字は後の発明である．

指導育成

指導育成は，組織としての理念・方針・目標・業務の考え方・実施の方法等を伝えること，そして，職員が，円滑に業務を遂行できるようにすることが目的である．

指導と育成を区別する考え方がある．すなわち，指導とは，指し示して導くことであり，管理の意味をもつ．育成とは，育んで目的を達成できるようにすることである．しかし，指導・育成・教育は一連のものであり，教育も管理の一要素であるので，両者を区別する必要はない．

リーダーシップとフォロワーシップ

業務は，組織の理念，目的に基づいて，戦略を策定し，戦術を検討し，戦闘（業務遂行）するという流れである．権限と責任のある立場の管理職は，指示・命令，指導・支援をする必要があり，序列が同等，あるいは，指揮命令権のない他部署の職員に対応するなど，権限や責任がない場合にも，提案・協力要請，指導・支援，調整をするなどリーダーシップ[91),92)]を発揮しなければならない（図2.7）．

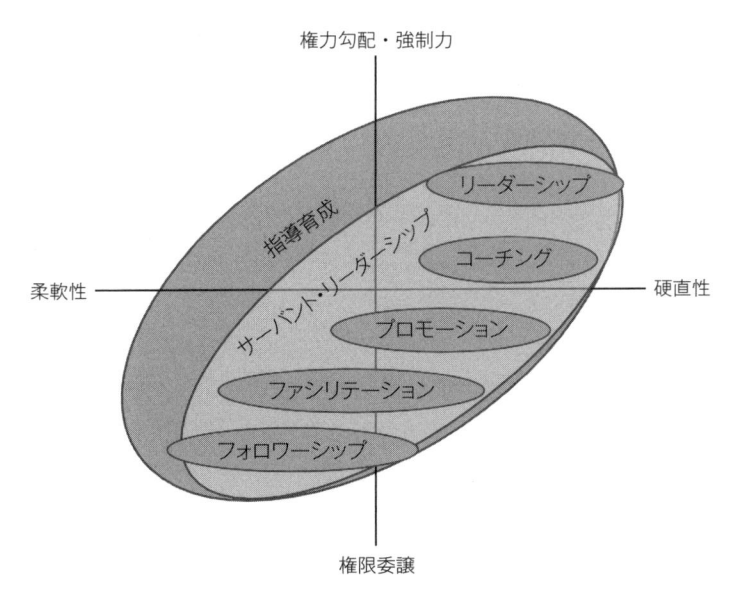

図2.7 リーダーシップとフォロワーシップ

幹部職員，特に，中間管理職は戦略を受けて，職掌の範囲内で戦術を策定し，それに基づいて，部下に業務遂行（戦闘）を命じなければならない．このときに，中間管理職自身も，率先垂範して，業務を遂行する場合が多い．一般職員は，拝命したら，目的と自分の役割を理解して，業務を遂行し，その経過あるいは結果を報告しなければならない．これをフォロワーシップという．

フォロワーシップとは，上司あるいはリーダーとの信頼関係を築きながら，上司あるいはリーダーの指導力や判断力を補完して組織の目的・目標を達成することである．

図の上から下へ，抽象的な表現や内容から，具体的な表現や内容になる．

フォロワーの三つの能力（フォロワーシップ）は以下のとおりである．
① リーダーが語っているビジョンの正しさと実現可能性を評価する能力．いい換えれば，自分がついていくべきリーダーを選択する能力．
② 選んだ対象へ意図的に努力を集中する能力．コミットする力．
③ 常に批判的にリーダーを評価し続ける能力．

この流れを方針展開という．これを体系的に実施することを方針管理という．

リーダーシップ交代（正四面体）理論

例示すれば，Ⓐ検体検査の精度管理業務においては臨床検査技師が，Ⓑ看護に関しては看護師が，Ⓒ診療報酬請求に関しては医事課職員（事務員）がリーダーシップを発揮する．すなわち，業務の場面場面に応じて，リーダーシップを発揮する職種あるいは担当者が決まる（図1.13参照）．その他の職員はリーダーに協力し，支援（フォロワーシップ）する．

いい換えれば，縁の下の力持ちはいないし，要らない．全職員が場面に応じて交代で表舞台に登場する．表舞台とは，患者（顧客）と直接接する場所だけではなく，業務においてリーダーシップをとる場をいう．そう考えることで，職員の意識も変わり，自分の仕事に誇りをもてるのである．

サーバント・リーダーシップ

Serve（奉仕する）を辞書で引くと，①（人に）仕える，奉仕する，役に立つ，②供給する，供するとある．奉仕は，報酬などの見返りを期待あるいは要求しないで，労働することをいう．奉仕には，押しつけのニュアンスがある．相手の役に立つことが目的ではなく，自分の仕事だから，自己実現のために自分がしたいからするのである．結果として，それが他人の役に立つことが嬉しいということが自然であろう．

サーバント・リーダーシップは，"相手に奉仕し，その後相手を導く"という考え方であり，1970年グリーンリーフ（Robert Greenleaf）によって提唱された．真のリーダーはフォロワーに信頼されており，まず人々に奉仕することが先決である．リーダーシップには高位な職権が伴うものではないとした．

サーバント・リーダーは，"常に他者が一番必要としているものを提供しようと努める．相手への奉仕を通じて，相手を導きたいという気持ちになり，その後リーダーとして相手を導く役割を受け入れる人である．他者に貢献することで，相手がより健全に，賢く，自由に，自律的になり，自己中心的な欲望に執われない真の奉仕者として成長できるよう，お互いを支えあう関係を構築する"としている．

サーバント・リーダーシップの10の特性は以下のとおりである．
① 傾聴：人のいうことをきちんと聞ける
② 共感：共感できる
③ 癒し：本来の姿が取り戻せるよう自他ともに癒すことができる
④ 気づき：自他ともに気づきに訴えることができる
⑤ 説得：支配的ではなく，大きな使命や目標を訴える説得力をもつ
⑥ 概念化：自分の夢を概念化できる

⑦　先見力：現在の事柄について過去の教訓に照らし合わせ将来を予想する
⑧　スチュワードシップ：大切なものを任せて信頼できると思われる
⑨　人々の成長にかかわる：一人ひとりの成長に深くコミットできる
⑩　コミュニティ作り：自らがサーブしてリードできるような，有能な人材を多く創出する文化を創る

サーバント・リーダーは以下の五つの価値を重視する．
①　人間の尊厳，個性や価値観を大切にして行動する．支配ではなく，尊重することで相互の存在意義がより高められ，ビジョンの実現に近づくことを望む．
②　すべての人は有意義で意味ある人生を歩みたいと思っていることを知っている．共有できるビジョンを打ち出し，経験や直感，先見力やひらめき，英知などを使って人々を勇気づけ，やる気を出させてビジョンの実現へと導く．
③　"よき社会とは，より実力のある者がそうでない者に対して貢献したときに築かれる"という認識をもつ．
④　各人の才能を開花させ，正しく評価し，勇気づけて，才能と可能性を最大限に発揮してもらいたいと思う．そして，これが実現されるよう自らのスチュワードシップを発揮する．
⑤　自分が自分らしくいられるよう，癒しと学びの過程を通して個人と組織の成長を促す．

コーチング

コーチングとは，技能習得あるいは人材開発の手法の一つである．コーチ（coach）とは馬車を意味し，馬車が人を目的地に運ぶところから，コーチングを受ける人（クライアント）を目標達成に導く人を指す．スポーツにおいて選手を指導することが代表的である．現在では交流分析などの心理学的手法を取り入れて，ビジネスや個人の目標達成の援助にも応用されている．クライアントがコーチを信頼し，自分の将来を委ねることに意義がある．その基本は信頼関係である．

ファシリテーション

ファシリテーション（facilitation）とは会議や研修において，発言を促し，話の流れを整理し，参加者の認識を確認するなど相互理解を促進し，合意形成へ導く手法・技術・行為をいう．

ファシリテーションに必要な技術として，
①　場の構築
②　コミュニケーション（傾聴，質問，観察）による会議の運営
③　構造化・見える化（問題や議論の構造化）
④　合意形成

などがある．

ファシリテーションの目的には，
①　問題解決
②　合意形成
③　教育研修
④　体験学習

⑤ 自己表現
⑥ 自己変革

などがある．

ファシリテーションの基本は，以下のとおりである．
① 参加者の自主性を尊重する
② 参加者を会議の目的に集中させる
③ 参加者の相互作用，創発を促す

ファシリテーター

会議に限定せず，組織運営全般において活用できる．ファシリテーションを行う者をファシリテーター（facilitator）という．ファシリテーターは，中立的な立場で，プロセスを管理し，チームワークを醸成して，成果が最大になるように支援する人である．リーダーとは区別して用いられる．

プロモーター

プロモーターとは，一般には，①発起人，主催者，②興行主をいう．本書では，関係者間を調整し，活動を推進，促進する者をいう．

医療の質向上活動（MQI）の推進委員がそのよい例である．

フィッシュ哲学

米国，シアトルのパイクプレイス魚市場で，快適な職場環境作りをするために従業員が，その単調な仕事を楽しく取り組もうと始めた考え方や実践といわれている．しかし，正確には"哲学"（学問）ではなく，"実践"（行動）であり，ものの考え方である．一般に，"フィッシュ哲学"[93]と呼ばれているので，あえて"哲学"を用いる．

従業員の満足度を重視し，優しい言葉や笑いを通じて仕事に対するストレスを少なくし，それにより顧客の満足度を高めることができる．すべての分野，組織で参考にできる考え方である．

"フィッシュ哲学"の四つの留意点は，以下のとおりである．
① 遊び心を忘れない
② 客を楽しませる
③ 客に注意を向ける
④ つらいときも楽しく取り組めるよう自分の態度を選ぶ

"フィッシュ哲学"の本質は，プラス思考である．すなわち，どうせやらなければならないことなら，嫌々するよりも，自ら進んでしたほうがよい．一人よりも仲間と一緒にしたほうがよい．また，周りの人々を巻き込み，ときには評価され，賞賛を浴びることも必要である．そのほうが，効率があがり，気持ちがよい．また，そのように行動しているうちに，おのずと楽しくなるものである．ある意味で，自分をだますことである．

嫌なことでも，辛いことでも，押しつけられてするより，自らの考えで，実践することに意味がある．すなわち，"自分で考え，実践する"ことが重要である（表6.4参照）．

2.3.3 意思決定プロセス

意思決定とは

意思決定とは，『大辞林』によれば，"ある目標を達成するために，複数の選択可能な代替的

手段の中から最適なものを選ぶこと"である．組織管理においては，意思決定とは，単なる判断ではなく，重要な問題の担当責任者の最終決断をいう．組織の経営判断すなわち意思決定は，経営責任者（トップマネジメント）の最大の仕事である．すなわち，単に重大事項を決定することではなく，決定の結果に対して責任をとるという意思表明でもある．参画（コミットメント）ともいう．

総合的質経営（TQM）の導入は，組織トップの意思決定が必須であるよい例であろう．組織トップの意思決定がなければ，TQM はなり立たないからである．

意思決定のアプローチと支援モデル

サイモン（Herbert A. Simon）によれば，意思決定には，経済学的，経営学的，システム分析的，行動科学的，組織行動論的アプローチがある．

意思決定のための支援モデルには，決定木（Decision Tree），OR（オペレーションズ・リサーチ），AHP（階層分析法，Analytic Hierarchy Process），ゲーム理論，PDPC（Process Decision Program Chart）等がある．

意思決定プロセス

最終責任者であっても，決断するまでには，情報収集，分析が必要であり，会議を招集して，合議・協議・討議することも必要である．

当該組織にとって重要な分野や課題について検討を指示することも意思決定の一つである．特定範囲あるいは特定分野の現状分析，問題認識あるいは課題認識，原因分析，対策立案（選択肢の提示）は現場あるいは中間管理職の段階で行う．現場あるいは中間管理職から提示された複数の対策案から実施すべき施策を選定し，対策の実施を決定することも意思決定という．すなわち，戦略策定，戦術策定，戦闘（業務遂行）のそれぞれの段階で意思決定があるが，立場により，その範囲と粒度が異なり，範囲と粒度は反比例する．

病院においては，理事会，評議員会，理事長，院長，部門長（部長），課・科長，係長，主任，業務担当者と組織構造は階層（ピラミッド）になっている．意思決定とその組織内の展開が方針展開である．

意思決定には，必ずしも合意形成は必須ではない．むしろ，重要課題においては，大方の反対があっても実施しなければならないことも少なくない．しかし，このような場合においても，意思決定した事項を円滑に遂行するためには，組織構成員にその目的と内容を周知徹底し，理解させ，納得させ，協力させ，業務を遂行させなければならない．そのためには，決定通知の前に，あるいは，決定と並行して，組織構成員や関係者に経緯と意義を理解させることが肝要である．参画まではいかなくても，相談する，相談される，意見をいう機会を与えることが重要である．人は蚊帳の外に置かれること，疎外されることが嫌いである．聞いていない，知らないという理由で，反対する人も少なくない．意思疎通が重要である（図2.8）．

人を活き活き働かせるためには，意思決定と方針展開を経緯と意義を明確にし円滑にすることが必要である．

組織のマネジメントをまとめると図2.9のようになる．

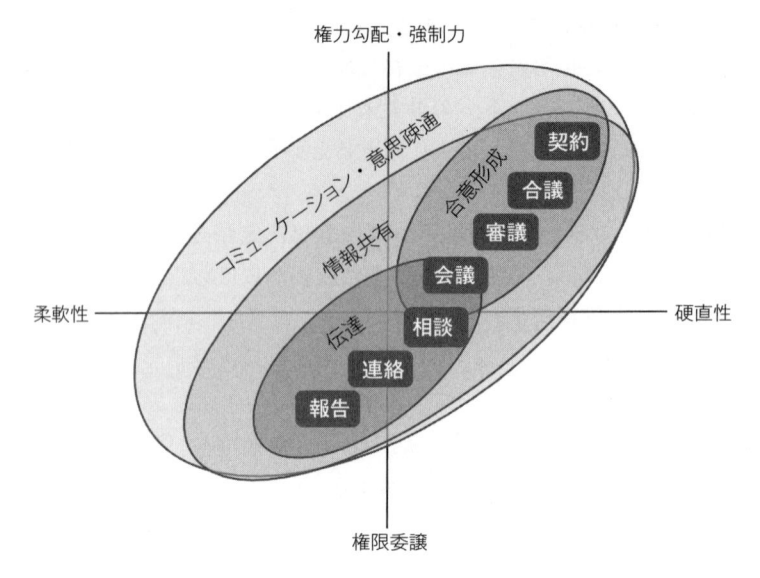

図 2.8　意思疎通

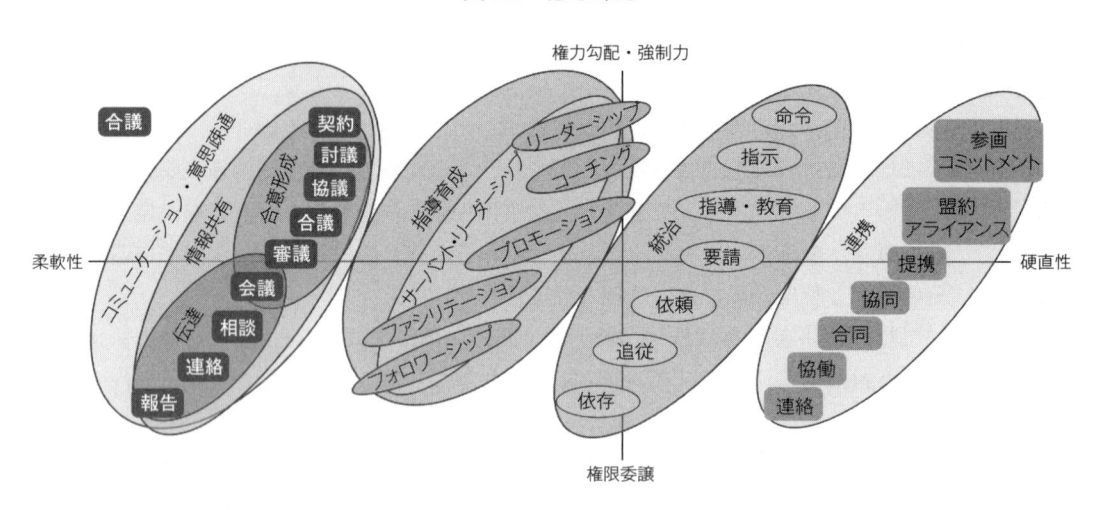

図 2.9　組織マネジメントの概要

2.3.4　人事労務管理
組織の基本的考え方

　病院は，診療をする場であるが，どのような理念のもとに診療をするのかが重要である．価値観や目的がてんでんばらばらでは，組織医療を提供することはできない．組織が目指すべき方向として，理念・方針を明示しなければならない．

　理念を達成するためには，実践，すなわち，具体的な活動をしなければならない．そのためには，方針，規則や基準が必要である．どのような規則のもとに就業すればよいか，何をしなければならないか，何をしてはいけないかが明示されなければならない．それが就業規則である．処遇を給与規程，退職金規程，人事考課制度などに詳細に規定されていることが必要である．これらを組織構成員に十分に理解させなければならない．

　練馬総合病院の経営理念は"職員が働きたい，働いて良かった．患者さんがかかりたい，かかって良かった．地域が在ってほしい，在るので安心と言える医療を提供する"である．筆者

が1991（平成3）年，院長就任時に運営の基本的な考え方として職員に明示したものであり，以来，職員，患者や地域住民にいい続けていることである．

人事とは何か

人事とは，単に人に関することではなく，組織運営上の組織構成員に関する事柄である．一般には，個人的な人間関係は人事とはいわない．人事を，人事異動や処遇に関する事項に限定して考える人が多いが，より広く捉える必要がある．

経営とは，組織の理念や目的に応じて方針を立て，目標を設定し，経営資源を投入して業務を遂行することである．経営資源としては，人・もの・金・情報・時間がある．その中でも，最も重要な資源が人である．Human resource という．

"組織は人なり"，"人は石垣，人は城" といわれるように，"人" は組織運営における重要な要素である．

人材をあえて"人財"と呼ぶ人がいる．しかし，筆者は，あえて"人財"と呼ぶ必要がないと考える．『字通』によれば，材とは，"存在するものの材質を言う．才の声義を承け，才と通用する例が多い．才と通じ，本来のもの，もちまえ，たち，はたらき，ちから，からだ．財と通じ，たから"とある．もともと，"材"は"財"の意味を包含しているのである．

"財"という言葉を使う人が本当に職員を宝と考えているのか，そのように行動しているかが重要である．言葉だけ"財"を使っても意味がない．

人事労務管理

人事労務管理は，欧米では人的資源管理（HRM：Human Resource Management）という．経営資源の中で最重要の人的資源を，いかに活用するかが経営の根幹である．

職員にいかに働いてほしいかを，わかりやすく提示し徹底しなければならない．そして，それを繰り返し行うことが重要である．

さらに，状況の変化に柔軟に対応する仕組みを作り，それを実践できる職員を養成することが重要である．

経営における人事労務管理

"人事なくして経営なし"というとおり，人事労務管理は組織経営の根幹である．

最も重要な経営資源は人である．道具と同様に，人も使い方・活かし方が重要であり，使いようで活かしも殺しもする．そして活かすための仕組み（人事制度）こそ使いようである．目的にあわせて道具を選び，その用途にあわせて適切に道具を使わなければならない．すなわち，業務を実行するためには，対象と，使用目的が具体的でなければできない．

例えば，寺院建築で柱を立てるには，建物の種類，大きさ，立地条件，柱の部位，向き等に応じて，柱にする材木を選択し，材木にあった道具で削り，組み合わせる．

人も同様である．ただし，人の配置は，適所，適時，適材の順番で考えるのであろう．すなわち，その部署・プロジェクト・業務（所）に，状況に応じて（時機），適任の者（材）を配置するということになる．

あわせて，職員には，使われよう（勤労意欲，勤労態度，能力向上，業務遂行の仕方）があることを指摘したい．すなわち，前述したフォロワーシップである．受け身ではなく，積極的な意味での，フォロワーシップが必要である．

顧客満足（CS：Customer Satisfaction）が重視されているが，顧客満足を得るためには，職員満足（ES：Employee Satisfaction）がなければならない（図2.10）．すなわち，職員が

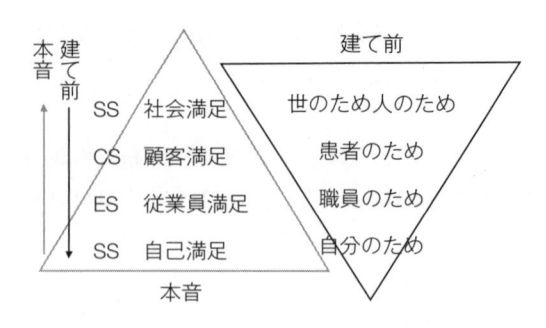

図2.10 満足の順列逆転理論（満足の4段階説 SECS）（飯田）

　自分の組織で継続して働きたいと考え，職員がやり甲斐，働き甲斐を感じて仕事をするから，よい仕事ができる．結果として患者が満足し，地域・社会に貢献できるのである．当院の経営理念の趣旨である（63頁表3.1，128頁参照）．

　人事担当者は，職員が何を望み，どうしたら活き活きと働くことができ，結果として，組織の目的を達成できるのかを常に考えなければならない．

　賃金制度だけではなく，その前提となる組織の基盤整備が必要である．組織の理念や方針に基づき，職員の教育研修に力を注ぎ，かつ，公正で納得のできる人事制度を確立することが必要である．

　人事制度を自力で作れなければ，コンサルタントなどの助力を得てもよいが，コンサルタント任せにしないで，ともに作るということでなければならない．制度構築を任せきりにすると，運用の段階で行き詰まることになる．これは人事制度に限らず，理念制定，就業規則制定，給与体系構築，情報システム構築等，すべての制度構築において該当する．

　社会の動向が複雑かつ先行き不透明で，急速に変化し，低成長あるいはマイナス成長の時代にあっては，労使ともに，組織をあげて時代の変化に対応する方策を検討し，実行しなければならない．労使紛争や足の引張り合いをしている暇はない．

　時代の変化が激しくなればなるほど，迅速かつ的確に，判断し，決断できる人材が必要になる．組織の上層部だけではなく，役職者はもとより，全職員が現場で対応できなければならない．なぜならば，緊急事態以外にも，上司や上級管理職に相談していては対応できない事項が多くなっているからである．ますます，現場の臨機応変の対応能力が求められている．サービス業，特に医療は，このことが問われる業種である．

　構造改革という名の政治・経済の低迷が続いており，また，リーマンショック以来の厳しい経済情勢と，医療費抑制に代表される医療崩壊・病院崩壊と呼ばれる情勢の中，病院の倒産，統廃合や経営主体の交代が増加している．そのような状況にある現在こそ，労組対策としてではなく，人材育成としての人事労務管理の重要性を再認識しなければならない．

日本型人事管理の起源

　国際化の影響，あるいは，バブル経済崩壊後の自信喪失のためか，カタカナ経営用語，カタカナ経営手法がもてはやされており，かつて世界を風靡した"日本型経営"，"日本型人事労務管理"が議論されることが少なくなった．

　今こそ，日本型人事労務管理を再確認する必要がある．

　社会制度を構築し，組織活動をする場合には，"人事"が重要である．この場合の"人事"とは，人事考課制度，人事異動等の狭義に捉えるのではなく，教育・研修・職能開発・人材開

発を含む広義の人事労務管理を意味する．

　日本型人事労務管理の起源を考えるとき，聖徳太子の17条の憲法と冠位12階を想起する．冠位12階の制度は氏姓制度を打開するための制度であり，優秀な人を登用し活躍の場を与える制度である．優秀な人材（渡来人たち）を味方につけて政権基盤を築こうとしたものと考えられる．そもそも，聖徳太子は大抜擢されて摂政となったといわれている．

　17条憲法は，日本初の成文の法令集で，現在の憲法というよりは，理想国家実現の願いを込めて作った，官僚の行動倫理を規定するものである．行動指針，倫理綱領である．

日本型人事労務管理の特徴

　日本型経営，特に，人事労務管理の三つの特徴とされた，長期間（永年）雇用，年功序列，企業内労働組合は，昔からの日本型経営の特徴ではない．第2次世界大戦敗戦後，欧米に追いつけ，追い越せというかけ声のもとで頑張った，持続的高度成長時代の産物である．戦後における一部の大企業の人事労務管理の特徴にすぎない．中小企業においては，必ずしも当てはまらない特徴である．また，現在においては，大企業においても当てはまらない部分が出ている．

欧米と日本の経営手法の融合

　米国で始まった，テイラー（Frederick W. Taylor）による科学的労務管理の手法は，自動車などの工業生産業の発展に寄与した．しかし，社会情勢の変化によって，必ずしも成果をあげることができなくなった．

　科学的管理の手法は，効率化を重視する弊害として，仕事の単調感と労働疎外感を発生させ，勤労意欲を低下させた．新たに人間化という方向が必要になり，労働災害や精神衛生等に関する多くの問題点が指摘されるようになった．しかし，最近，テイラーの『科学的管理法』が新訳され[94]，労務環境・作業環境の改善を重視した，事実・データに基づいた統計的，科学的管理法であったことが再認識されている．

　その後，人間関係論，人間資源論，条件適応理論など行動科学に基づく管理手法が開発され，適用されている．

　次いで，シューハート（Walter A. Shewhart），デミング（William E. Deming），ジュラン（Joseph M. Juran）らにより統計的品質管理（SQC：Statistical Quality Control）（第8章4節参照）の手法が開発され，日本に導入されて，QCC（Quality Control Circle）活動として，一般職員に対する勤労意欲向上の動機づけの重要な方法が開発された．さらにはCWQC（Company Wide Quality Control），TQC（Total Quality Control）として開花した．品質管理というだけではなく，人事労務管理の重要な手法としても用いられている．これが，米国に逆輸入されて，TQM（Total Quality Management）として製造工程だけではなく，経営全般の質向上の手法として用いられるようになった．

　欧米と日本の人事労務管理の考え方や方法が相互に影響を与えて，融合されている．

　宗教，民族や国によって価値観が異なる．労働を神の罰，与えられた試練と考えれば，できれば避けようとし，体を動かし，汗水流して働くことは苦痛である．チャップリンの映画"モダン・タイムス"では，労働とは，組織の歯車の一つになり，歯車に巻き込まれるという，感覚であろう．また，労働は資本家に搾取されることと考えれば，労使関係は敵対的になる．報償は，決められたパイ（取り分）を分配することと考えれば，争いになる．

　労働を喜びや生き甲斐と考える日本とは人事労務の考え方が異なる．しかし，システム（制

度・仕組み）そのものが非人間的なのではない．非人間的とすれば，システム（制度・仕組み）を作った人間こそが，最も非人間的なのである．

ハーバード流教授法として有名な事例研究（ケースメソッド）などの手法を用い，経営学修士（MBA）などが，企業経営に数々の成果をあげてきた．しかし，MBAによる経営の失敗も多く報告されている．その理由は，ケースメソッドのケースは，概要をわかりやすくまとめたものであり，また，ケース教材は優れていたとしても，組織の文化風土，人間関係，環境等が実際の状況と異なるので，適切には適合できないからである．すなわち，経営は必ずしも型どおりにはいかず，"自分勝手な"前提に基づいた理論どおりにはいかないからである．経営とは正解のない，あるいは，正解があるか否かもわからない課題の探究とその解決の繰り返しである．問題があるか，問題は何か，どこにあるかわからない場合のほうが普通である．

日本の現状を見ると，欧米の歴史的，社会的必然によってできた制度を十分に咀嚼し検討しないまま，あるいは，一部をつまみ食いして導入する場合が多い．日本の文化，風土，状況にあうか否か，自分の組織にあうか否か，の検討が必須である．

実務は理論の実践である．実践には現場があり，現場にはそれぞれの状況がある．状況とは，時代背景，制度改正，各医療機関の設立母体・理念・機能・立地条件や経緯，各部署の職員の構成，各個人の価値観，能力などの関係である．すなわち，個別性がある．したがって，一定の方法はなく，自分の組織に適合させることは難しい．

他産業との人材獲得競争

医療においては，高齢者人口の増加も大きな課題であるが，生産年齢人口の減少，特に，新規参入若年労働者の減少が深刻な問題である．他産業との生産年齢人口の獲得競争が重要な課題である．

医療は景気動向の影響を受けにくい安定した業種と考えられてきた．しかし，近年，医療も経済情勢の影響を直接受けるようになった．すなわち，国家財政の悪化による医療費抑制策による，診療報酬引下げや患者の自己負担率上昇は，患者の受診抑制を促し，病院経営にマイナスの影響を及ぼしている．バブル経済崩壊，リーマンショック，そして，東日本大震災による経済崩壊・停滞は厳しい環境をさらに悪くしている．

給与，待遇などとともに，職業としての評価，働き甲斐，生き甲斐を感じることができるか否かが重要な要因である．誇りをもてないようでは，他産業に太刀打ちできない．医療に魅力がなくなり，有能な若者が参入しなくなりつつあることを憂慮する．特に，時間外・夜間・休日勤務，リスクの高い職種や業務を避ける傾向がある．

職業意識の変化

職業意識の変化が急速に進んでいる．以下に示す状況を踏まえた人事労務管理が必要である．

① 若年労働者の労働観

若い人たちは，"個"を尊重する．しかし，多くの人々は"個性"を尊重，すなわち，多様な考え方や生き方を確固としてもっているのではなく，流行に流され，あるいは，好きなことを好きにしたい場合が多い．これらの人々は，受け身であり，自らが働く場を切り開き，改善するという意識が乏しい．

一方，自分の考え方や生き方を確固としてもっている人は，受け身ではなく，積極的に自分自身を活かす場を探し，あるいは，作り，組織を活性化する．自分自身の生き方，価値観が容

認され，したいことをさせてくれ，自分の能力や特徴を発揮でき，生き甲斐を感じることのできる組織を求めている．自己実現の達成を求めているのである．

労働形態に関する要望の多様化が急速に進んでいる．組織はこの多様な要望にいかに応えるかが問われている．

② 帰属意識

帰属意識とは，自分が属している集団の一員であるという意識をいう．英語のロイヤルティ (loyalty)，忠実，忠誠心に近いが，ニュアンスがやや異なる．自分のためになら一生懸命に働くが，組織のために働けといわれても，自分には関係がないと考える人が多い．組織に対する帰属意識や愛着心は希薄であり，転職することに抵抗を感じない人が多い．"愛社（病院）精神"，"愛国心"，"郷土愛"は死語になりつつある．その反面，専門職能に対する帰属意識は高い．また，医療従事者は，一般に倫理的意識が高く，意欲がある人が多い．

一方，資格や能力があり，働き口があっても，定職をもたず，フリーター，アルバイト，非正規職員として自由な生活をしている人も少なくない．病気ではないにもかかわらず，他人との接触を避け，干渉を嫌い，指示命令されることを忌避する人がいる．

社会貢献や犠牲を強要したり，組織の都合を押しつけるだけでは，彼らの理解や納得を得ることは困難である．組織の理念や方針と職員の価値観との整合性をいかにつけるかが課題である．すなわち，対立する価値観ではなく，共有できる価値観を提示しなければならない．しかも，口先だけ，言葉だけ，建て前だけの価値観では，誰からも信用されない．

他人との接触を嫌い，日本人は好きではないといいながら，なでしこジャパン，ゴルフの石川遼，宮里藍選手等がよい成績を収めると喜ぶ人もいる．また，卒業式等では国旗掲揚・国歌斉唱に反対あるいは無視する人が，その反面，オリンピック，サッカーや野球のワールドカップ等では，日の丸を掲げて熱く応援する．帰属意識もTPOにより異なることがわかる．

③ ボランティア

ボランティアが自己実現の手段としてだけではなく，公的セクターを補完するもの，日常業務を補完するものとして，その意義が強調されている．

ボランティア活動の原則は，
　・自発性
　・無償性
　・利他性
　・先駆性
　・補完性
の五つといわれている．さらに，
　・自己実現性
が重要であろう．

日本では五人組・町内会・自治会・消防団など地縁・血縁によって結びついた相互扶助の組織があったため，外部からボランティアを受け入れる仕組みや必要性は少なかった．また地域では，共同募金，民生委員など無償で社会奉仕活動を行う制度が構築されてきた．

日本人ボランティアが国内外で活躍したことが評価され，東日本大震災のときに，海外から多くの支援をいただいたことを認識している．また，国内外でボランティア活動をしている知人がいる．そのうえで，ボランティア活動の問題点を指摘したい．

本業（本職の業務）に誇りと生き甲斐をもてないから，ボランティアにそれを求める人々がいる．"はやり"だから，周りがやっているからやろうという人も多い．明確な目的意識と強い責任感がなければ，ボランティア，世のため人のためという言葉だけでは，責任ある活動はできず，継続することはできない．そもそも，職業が専門分化したのは，自分が能力を最も発揮でき，社会に貢献でき，評価されることを本業とすることによる．

　業界団体，職能団体，地域団体等の役員・委員として活動することが，ボランティアであるという認識もある．しかし，それは，ボランティアというよりは，業界で仕事をする，地域で生活する等の活動を維持し，よりよくするために行うことではないか．日常の業務に追われ，生活に追われている人には困難であっても，余裕があれば，業界団体，職能団体，地域団体等の役員・委員として活動する役割と責任がある．

　本業（本職の業務）に誇りと生き甲斐をもてないから，本業以外に誇りと生き甲斐を探すような精神構造をもった人々を，職員として雇用し，気持ちよく働かせ，成果をあげる魔法の方策はない．そうはいっても，現実には，そのような人々とともに組織を運営しなければならない．この際，参考になり，有効と考え，実践している方策が，人を重視し，質を重視し，全体最適を求める，TQMである．

第3章　質を重視した組織の構築

3.1　質重視の組織の構築

3.1.1　組織と理念

　組織の共通の目的，組織が目指すべき方向を抽象的に表したものを理念[95]（ideology），使命（mission），信条（creed），信念（belief），社是・社訓などという．組織の存在理由を示したものである．医療は社会の中で行う活動である．社会活動においては，守るべき規範がある．規範がなければ，力の強いもの，ずるい者が幅をきかせることになる．

　組織の理念・目的・倫理綱領・就業規則等は成文化され，組織構成員の全員に明示されていなければならない．さらに，関係者や社会に開示されなければならない．

　規範の中で，法的強制力をもつのが法令であり，組織内で強制力をもつものが就業規則・規程である．建て前やきれいごとではなく，法令とともに倫理が必要である．

　組織の構成員は，組織の理念・目的・倫理綱領・就業規則等を理解しそれを達成するように努め，行動するあるいは役割を果たす義務がある．

3.1.2　理念の制定

　組織構築，あるいは，再構築において，最初に実施すべきことが，理念の制定であり，規則・規程の制定である．

　国立，公立あるいは独立行政法人，社会保険，厚生連，日赤，済生会，大学，財団法人，医療法人，会社立，個人など種々の設立主体の病院がある．定款や寄付行為の制定が法律によって規定されているのは当然である．寄付行為や定款はあっても，経営理念や倫理綱領を制定していない病院があり，また，それらがあっても，職員に明示し，教育している病院は少なかった．しかし，近年，理念を制定し，掲示する病院が多くなった．

　東京都病院協会の教育倫理委員会の"医療における信頼の創造"活動[39],[40]も契機となり，公益財団法人日本医療機能評価機構の病院機能評価も促進要因になっていると考えられる．理

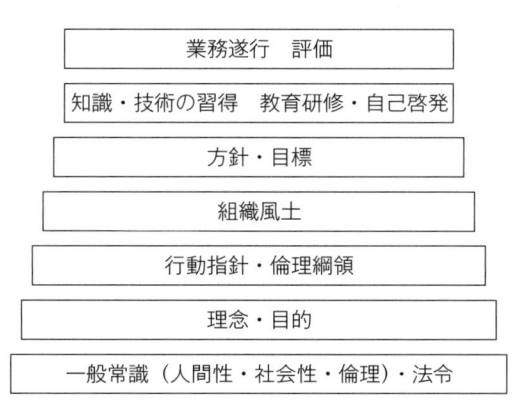

業務遂行　評価
知識・技術の習得　教育研修・自己啓発
方針・目標
組織風土
行動指針・倫理綱領
理念・目的
一般常識（人間性・社会性・倫理）・法令

図 3.1　組織医療の枠組み

念の制定と院内外への周知徹底が，病院機能評価の重要な項目の一つとなっている．

3.1.3 倫理綱領と行動基準

職員にどのように働いてほしいかを，より具体的に表したものが，倫理綱領（ethical codes），行動の綱領（code of conduct）もしくは行動指針・行動基準・行動規範・行動憲章（conduct guidelines）である．

理念を徹底し，その実現を達成するためには，職員の心構えとしての倫理綱領・行動基準を策定することが必要である[96]．明文化し，全職員に周知徹底する必要がある．

マシューズ（John B. Matthews Jr.）によれば，倫理綱領とは，"一般的にいえばその組織の価値体系を明示し，その目的を明確に規定し，それらの原則に従って意思決定に一定のガイドラインを提供したもの"である．

経営理念の表現は抽象度が高いが，倫理綱領は，具体的な表現で，組織活動に一定の指針を示す実践的なものである．

東京都病院協会の前身である東京都私立病院会の倫理委員会で，"わたくしたちの病院の目標"という倫理綱領（表 1.7 参照）を策定した．練馬総合病院の倫理委員会が中心となって原案を作成し，東京都私立病院会の倫理委員会で策定したものである．

これは，医療提供側から社会及び患者への意思表明であり，行動指針である．

3.1.4 階層別・部門別の行動基準の必要性

各業界団体も倫理綱領・行動基準を作成している．東京都病院協会や全日本病院協会ではこの"わたくしたちの病院の目標"を例として示している．経済団体連合会は経団連企業行動憲章と，行動憲章の実行の手引きも作成している．

各企業や各病院ごとに倫理綱領・行動基準を作成している．各企業，各病院内では，よほど大きな組織や，業務の対象が異なるのでなければ，組織の階層ごとに，倫理綱領・行動指針を作る必要はない．もし，策定するのであれば，統一の綱領や指針に基づいて，各部門あるいは各階層で，より具体的な行動指針を作成しなければ整合性がとれない．

多くの病院で，看護部が独自の理念を作成している．当然，病院の理念や方針の趣旨にそっていなければならない．表に病院の理念・方針・目標，裏に看護部の理念・方針・目標を縮小印刷して，パウチ・ケースに入れて携行している病院もある．

経営理念，信条，倫理綱領，行動指針などといっても，組織によって名称やその範囲が様々である．概念的に規定しているところや，事細かに具体的に規定しているところもある．また，理想像を掲げているところから，実現可能な具体的な事項を記載しているところもある．

名称は必ずしも倫理綱領や行動指針とする必要はない．職員や社会にわかりやすい表現にすることが重要である．

3.1.5 就業規則の策定

理念，倫理綱領や行動基準を明文化したものが就業規則であり，さらに具体的に職員の行動を規定したものが，諸規程や業務手順書である．

就業規則の第1条に，"病院の基本的考え方"として，病院の経営理念を記載し，理念の意味を丁寧に解説する必要がある．表 3.1 に具体的事例を提示する．

表 3.1 練馬総合病院就業規則（第 1 条のみ抜粋）

公益財団法人東京都医療保健協会　練馬総合病院就業規則

第 1 章　概要

（法人の基本的な考え方）
第 1 条の 1　　公益財団法人東京都医療保健協会は，国民の保健向上に必要な医療を実践し，地域医療を担う中核的な病院として貢献することを目的に以下の事業を行います．
　　1. 医療，特に生活習慣病および高齢患者に対する治療とその療養生活の指導並びに研究
　　2. 安全で質の高い医療を提供するための科学的管理手法の研究開発・実践のために医療・介護施設の設置経営とその附帯事業

（病院の基本的な考え方）
第 1 条の 2　　練馬総合病院は「職員が働きたい，働いてよかった，患者さんがかかりたい，かかって良かった，地域が在って欲しい，在るので安心，といえる医療をおこなう」という理念のもとに，職員や患者さん（地域住民）がともに満足し良かったと思える医療（経営）をめざしています．その実現のためには，お互いが安心し，信頼し，誇りをもって医療（経営）をおこなわなければなりません．
　　病院は設立以来，地域住民が安心して健やかな生活が送れるように，地域住民の健康保持と増進に必要な公衆衛生活動や医療をおこなってまいりました．合わせて，病院の職員が安心して，誇りをもって働く事ができるように努力してまいりました．今後も職員のみなさんが，病院の理念を理解し，基本的な方針にしたがい，一致協力して，前向きに，ゆとりのある効率的な業務をしていただくことをお願いします．
　　患者さんやその家族，みなさんの同僚はもちろんの事，業務に関係しお付き合いのあるかたともお互いに尊重し合い，共感をもって協力しましょう．
　　いつもなごやかに，明るく，楽しく業務をすすめましょう．
　　職員のひとりひとりが他の職員の模範となるように心がけてください．その結果として，練馬総合病院が他の病院のお手本として，社会をリードする病院となるように努力してください．

3.1.6　諸規程

　就業規則では不明確な事項，あるいは，変動する事項については，別に規程や細則を策定する必要がある．規程には，法令によるもの，実務の実施方法，事務管理，診療業務，委員会等に関するものがある．

　規則や規程は法令の改正，社会情勢の変化，業務の変化に柔軟に対応する必要がある．ややもすると，実態とあわなくなるので，すべての規程を一定期間ごとに再検討する必要がある．

3.2　横断的組織の構築

3.2.1　専門技術と管理技術

　組織の理念・目的，行動指針・倫理綱領に従い業務を遂行する過程で組織風土が醸成・形成される．一般常識（人間性，社会性，倫理）・法令に基づいて，専門技術と管理技術，さらには指導調整技術をバランスよく用いる必要がある．これを技術均衡理論（飯田）（図 3.2）と呼ぶ．

　病院の組織は，大きく分けて，診療部，診療技術部，看護部，事務部の四つに分けることが

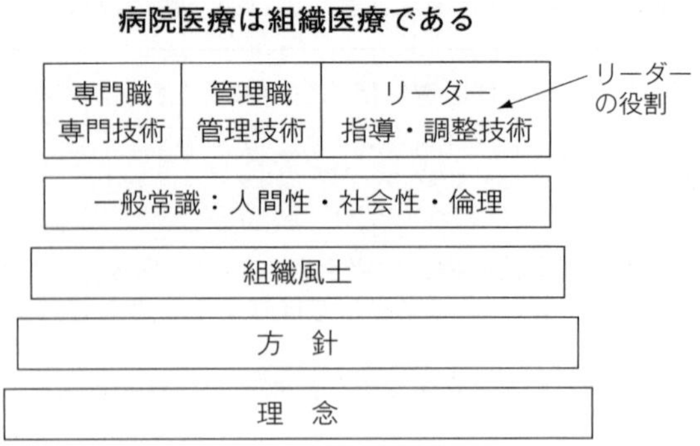

病院医療は組織医療である

| 専門職
専門技術 | 管理職
管理技術 | リーダー
指導・調整技術 | ← リーダー
の役割 |

| 一般常識：人間性・社会性・倫理 |

| 組織風土 |

| 方　針 |

| 理　念 |

図 3.2　技術均衡理論（飯田）

できる．病院は専門資格職が多く，特に，診療部と診療技術部はさらに細分化される．また，事務部も，機能が多様化し，専門分化せざるを得なくなっている．その結果，四つの部門の境界，特に，診療技術部と事務部との境界が不明瞭になっている．したがって，同じ機能（業務）であっても，病院により，担当部署や担当職種が様々である．

医療職は，一般に，専門資格の有無を問わず，専門（固有）技術の習得には熱心である．しかし，管理技術には関心がなく，管理職になっても管理技術を習得しようとしない人が多い（図 3.2）．管理職の役割を認識していないからである．野球やサッカーの監督を見るまでもなく，名選手必ずしも名監督ならず（その逆もある）であり，専門技術と管理技術は必ずしも相関しない．

管理職は，中間管理職であっても，専門技術とともに，管理とは何か，管理技術とは何かを学ばなければならない．また，管理の範囲が広がるに従って，自分の専門以外の専門知識や専門技術の概要を理解する努力が必要である．

3.2.2　横断的組織運営が必須
3.2.2.1　組 織 の 壁

病院では多くの専門職種が，各部署で働いている．各専門職種や部署が専門性や職務分掌を理由に，縦割り（部署別）・横割り（機能別）の枠組みにとらわれ，あるいは，壁を作っている．独自性を強調する職種や部署もある．専門分化が進めば進むほど，この傾向が強まり，全体を見渡せる人や部署がなくなりつつある．個人や一部の部署が努力しても，関係者や他部署との連携や協調がなければ齟齬が生じる場合が多い．組織構造や意識の壁を取り払って組織横断的に連携することが必要である．これを横断的組織運営理論（飯田）と呼ぶ（図 1.12 参照）．

病院は，図 1.12 のとおり，マトリックス組織になっているので，組織横断的運営をしなければ，円滑な業務の遂行はできない．

3.2.2.2　剛構造と柔構造

医療法における医療提供の理念及び病院の規定に明記されているように，病院は科学的，組織的，効率的に，良質の医療を提供する場である．

病院は，医療法に基づき，専門資格職を基準数以上配置し，業務を遂行しなければならない．医療法及び建築基準法等に基づき，構造上の制約の中で医療を提供しなければならない．

つまり，ハード・ソフトともに，極めて強い剛構造となっている．放置しておけば，必然的に組織の壁が厚く，かつ，高くなる傾向がある．このような状況において，機能的に柔構造を導入するには，組織横断的な仕組みを作る必要がある．それが，医療の質向上活動（MQI）であり，プロジェクト活動である．これをチーム医療という．

3.2.3 チーム医療と情報共有
3.2.3.1 チーム医療
　専門分化が進み，多くの部門が連携・協力し，診断と治療により患者の苦痛を軽減，社会復帰を支援し，あるいは，看取りをするという目的に向かって，チームとして組織的に取り組むことが必要である．

　チーム医療とは，単に多職種が働いていることではない．多職種，多部署の職員が共通の理念・方針に基づいて，協力して裁量の範囲内で働くことである（図 1.5 扇の理論，図 1.12 横断的組織運営理論参照）．

　それぞれが協力し，業務の流れにそって具体的な展開を行い，"チーム医療"による効率的で質の高い医療の提供を目指すことが必要である．

3.2.3.2　情 報 共 有
　医療の現場では，多職種・多部署で業務が行われている．縦割り，横割りの壁が厚い組織であり，極めて情報の共有が困難な組織である．

　情報共有とは，情報を物理的に共有することではなく，"認識"や"価値観"を共有することである．まず，組織の理念を共有し，方針を理解し，組織風土が醸成される．一般常識を基礎とした専門技術，管理技術，調整技術を発揮することによって，組織運営が行われる（図 3.2 参照）．これが真の情報共有である．

3.2.4 リーダーシップ交代理論・正四面体の組織運営
　病院には，患者を診療するという共通の目的がある．病院には様々な業務があるが，診療行為は，医師の指示がなければ始まらない．しかし，専門分化が進んだ現代医療においては，すべての業務を医師がリーダーシップをとって行うことはできない．リーダーシップは固定的なものではなく，それぞれの業務の内容に応じて，最も適当な職種や職員がリーダーシップを発揮しなければならない．これを，リーダーシップ交代理論（飯田）あるいは正四面体理論（飯田）と呼ぶ（図 1.13 参照）．

　組織のピラミッド構造は壊せないし，壊してはいけない．組織のピラミッドは入れ子構造になって複数あり，状況に応じて入れ子の構造自体が変わる．しかも，そのピラミッドは場面場面（業務）に応じてリーダー（担当責任者）が交代して，絶えず回転している．

　事例をあげれば，検体検査の精度管理においては臨床検査技師がリーダーシップをとり，他の職種に指示・依頼・情報提供をし，他の職種は協力する．同様に，看護においては看護師が，診療報酬請求においては医事課職員がリーダーシップをとり，他の職種は協力する．すなわち，業務の場面場面に応じて，リーダーシップをとる人間（職員・職種）が替わる．

　医療においては診断と治療が主体であるので，多くの場面で医師がリーダーシップをとることは当然である．これを問題であるとして，権力勾配を強調し，医師のリーダーシップを否定

する考えもあるが，極めて危険である．専門職能に基づく指示と権力とを勘違いする医師の存在を否定しないが，医師がリーダーシップをとるのは診断と治療においてである．運営全体に指揮命令権があるのではないことを指摘しておく．

例えば，特定の患者の治療においては，当該患者の担当医が診断・治療の方針を立て，実施においてもリーダーシップをとる．診療科内での症例検討会，あるいは，上席医師の判断により，方針の変更があることは当然である．たとえ院長であっても，特別の問題がない限り，個別の診療内容に関して指揮命令することはない．担当医は診断治療の裁量権をもつとともに，結果責任ももつのである．

経営方針，諸規程，法令等に反する行為があれば，その点に関して，院長が指揮命令することはある．

3.3 組織文化・組織風土

3.3.1 組織文化と組織風土

技術均衡理論において，組織文化と組織風土に基づき，また，一般常識（人間性，社会性，倫理）・法令に基づいて，その組織の理念・目的，行動指針・倫理綱領に従い業務を遂行することを示した．これらの活動の経過において，さらに，組織風土が変化・醸成・形成される．

組織風土・組織文化は一朝一夕に形成されるものではなく，その組織の理念と設立以来の経緯，歴史によって形成されるものである．すなわち，せっかく醸成したよき組織文化・組織風土が変わることがある．悪い方向に変わることは簡単に短時間で起きるが，よい方向に変えることは容易ではない．しかし，組織の責任者の強いリーダーシップと組織構成員の強い意志があれば，よい方向に変えることは可能である．

3.3.2 組織風土劣化防止

独立行政法人原子力安全基盤機構が報告した"組織風土劣化防止の取り組みの考え方と把握の視点"（JNES-SS-0514-00 平成17年12月）では，組織風土劣化防止のための重要課題として，以下の10項目をあげている．

① トップマネジメントのコミットメント
② 上級管理者の明確な方針と実行
③ 品質マネジメントシステム（QMS）の改善と定着
④ 報告する文化
⑤ 学習する組織
⑥ コミュニケーションの良好な職場
⑦ 誤った判断による意思決定の排除
⑧ ルールの遵守
⑨ 説明責任，透明性
⑩ 自己評価（または第三者評価）

なお，この報告書では，"風土"が"文化"を育むという観点に立ち，組織文化という用語を用いず，組織風土としている．また，組織風土を，"組織全体で，明示的，あるいは暗示的に共有されている，組織と組織の構成員の意思決定や行動に影響を与える価値観や求める資

質"と定義している．

3.3.3 質管理の基本的考え方
質管理の基本的な概念[7]は以下のとおりである．

① 質優先主義
質重視の考え方である．質の向上なくして，組織の存続はあり得ない．この場合の質とは，提供する物やサービスの質だけではなく，サービス提供の仕組み，組織運営，組織構成員の質も含む．したがって，質向上は組織経営の基本である．

② 顧客志向
ジュランは"Quality is fitness for use."と述べた．質とは利用者（顧客）要求への適合である．これが，サービス業のみならずすべての組織の目的である．顧客志向とは，提供側の押しつけ（父権主義，product out）や提供側の自己満足ではない．物理的な性能はよくても，使いにくい，あるいは，使えなければ，それは質が高いとはいえない．役立つことに意味がある．"使えてなんぼ"である．質は使用者・利用者が評価するのである．

③ 三現主義
現場・現実・現物に基づくことが必要である．すなわち現在の状況，"今，ここ"，"モノのある場所，コトの起きている場所"を出発点に考えることである．製造の現場，サービス提供の現場である．足下を見つめることから，種々の問題や課題が見えてくる．新しい発見，新しい感動がある．現場とは，製造やサービス提供の現場を意味していたが，それだけではなく，最終利用者が使う現場の意味が重要になった．サービス業，特に医療においては，サービス提供と利用とが同時であることに特徴がある．

これに加えて，原理・原則に従うという意味を込めて，5ゲン主義ともいう（図1.6参照）．理屈にあわないことは，現場でどんなに努力してもだめである．理論と実践の両方が重要である．

④ 後工程はお客様
内部顧客の重視，業務の継続性の重視である．これを，後工程はお客様と表現する．組織においては，仕事は一人で行っているのではなく，分業であり，仕事は繋がっているということの認識が必要である．一部署あるいは一人でも不具合を起こせば，利用者（患者）満足には至らない．苦情の原因となるだけではなく，過誤あるいは（医療）事故に繋がりかねない．サービスはやり直しが効かないだけではなく，不具合による利用者（患者）への影響がその場で起きる可能性があることに留意しなければならない．各自の業務を確実に遂行することが重要である．

⑤ 標準化
できばえの，ばらつきを減らすことが重要である．質の基本は，平均値の向上ではなく，ばらつきを減らすことである．ばらつきはゼロにはできない．しかし，一定の範囲内にとどめることはできる．そのためには，工程の標準化，仕組みの標準化だけではなく，さらに基本的な理念・方針・考え方の理解度の標準化が必要である．つまり，同じ方向を向いて，同じ考え方で，同じ方法で働くということである．

⑥ 継続的改善
継続的な質向上，すなわち，たゆまぬ努力が必要である．環境は変化し，人間の欲求はとど

まるところがなく，要求水準は限りなくあがり続ける（図3.3 要求水準逓増の法則）．今，顧客の満足を得ていても，現状維持でサービスの質があがらないと，要求水準に適合しなくなり，満足度は逓減し続ける（図3.3 満足度逓減の法則）．

要求水準は限りなくあがり続ける
要求水準逓増の法則（飯田）

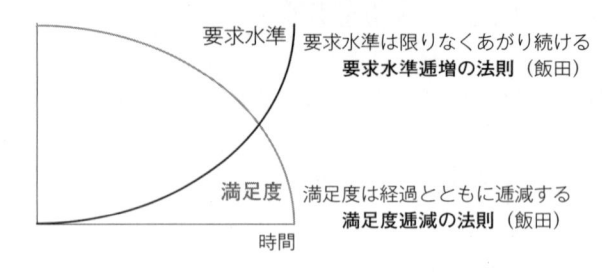

満足度は経過とともに逓減する
満足度逓減の法則（飯田）

図3.3 要求水準・満足度均衡理論（飯田）

⑦ プロセス志向

工程で質を作り込むという考え方である．そのためには，工程の標準化が必須である．標準化と一律化とを混同しがちである．プロセスは硬直的ではなく，状況に応じて変わる・変えるものである．標準を決めても，対象の状況に応じて柔軟に対応することは逸脱ではない．

3.3.4 質重視の経営

社会の変化として，個の尊重，価値観の多様化，顧客の要求水準の向上・限りない期待の上昇がある．変革ともいえるものである．変革の時代において，顧客の要望に応えるためには，医療に限らず，すべての組織は，質重視の経営をしなければならない．組織は，継続的な質の向上（QI：Quality Improvement），さらには質の保証（QA：Quality Assurance）が求められている．

量から質への転換であり，組織自体の変革，対応方法の変革，すなわち，組織革新は避けることができない．組織革新を行うには，質を機軸にした経営，総合的質経営（TQM：Total Quality Management）を導入することが近道である．TQMは，質管理という技術的観点だけではなく，組織経営・運営の考え方として意義がある．

TQMを目指して，組織の責任者が率先垂範し，組織の構成員が一丸となり，継続的に質向上の努力をする以外には対応できない．

先行きが不透明で，意思決定が困難な時期にこそ，目先の餌につられて右往左往することなく，原理原則に基づいて考え行動することが必要である．その場しのぎの受け身の対応ではなく，積極的に考える必要がある．組織の基盤整備，体質改善，強化という意味で取り組むことが必要である．

3.3.5 開かれた組織

開かれた組織とは，関係者に理念・目的・方針・目標が明示され，情報が開示され，情報が共有されている組織である．情報の共有とは，上記の項目が物理的に一方向に伝達されるということだけではなく，その意義・意味が正しく伝達され，正しく理解されていることであり，双方向に行われていることである．双方向とは，経営幹部，管理職からの情報発信だけではなく，現場の一般職員からの情報発信もあることである．すべての関係者が提案，意見交換，議論をすることができる組織である．

形式的ではなく，実質的に活発な意見交換，議論ができることが重要である．部下に考えを述べさせて，都合が悪くなると叱るのは，閉ざされた組織である．

3.4 質保証の枠組み

3.4.1 質保証

　質保証（QA：Quality Assurance）[97]は，顧客が求めていることを理解し，この要求項目を満たした製品あるいはサービスを提供できるようにするための，すべての組織活動である．したがって，顧客の要求する製品やサービスの性能はもちろん，時間的要素，提供の方法など，製品やサービスが顧客に受け入れられるまでのすべての関係部署における，すべての過程が質保証活動である．

　ISO 9000 では，質管理手法（Quality Control）と質保証（Quality Assurance）の両方を包含して質マネジメント（Quality Management）としている．ISO 9000:2005 及び JIS Q 9000 では，品質保証を"品質要求事項が満たされるという確信を与えることに焦点を合わせた品質マネジメントの一部"と規定している．

3.4.2 医療における質保証

　良質の医療を提供するためには，質向上（QI）と質保証（QA）の取組みが必要である．つまり，要求事項を満たしていることを証拠に基づいて示し，信頼感を与えることであり，それは患者満足を確実にすることに繋がる．

　医療における質保証[98]とは，主に，診断・治療の過程（プロセス）を保証するものである．請負契約のように結果は保証できないし，保証しない．また，製造物責任と同様の概念もない．この理由は，医療は準委任契約であるからである．物の製造とは異なるということだけではなく，患者の状態（疾患，病期，年齢，その他）が多様であり，不確実性が大きいからである．

3.4.3 医療の質向上活動（MQI）推進委員会

　医療の質向上活動（MQI：Medical Quality Improvement）を継続する目的は，総合的質経営（Total Quality Management），すなわち，質重視の経営を展開することである．

　MQI 活動を円滑に実践し，継続するためには，組織トップの強いリーダーシップとともに，活動を推進する組織，すなわち，推進委員会が必要である．全組織をあげた活動とするためには，多職種，多部署の職員から MQI 推進委員を選出する必要がある．

3.4.4 質保証室

組織全般にわたり質を担当する部署が必要である．稀ではあるが，質保証室を設置している病院がある．産業界における質保証部門と同様の組織である．

　質保証室設置の目的は，
　　① 総合的質経営（TQM）のための基盤整備
　　② 内部顧客への支援
　　③ 外部顧客の要求事項の把握と対応

④ 質保証に関する包括的な業務

である．

3.4.5 企画情報推進室

　企画室や情報室を設ける病院が増えている．企画を広報と勘違いする人もいるが，ここでは，解決すべき問題・事項を具体的に検討することを意味する．

　企画情報推進室は，課題や問題を解決するために，情報システムを構築し，あるいは，活用する部署である．情報リテラシー教育を担当する部署でもある．

　医療に経営の視点が求められ，情報の重要性と戦略の必要性が認識されている．データや情報そのものが財産であり，それを活用する情報システムの構築が経営上の重要な課題である．コンピュータシステムは情報を入力，蓄積，分析，共有，活用するための道具である．個人や部署単位だけではなく，組織として構築することが必要である．

3.4.6 医療情報管理室

　診療記録（カルテ）の整備は，医療の質を担保するために極めて重要である．診療記録の保管だけではなく，むしろ，診療の標準化と，その内容の充実を図る目的で，公的な資格ではないが，診療情報管理士が養成されている．診療記録の整備と ICD (International Statistical Classification of Diseases) 分類に基づいてコーディングすることが大きな仕事であり，DPC (Diagnosis Procedure Combination) が導入されてからは，DPC コーディングも重要な業務である．

　診療（記）録管理室と呼称する病院が多い．医療情報管理室と称する理由は，診療記録に限らず，広く医療情報を管理利用するという意味を重視するからである．医療において，診療記録と医事記録が重要な記録であることに異論はない．しかし，それらの情報を有効活用し，医療の質（経営の質も含む）向上に資するには，医療情報管理という視点が必要である．

　2000（平成12）年の診療報酬改定で，診療録管理が評価されたことで，診療情報管理士の養成が急速に進んだ．しかし，コーディングの実務は経験を要するので，全日本病院協会などでコーディング実務研修を開催している．

　診療情報に限定せず，広く病院経営に関する情報管理が求められており，練馬総合病院では，当初から，診療情報管理室ではなく，医療情報管理室として運営している．電子カルテシステムが普及しつつあり，DPC が導入され，DPC 分析ソフトが開発されたことにより，いわゆる，狭義の診療情報管理や診療報酬請求事務にとどまらず，病院経営情報システムとして活用できるようになった．

3.4.7 医療安全管理室

　安全は社会の基本的な要求事項である．安全管理は最重要な経営課題であり，組織的取組みが必須である．医療の特性で述べたが，医療は元来，不安全行為である．

　患者の要求水準の向上，医療技術や医療機器の高度化に伴い，従来は治療の対象でない患者にも，治療を行うようになった．また，分業化が進み業務が複雑になり，事故発生のリスクが高まった．2006（平成18）年，診療報酬改定で医療安全管理加算が新設されてから，安全管理に関する委員会あるいは安全管理室を設置し，専従の職員を配置する病院が多くなった．安

全管理においては，事故防止という観点だけではなく，質向上の結果としての安全確保という観点からの取組みが必要である．リスクは管理できるが，安全は管理できないという考え方もあるが，ここでは，安全を質の要素の一つと考えて"安全管理"を用いる．安全管理は質管理そのものである．

3.4.8　なんでも相談室

患者・家族や地域住民の苦情・相談・要望などを受け付け，対応する部署である．迅速かつ適切な対応が必要である．単なる苦情処理，クレーム情報収集センターと考えるのではなく，苦情・相談・要望などの情報を組織的かつ一元的に収集，分析し，質向上や改善の契機にすることが極めて重要である．初期対応を間違えると，重大な結果を招くことがある．したがって，事務長またはそれに準ずるものが担当する．

地域連携室（地域連携部），医療福祉相談室（医療ソーシャルワーカー，MSW）と一体として運営する．

3.4.9　地域連携室（地域連携部）

医療の特性として地域性がある．機能分化，地域連携が建て前として叫ばれ，診療報酬体系からも地域連携への経済的誘導が強くなった．建て前や経済誘導だけではなく，住民や患者の上昇し続ける要求水準に一医療機関で対応することが困難である．また，運営主体，規模，機能にかかわらず，地域の医療機関に評価されない病院は存続できない．すべての医療機関は，経営の最重要課題として，地域の特性に応じた地域連携を図らなければならない．

医療機能評価においても，評価項目に地域における連携を図るための部門または担当者がいることが求められている．地域連携とは地域の医療機関や福祉施設などと構築する信頼関係のことである．そして，その信頼が患者の安心と信頼の基礎となる．現在，地域連携室として，その他の部署に位置づけられている病院が大半である．今後は，戦略的役割が大きくなり，独立した部としての機能の拡大が進むと思われる．

地域連携とは，地域における病院の顧客とよい関係を作ることである．顧客とは患者や家族だけではなく，地域の医療機関，行政，住民も病院の顧客であるという認識が必要である．

3.4.10　医療福祉相談室（医療ソーシャルワーカー，MSW）

経済的，社会的，心理的な問題の相談に応じ，専門的知識をもって調整や援助を行う．また，社会復帰や在宅医療への準備などに向けて，地域の医療・保健・福祉機関などとの連絡調整も行っている．

3.4.11　在宅医療室

病院内の各職種がチームを組み，在宅患者を支援する部署である．訪問診療・看護・薬剤管理指導・栄養食事指導（管理）・リハビリテーションなど，医療の提供とともに，患者・家族への様々な指導，福祉相談等を行う病院の機能分化が進み，2000年の介護保険導入以来，地域医療の中核を担うための期待が寄せられる．相談室とももに，地域連携室として統合されている病院もある．

3.5 情報システム構築

3.5.1 情報システム
3.5.1.1 システムとは

システムとは，一定の機能を果たすことを目的に，相互に影響しあう複数の要素を体系的に結合して構築したものをいう．

医療従事者は，意味を深く考えないで，あるいは，理解しないまま，カタカナ用語を好んで用いる傾向がある．システムという用語がその好例であり，体制，取決め，手順，規則，習慣，制度，仕組みなどの意味で用いる．どの意味で用いているかを確認しないままでは，議論ができない．したがって，システムという用語は安易に用いないほうがよいと考える．業務の仕組みもシステムである．システムとは情報システムを指す場合が多い．

システムの要素には，①ハードウェア，②ファームウェア，③ソフトウェアがある（表3.2）．

表 3.2 システムとは

業務の仕組み＝病院の方針・戦略の展開		
システムの3要素		
ハードウェア	ファームウェア	ソフトウェア
建物・設備	仕組み	運用
理念	規則	職務
方針・目的	方針展開・目標	目標
戦略	戦術	戦闘
理事会・管理会議	役職者	現場

3.5.1.2 情報システムとは

情報システムとは，情報を適切に保存・管理・流通するための仕組みをいう．ほとんどの場合，情報システムはコンピュータシステムと同義として用いられる．コンピュータとネットワーク（ハードウェア），運用体制（ファームウェア），及びそれを制御するソフトウェア（OS，ミドルウェア，アプリケーション）である．

3.5.2 情報化
3.5.2.1 情報技術とは

情報化社会においては，情報の活用が組織運営にとってますます重要になっていることは議論の余地がない．しかし，実際には情報を活用するというよりも，"情報に踊らされている"あるいは"情報機器に使われている"というのが実感である．

情報機器そのものが情報技術（IT：Information Technology）であり，情報機器を利用することがIT化であると，誤解している人も多く見られる．情報を活用する技術が情報技術（IT）であるという基本的事項を再認識する必要がある（表3.3，表3.4）．

3.5.2.2 情報化とは

情報化とは，標準化と情報共有による，高い質と効率性をもたらすための情報技術の活用をいう．単に，情報システムを導入することではない．情報化は情報システムを用いた情報活用

表 3.3 情報と技術

情報技術
データ（情報）利用技術がある
コンピュータ技術ではない
コンピュータ利用技術ではない
情報管理技術
情報への接近・利用…リテラシー
情報収集
情報分析
情報発信

表 3.4 情報化はコンピュータ化ではない

コンピュータは道具である
目的にあわせて道具を作るべきである
目的にあった道具を使うべきである
道具は使い方次第である
実際には，道具に使われている場合が多い
情報システム導入が目的化している

といい換えても遠くはない．

3.5.3 情報システム構築・導入の意義 [99]～[101]

　何事でも目的志向が重要である．情報システム構築・導入においても目的を明確にすることが必要である．往々にして，情報システム構築・導入が目的になりがちである．情報システムの開発あるいは導入の目的は，情報技術を用いて情報を活用し，業務を効率化することだけではない．真の目的は，情報システムを用いて，あるいは，情報システム導入の過程で，現在の業務の仕組みや業務の内容を変え，組織運営を円滑にすること，すなわち，業務革新，組織の再構築を行って，組織の目的を達成することにある．医療の質向上，経営の質向上の達成が目的である．

　しかし，実際には，業務の見直しをしないで，現在の業務をそのまま電子化すれば効率化が得られると考える人や病院が多く見られる．また，システム開発の目的が不明確な病院がある．単に電子化するだけでは，期待する効果が得られるとは限らない．

　それぞれの組織の理念・目的・方針あるいは情報技術に対する考え方によって，情報システム導入の目的は多様であり，組織の状況に応じて定められなければならない．

　病院情報システム構築が，経済的負担だけではなく，医師，看護師をはじめとする職員の負荷を増大させることが問題となっている．情報システム構築において重要なことは，職員が働きやすくなることであり，業務を担当する職員が積極的に関与しなければならない．

　ペーパーレス化・フィルムレス化も手段であり，印刷・現像，搬送や保管という物理的制約がなくなったことによる，職員の負荷軽減と蓄積されたデータの活用が目的である．ペーパーレス化・フィルムレス化が実現し，医師・看護師等の負担が軽減しただけではなく，情報共有と標準化が進み，どこでも・いつでも・何でも参照あるいは利用できるようになった．ペーパレス・フィルムレスといっても，患者が持参するものや，帳票とワークシートの活用は必須である．したがって，帳票やフィルムをスキャンし，ファイリングしなければならない．そのときに，操作性，参照・印刷の容易性が求められる．

　情報システムの構築は極めて大きな事業である．その理由は，単に，情報システムの構築にとどまらず，情報システム構築の経緯が組織の再構築に繋がるからである．すなわち，情報システムを構築するためには，業務を分析し，問題を発見し，問題を認識し，業務フローを分析することにより，ありたい姿，あるいは，改善したい事項を洗い出し，その実現に向けて業務を見直し，組織をあげて取り組まなければならない．そしてその過程が，組織改革に繋がるのである．

3.5.4 望ましい医療を実現するための情報システム

望ましい医療とは，①開示されてわかりやすい，②事実・データに基づいて納得できる，③（統計的に）有意で科学的な，④評価を受け信頼できる，⑤保証され安心できる医療である．これらは，すべての立場にとって適合する要求事項であり（表3.5），共通して，安心，信頼，安定，継続性が求められる．これらに対応するためには，情報の利活用が必要であり，情報システムの構築が有用である．

情報（データ）を利用するためには，データを系統的に集積し，系統的に記録することが必要である．その前提条件として，データの内容や様式，集積及び記録方法の標準化が必要である．

表3.5 立場による要求事項

立場	要求事項	共通する要求事項
国	国民皆保険の堅持と財政の安定	安心・信頼 安定・継続
国民	公正かつ軽い負担	
患者	いつでも，どこでも，誰でも，安心して受診	
医療機関	質の維持と再生産可能	
医療従事者	安心し，誇りをもって医療を提供する	
医療関連ビジネス	適正利潤と医療への貢献	

3.6 知識ベース

3.6.1 情報とデータ

情報とは，判断や行動に必要な知識であり，事実や事象の解釈・評論，理論など分析，選択や判断を含んだものをいう．

情報には以下のとおり種々の種類がある．

① 病院情報
② 病院団体情報
③ 職能団体情報
④ 医学情報
⑤ 医療情報
⑥ 医療制度・保険制度などの情報
⑦ 経営情報
⑧ その他の情報

データとは，事実や事象の記録，あるいは，情報や判断の記録である．

データを，系統的に記録し，集積し，連携しなければ利用できない．集積し，利用するためには，データの内容や様式を統一する必要がある．用語などは一義的でなければならない．病名分類や処置・手術名の統一（ICDなど）が第一に行われるべきことである．DRG（診断関連群）は，支払い方式に関係なく，医療機関の経営指標（共通言語）としても有用である．

3.6.2 データベース

データや情報を活用してこそ意義がある．活用の基盤としてデータベース（data base）が

ある．データベースとは，系統的に整理・管理された情報の集積であり，特にコンピュータで，様々な情報検索に高速に対応できるように大量のデータを統一的に管理したファイル，またそのファイルを管理するシステムをいう（『広辞苑』）．

データを関連づけて蓄積する，リレーショナル・データベース（RDB：Relational DB）といわれる方式が一般的である．RDBはあらかじめ定義された2次元表における関係に基づくものである．従来は，データや情報の定型的な抽出で十分であったが，多様かつ変革の時代では，非定型的かつ迅速に，すなわち，柔軟に抽出できなければならない．そこで，より柔軟な方式のデータベースであるデータウェアハウス（DWH：Data Warehouse）が利用されつつある．

病院や病院団体は，関係機関の協力を得て，データベースを構築することが急務である[102]．データベースを各病院は診療，研究や経営管理に利用し，病院団体は団体運営や政策提言の利用に供することが重要な課題である．

3.6.3 情報の活用と情報システム

現在は情報化社会であるといわれている．情報とは何か，情報化社会とは何かを考察し，経営における情報活用の重要性を再認識しなければならない．

変革の時代には，適時，的確に情報を選択，収集，分析，判断，決断し，自組織の状況に最適の行動をとることが必須である．しかし，氾濫する情報の海に溺れることなく，情報を有効に活用することは簡単ではない．情報の氾濫とは，情報量の多さだけではなく，情報（信号）に多くの雑音（ノイズ）が混入していることである．これらに対応するために必要なものがデータベースであり，情報システムである．

情報システムとは，必ずしもコンピュータを指すのではなく，情報機器を有効に用いた，情報活用の仕組み全体をいう．

個々の病院が独自の情報システムを構築することは困難であり，関係機関が協力して，情報システム開発の共通の基盤を整備することが必要である．

3.6.4 情報の活用

情報化社会では，情報機器の進歩により大量のデータを高速かつ広範囲に，同時に伝達できるということが重要な変化である．時間，空間的制限がなくなったともいえる．

情報システムの中では，従来は，ハードウェアが重視された．しかし，費用対効果（経済性）の問題も急速に改善され，極めて安価に情報システムを構築できるるようになり，ソフトウェアの価値が重視された．さらに最近では，データにこそ価値があると認識されている．

したがって，データを活用する仕組み（システム）が検討されている．その中でも，知識発見（以前には知られていない，かつ潜在的には有用な知識を，データから引き出す方法，KDD：Knowledge Discovery in Database）とデータマイニング（発見の段階）が話題になっている．

3.6.5 病院における情報活用の仕組み

病院運営には，情報収集と活用の仕組みが必要である．

企画情報推進室が，組織横断的なプロジェクト［外来受付システム構築，薬剤システム構

築，医療の質向上活動（MQI）推進，研究会事務局など]や非定型業務を担当する．また，職員への情報リテラシー教育・啓蒙活動も担当する．

医療情報管理室が，医療情報の整備と有効活用を検討する．医事・会計・人事情報だけではなく，医療情報として包括的な管理が目的である．

3.7 改善活動組織の構築

3.7.1 質マネジメント活動の推進団体

質マネジメント推進団体とは，地域，国，産業等における質マネジメントの理論と実践の普及啓蒙を進める団体をいう．日本では，第2次世界大戦後米国から質管理を導入・推進した，日本規格協会と日本科学技術連盟がその代表である．

推進団体の役割は，国をあげての方向性を示し，個々の企業・組織の努力を正しい方向に誘導し，相互啓発を進める場を与え，関係者が中心となるネットワークを構築し，それを効果的に運営することである．

日本規格協会

一般財団法人日本規格協会（JSA：Japanese Standards Association）は，"工業標準化及び規格統一に関する普及並びに啓発等を図り，技術の向上，生産の能率化に貢献すること"を目的としている．質管理関係のJIS原案の作成・普及など先駆的役割を果たした．統計的品質管理に関する国際規格を審議するISO/TC 69及びISO 9001等の品質マネジメントシステムに関する国際規格を審議するISO/TC 176の国内審議団体でもある．

日本科学技術連盟

一般財団法人日本科学技術連盟（JUSE：Union of Japanese Scientists and Enginineers）は，"科学技術の振興に必要な諸事業を総合的に推進し，もって文化と産業の発展に寄与すること"を目的としている．教育研修事業の他，デミング賞委員会，QCサークル本部を組織し，TQCの普及を行っている．

日本品質管理学会

社団法人日本品質管理学会（JSQC：Japanese Society for Quality Control）は，上記の2団体が中心となり，1970年に，質管理の一層の発展と学理の探求を目指して設立された．JSQCの活動は，質管理の対象が製品・サービスの質から経営・マネジメントの質へと発展するとともに，製造業からサービス業，医療業界へと拡大し，今日に至っている．

日本能率協会

一般社団法人日本能率協会（JMA：Japan Management Association）は，"マネジメントに関する調査及び研究，情報の収集及び提供，人材の育成及び指導等を行うことにより，企業，団体等の経営革新を図り，もって日本経済の発展，国民生活の向上及び国際社会への貢献に寄与すること"を目的としているた．最近では，公益社団法人日本プラントメンテナンス協会等のJMAから分離発展してきた7企業・団体とJMAグループを構成し，経営革新の推進機関として活動している．

日本生産性本部

公益財団法人日本生産性本部（JPC-SED：Japan Productivity Center for Socio-Economic Development）は，1955（昭和30）年3月1日に設立された財団法人日本生産性本部が，

1994（平成6）年3月31日に解散した社団法人社会経済国民会議を同年4月1日に統合して発足した．日本生産性本部は，生産性運動三原則を掲げ，経営者，労働者，学識経験者の三者構成による中立機関としての役割を果たしてきた．

社会経済生産性本部は社会経済国民会議のシンクタンク機能を継承し，産業界を中心とした生産性運動の，より社会的視座で捉えた運動展開を目指している．特に，米国の国家品質賞であるマルコム・ボルドリッジ賞の日本版である"日本経営品質賞"を1995（平成7）年に社会経済生産性本部が中心となって創設し，2010（平成22）年公益財団法人日本生産性本部に移行して現在に至っている．

日本適合性認定協会

公益財団法人日本適合性認定協会（JAB：The Japan Accreditation Board for Conformity Assessment）は，"国際的に整合した適合性評価制度の実施・普及の中核としての認定の役割を全うし，我が国産業経済の健全な発展に寄与する"ことを目的とし，第三者適合性評価制度全般にかかわる日本唯一の認定機関として，1993（平成5）年11月に設立された．現在，日本における品質マネジメントシステム審査登録制度，環境マネジメントシステム審査登録制度等を運営している．

医療の質関連組織

　　日本医療機能評価機構，日本医師会，四病院団体協議会，日本看護協会，JCAHO，
　　米国医学院，IOM，AHCPR

医療分野関係では，医療経営の総合的質研究会，医療安全研究会，TQMの医療への展開研究会を設置し，研究と普及活動を行っている．

医療の質は単一の組織により維持・向上が図られるわけではなく，医療の質に関連する種々の組織があり，それぞれの組織の機能・役割分担が行われている．以下では，主要な組織の主な活動とその特徴を概説する．

(1) 第三者評価機関

質の評価には，当事者評価（医療提供側と受療側）と第三者評価があり，ともに大きな意義がある．客観的評価として，第三者評価の意義がある．

医療の第三者評価・認定は，北米，豪州で積極的に実施されていたが，1990年代後半以降，アジア諸国（台湾，韓国，日本など），西欧諸国にも普及した．その中でもJC（Joint Commission）は最大級の組織・権限を有し，第三者評価・認定におけるデファクトスタンダード（de-fact standard）となっている．

① JCAHO

米国シカゴに本部があり，1950年にJCAHO（Joint Commission on Accreditation of Healthcare Organizations）として設立された．その後，JC（Joint Commission）をして再編された．病院に対する第三者審査・認定を行う．認定は，JCと病院との個別の契約に基づくが，病院がメディケアによる給付を受けるためには，州政府，あるいはJCによる認定が要件であり，大多数の病院はJCによる認定を選択している．また，カリフォルニア州などでは，州による監査を廃し，JCによる認定を義務づけており，JCの評価基準が，米国における病院のデファクトスタンダードとなり，HAS（Hospital Accreditation Standard）として公開されている．また，認定病院が重大な医療事故を経験した場合に報告・改善を求め，再発防止策についてはニューズレターにより水平展開を図るsentinel event policy，代表的な疾患

についてアウトカム評価を行うオリックスプロジェクト（ORYX project）などを実施している．また，関連組織である Joint Commission International では，外国の病院の審査・認定を行う他，各国の認定機関が一定レベルに達しているか否かの評価・認定も実施している．

② ACHS

ACHS（Australian Council for Healthcare Standards）は，オーストラリア・シドニーに本部を有し，第三者評価・認定を行う他，認定病院を対象に臨床指標に基づきデータの提供を受けアウトカム評価を実施している．

③ 公益財団法人日本医療機能評価機構

政府，日本医師会，病院団体その他の出資により 1995（平成 7）年に設立され，1997（平成 9）年より病院機能評価事業を開始した．2012（平成 24）年 6 月までに 2,435 病院が認定を受けている．病院機能評価の受審は任意であるが，医療法の広告事項として認められ（2000年），緩和ケアなどで認定病院は診療報酬が加算され，医療の質に対する社会の関心増大を背景にして，第三者評価・認定についての認識が広まっていること，などにより受審病院は急速に増加した．しかし，近年，継続受審を回避する病院が増えつつあり，審査方針の変更があり，2013（平成 25）年 4 月以降実施する第 7 版では，継続的改善の仕組みを導入することになった．

(2) アウトカム評価事業実施団体

アウトカムアプローチでは，一定の臨床指標について，多くの病院がデータを提供することにより，①医療の透明性・説明責任の確保，②参加病院へのインセンティブの付与，③インフォームドコンセントの充実を図ろうとする．病院を対象としたものでは，米国メリーランド病院協会（Maryland Hospital Association），オーストラリア ACHS（Australian Council for Healthcare Standards），全日本病院協会などがある．

また，病院の一部機能では，院内感染症を対象にした米国 CDC（Centers for Disease Control and Prevention）の NNIS（National Nosocomial Infections Sureveillance System），オランダ NICE 財団の National Intensive Care Evaluation and Infection Prevalence などがある．

(3) 診療情報管理推進団体

適切な診療情報管理は，質の高い医療を提供するために不可欠である．診療情報管理を担当する管理者，コーダーなどの教育・養成を組織的に実施し，コメディカルとしての位置づけを明確にする必要がある．世界的には，米国 AHIMA（American Health Information Management Association）が，診療情報管理者の教育プログラムの認定，卒後教育を担当し，活動内容，組織規模ともに抜きん出ている．日本では，日本診療録管理学会が病院団体との協同のもと，診療情報管理士の養成を行っている．診療情報管理士の重要性が徐々に認識され，また"専任の診療録管理者"の配置を要件として，診療録管理体制加算など診療報酬上でも評価されたことから，診療情報管理士は急速に増加した．

(4) 医療のリスク・安全管理推進団体

米国では過去の医療訴訟の増加を背景にして（Medical Liability Crisis），医療分野におけるリスクマネジャーが職種として確立している．ASHRM（American Society for Healthcare Risk Management）は，医療リスクマネジャーの団体として，教育研修の実施，医療リスクマネジャーの認定を行っている．AHA（American Hospital Association）と密接な関係にあ

る．医療リスクマネジャーの業務範囲も日本と比べて広く，①法的コンプライアンスの遵守状況の確認，②制度などの情報収集，③職場の巡回によるリスクアセスメント，④患者とのトラブルの早期出動，⑤顧客満足度調査，⑥保険契約の確認，⑦臨床指標を用いたベンチマーキングなどパフォーマンス評価，⑧ヒヤリ・ハット報告への対応，⑨医療事故対応，⑩各種の安全に関連したルール作りとシミュレーションの実施，⑪JC（Joint Commission）による機能評価，州政府の監視などの対応，⑫安全文化の樹立などを担当することが多い．日本では医療リスクマネジャーはいまだ職種として確立しておらず，ASHRMと類似の組織は存在しない．

(5) 医師会と病院団体

北米，欧州，豪州などでは，病院はオープンシステムであり病院に勤務する医師はレジデント，中央部門の放射線診断・治療医・病理・麻酔・ER（救急）などに限られ，その他の診療科の医師は病院外に開業し，自分の患者を病院に入院させる方式をとっている．医師会は，各専門学会から構成される医師の集合体としての性格が強く，診療報酬においても医師技術料（doctor fee）の決定について関与する．

病院は，限られた数の病院所属の医師と，コメディカルその他の職種からなる．病院外部の医師と病院とは，病院からは当該医師に患者を入院させる権利を認めるか，または，医師からはどの病院と契約するか（複数の病院と契約することも多い）について相互に評価し，一定の緊張関係にある．また病院は，多くの職員と機器を有することから，医師の診療所とはコスト構造が全く異なる．診療報酬についても，病院に関連する部分（hospital fee）については病院団体が代表し，医師技術料とは別個に決められることが多い．

日本では，医師が病院に直接雇用され，診療報酬上もdoctor feeとhospital feeの区分がなされていない．

医療の職能団体として，医師会・看護協会・薬剤師会・検査技師会・放射線技師会等が活動している．日本医師会は，都道府県医師会より構成され，その多くは診療所の開設者が占めている．

職能団体である日本医師会と，組織の団体である病院団体との役割分担は，他国に比較してあいまいである．

病院団体では，全日本病院協会の医療の質向上委員会（2002年，DRG・TQM委員会から改称）が，品質管理の考え方や手法を導入する活動を展開している．

日本の主要な四つの病院団体が結集して，四病院団体協議会を設立し，病院医療の質向上に関する様々な活動を行っている．2003（平成15）年から，品質管理関係者の協力のもと，医療安全管理者養成講習を実施している．質管理の考え方と手法を導入し，質向上を図ることにより，安全を確保するためである．

(6) 質保証活動推進団体

質を中心に活動する団体として，日本品質管理学会，日本病院管理学会，医療マネジメント学会，日本クリニカルパス学会，医療のTQM推進協議会等があり，質に関連した活動を行っている．

日本品質管理学会

　社団法人日本品質管理学会に，医療経営の総合的質研究会，医療の質・安全部会が設置され，研究と講演会・シンポジウム等の活動が行われている．

日本科学技術連盟

　一般財団法人日本科学技術連盟の，サービスクォリティ推進協議会医療部門の検討をもとに，2004（平成16）年，医療の質奨励賞が設立され，翌年審査が行われた．

　公益財団法人日本適合性認定協会（JAB）が認定するISO 9001の審査登録機関として，一般財団法人日本規格協会，一般財団法人日本科学技術連盟，一般財団法人日本品質保証機構等51団体が業務を行っている．

3.7.2　院内組織
3.7.2.1　組織図
　組織図は，その組織の構造・枠組みを表すものであり，その組織の考え方を示すものである．各組織による特徴はあるものの，基本構造は共通している（図1.7参照）．

3.7.2.2　委員会
　法的に，あるいは，管理運営上必要な委員会の外に，各種の組織横断的な委員会を設置している．縁の下の力持ちはいないことと同じく，すべての部署，すべての職員が，何らかの活動に関係している．そこでは，職種や職制に関係なく，自由に討議できるような仕組みが必要である．

　委員会の数が多くなりすぎたことと，活発でない委員会もあることが，大きな問題となっている．また，立候補あるいは任命されて委員になっても，会議にも参加せず何もしない"名ばかり委員"が少なからずいる．あるいは，会議には出席するが，発言せず，活動をしない委員もいる．

　委員会一覧の例を以下に提示する．病院によって，名称が異なり，あるいは，担当業務が異なるかもしれない．

　　倫理委員会，治験委員会・治験審査委員会，図書委員会，情報システム委員会，医療ガス管理委員会，輸血療法委員会，防災委員会，医療の質向上活動推進委員会，医療安全推進委員会，患者満足向上委員会，薬事委員会，感染対策委員会，栄養管理委員会，保険委員会，広報委員会，教育委員会，レクリエーション委員会，等

3.7.2.3　質保証のための部署や機能チーム
　その他のいくつかの部門・部署や特殊な機能チームがある．それらのうち，いくつかをスタッフ部門として独立した組織とする病院がある．

糖尿病療養指導チーム

　糖尿病は，診断治療だけではなく，生活習慣の改善が極めて重要な疾患である．そこで，医師をはじめとして多職種が連携してチームとして療養指導にあたる必要がある．

　糖尿病とその療養指導に関する幅広い専門知識をもち，患者の生活を理解し，適切な自己管理が行えるよう援助する資格として，糖尿病療養指導士（CDE：Certified Diabetes Educator）が，2000（平成12）年に設置された．日本糖尿病療養指導士認定機構が認定する．受験資格は，①看護師，管理栄養士，薬剤師，臨床検査技師，理学療法士の資格取得者であること，②"日本糖尿病学会専門医あるいは常勤学会員医師が受験者を指導"している施設

で"外来診療","患者教育・食事指導"を行っている施設で継続2年以上糖尿病療養指導の業務に従事したこと，③上記期間に，自分が携わった糖尿病療養指導の自験例を10例有すること，④認定機構の講習会（受験者用）を受講し受講終了証を取得していること，である．受験資格の趣旨は，チーム医療の体制が確立された医療の現場で現在活躍し，療養指導の経験が十分にあることを重視している．

栄養サポートチーム（NST：Nutrition Support Team）

術後や低栄養など栄養管理の必要な患者に対して，医師，看護師，薬剤師，栄養士，臨床検査技師，理学療法士などが連携して，栄養管理を行うチームのことである．NSTによる病棟回診をする病院もある．手術後の感染症併発の減少，創傷や褥瘡治癒の促進効果がある．診療成績の向上とともに，入院期間が短縮し，医療費の削減に繋がる．

感染制御チーム（ICT：Infection Control Team）

医師，看護師，薬剤師，臨床検査技師などからなるチームで，院内の感染症発生状況を把握し，組織横断的に院内感染対策を行うチームである．感染防止チーム，感染制御チームとも呼ばれ，感染対策委員会として活動する病院もある．

抗菌薬の適正使用のため，特定の抗菌薬の使用届，使用状況の把握，抗菌薬の血中濃度測定管理，菌の感受性調査などサーベイランス，アウトブレーク発生時の調査，対応等のコンサルテーション業務を行う．

2002（平成14）年の診療報酬改定で"院内感染防止対策未実施減算"が実施され，法的な裏づけとともに普及しつつある．通常は各部門の職員が兼任する．

主な業務は以下のとおりである．

① 院内感染サーベイランス
② 特定の感染症が疑われる場合に適切な隔離予防策を指導
③ 標準予防策や手洗いなどの職員教育
④ 予防接種や健康診断を通じた職員への感染予防
⑤ 消毒薬や清掃器具の選定・配置・使用法教育
⑥ 医療廃棄物の適正管理
⑦ 中央洗浄・消毒部門の品質管理
⑧ 施設増改築に際して感染対策に配慮した設計を提言
⑨ 新たな治療法や医薬品・医療器具の導入に際し，感染管理上の安全確認

呼吸療法チーム（RST：Respiratory Support Team）

医師，看護師（集中ケア認定看護師，呼吸療法認定士），臨床工学技士，理学療法士，言語聴覚士，歯科衛生士などからなるチームである．近来，高齢者重症患者の治療や手術が多くなり，従来よりも，呼吸管理が重要になっている．そこで，急性期の呼吸療法について，呼吸合併症を予防し，早期呼吸器離脱に向けて活動する．各々の専門分野の知識を結集し，病棟回診や勉強会等を通して院内全体での呼吸療法の向上を図っている．

活動内容は以下のとおりである．

① 病棟回診
② 症例検討（ケースカンファレンス）
③ 勉強会開催
④ 研究発表

（慢性）創傷チーム（WCT：Wound Care Team）

6か月以上治癒しない創傷または治療を開始して1か月以上治らない傷を慢性創傷という．慢性創傷には，動脈硬化症を伴う血流障害による傷，糖尿病性の足病変，褥瘡などがある．外来治療が主体であるが，入院が必要になる場合もある．褥瘡以外の，主に，足病変の治療を行う，医師（外科，内科，整形外科，形成外科等），看護師，臨床検査技師，栄養士，理学療法士，義肢装具士などからなるチームである．

化学療法チーム（CT：Chemotherapy Team）

がん化学療法を外来通院で行うことが一般的になっている．外来化学療法を安全に実施するには，施設・設備などのハードウェア面，医師，看護師，薬剤師，臨床検査技師，事務員などチームの連携が重要である．毎回治療前に採血と診察を行い，医師，看護師，薬剤師が，患者の状態にあわせて，投与計画，投与方法，投与量，投与経路，禁忌薬など，安全性を確認した後に薬剤を投与する．

高齢者や体力が低下している場合，または抗がん剤の種類によっては安全性を確認するため，投与開始後1～2週間程度入院して，副作用の有無と程度を観察することがある．

3.7.2.4 プロジェクト

プロジェクトとは，個別の目的を達成するために，期間限定で，組織横断的に活動するものである．活動内容によって，規模や期間を設定する．病院の指示・命令で行うものと，自然発生的に活動するプロジェクトもある．もちろん，病院の承認が必要であるが，病院の方針に反しない限り，断る理由は何もない．

情報システム構築，診療記録の様式変更・統一，病院機能評価受審，外部の研修生受入れ，講演会開催，新規事業の検討，BSC（Balanced Score Card），RCA（Root Cause Analysis）等の活動をしている．

委員会とは異なり，明確な目的意識があるので，全体的に活発な活動をしている．

3.7.3 改善活動組織

3.7.3.1 組織的な改善活動の実施

専門職種や各部署が，それぞれ，あるいは協力して，質の高い医療を提供することは当然である．しかし，病院の組織構造は複雑であり，日進月歩の医療技術や医療機器を習得し，社会や患者の高い要求水準に対応して，非定型かつ複雑な業務を円滑に遂行するためには，改善活動を組織的に実施する必要がある．

3.7.3.2 推進組織の設置

改善活動を維持・継続するためには，改善活動推進組織が必要である．推進委員も活動チームメンバーも改善活動専従ではなく，品質管理の専門家でもない．日常業務と並行して，業務改善・業務革新を目指して活動する．したがって，活動を推進し進捗管理する組織が必要である（図3.4）．

3.7.3.3 活動チームの設置（配置）

職制（ライン）で行う日常業務とは別に，職種横断的に活動する組織（チーム）を設置する

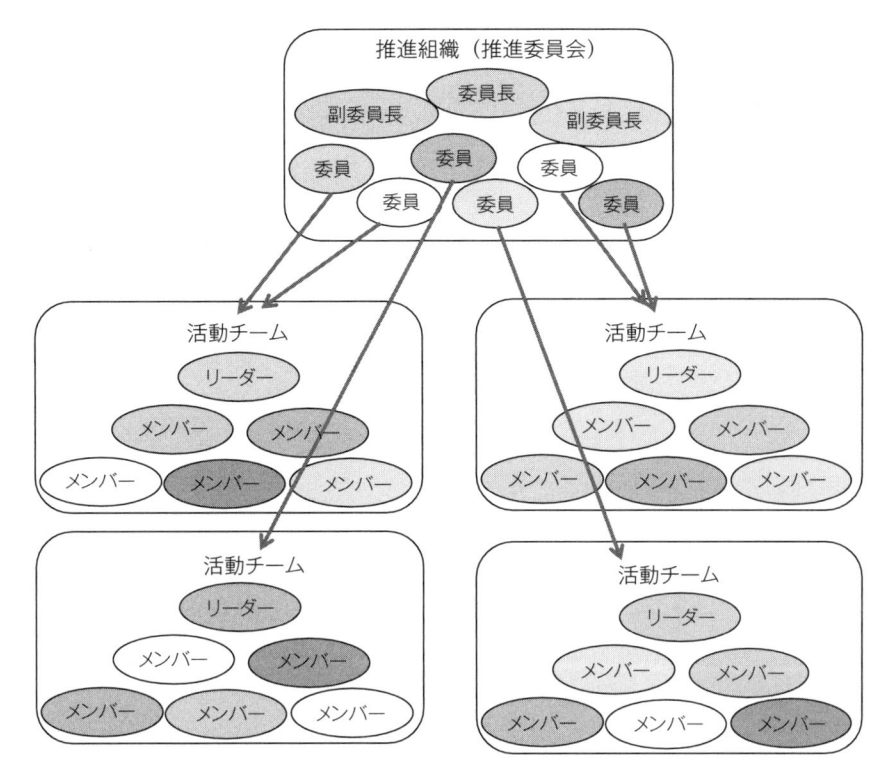

図 3.4 推進委員と活動チーム

必要がある．目的に応じてチームを編成する．プロジェクトチーム，MQI 活動チーム，特定目的のチーム等である．また，改善を目的とする恒常的な委員会やチームがある．

3.7.3.4 活動人員の確保

恒常的な委員会やチーム，特定目的の一時的な（プロジェクト）チームとを問わず，活動人員を確保することが重要である．一般に日常業務，定型業務を遂行することに精一杯であり，改善活動に人員を配置するには大きな努力を要する．

3.7.3.5 活動時間の確保

人員の配置だけではなく，活動時間の確保が困難である．その理由は，日常業務が多忙であるというだけではなく，交代勤務，多部署で多職種が業務を遂行しているという特徴があるからである．

第4章　質重視の組織運営

4.1　組織運営

4.1.1　方針展開・方針管理

　組織運営に関する多くのカタカナ用語が氾濫している．それらの考え方を組織運営に導入する場合には，その本質を捉え，自分の組織の理念や状況に応じて適用しなければ，失敗し，その考え方や手法が悪いというレッテルを貼ることになりかねない．

　考え方や方法はよくても，その理解が間違っていたり不十分であるために，運用が間違っており適切でないと，よい成果は出ない．手法や道具には用途（目的）と用法（道具の特徴）がある．用途にあわせて手法や道具を選択し，用法に応じて使わなければならない．

　組織活動においては，理念・方針に基づいて，管理者及び管理職が戦略を策定，指示・命令，指導・支援し，中間管理職が戦術を策定し，中間管理職及び一般職員が指示を受けて（受命）業務を遂行し，その経過及び結果を報告・連絡・相談（ホウ・レン・ソウ），提案する．これを方針展開・方針管理という（図4.1）．

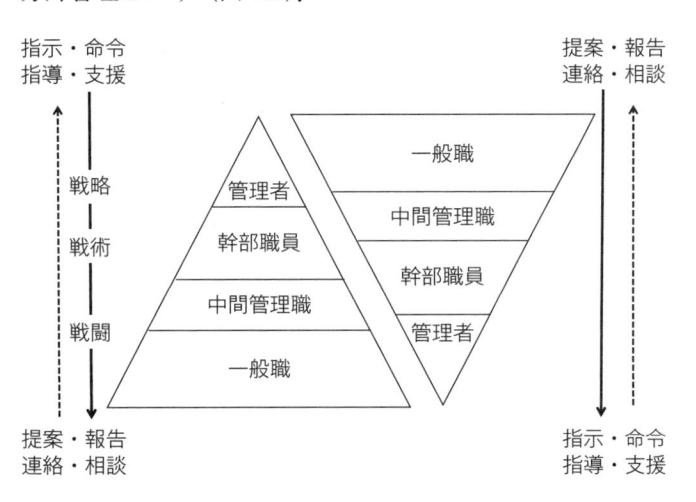

図4.1　組織運営（方針展開・方針管理）

　一般企業では，早くから企業理念，経営理念の必要性に気づき，むしろ，経営上必須のものとして捉える傾向があった．医療界では，参考になる病院は稀であり，一般産業，一般企業や書物を参考にすることのほうが多かった．経営管理という側面では，医療界が遅れていたからである．

4.1.2　理念の制定の方法

　企業や他の病院の理念を参考にしてもよいが，借り物ではいけない．表面的な字句を真似ても意味がない．自院の考え方や状況にあわせて制定するべきである．理念は他人の考えではなく，自院の考え方を職員や社会に示し，共有するものである．

諸規程にも通じることであるが，策定を他人任せにしたのでは，運用が困難となり，また，状況の変化に柔軟に対応して改定しようとしても混乱が避けられない．自分（自院）の考えに基づいて自分で作るからこそ，職員や社会にも説明でき，その後の改定などの対応が可能である．

組織構築，あるいは，再構築において，最初に実施すべきことが，理念の制定であり，規則・規程の制定である．

4.1.3　倫理綱領の策定の方法

倫理綱領策定の方法は，病院の規模や考え方により柔軟に考えてよい[96)]．

倫理綱領の制定には委員会を組織し，職員から案を募ることにより参画意識の高揚を図ることができる．自分たちが参画して策定した倫理綱領・行動基準であれば，親しみがあり，納得でき，実行しようとするからである．お仕着せの理念や倫理綱領では反発することがある．

委員の間には熱意や理解度の差がある．意見の調整に時間をかけて合意を醸成する必要がある．議論の中から自然に落ち着くところがある．倫理委員会の構成は院長，副院長，看護部長，看護副部長，事務長，事務次長，放射線技師長，検査技師長，栄養科長，薬剤科長，医師などと外部委員である．病院の経営方針に同調し，賛成している者が大部分であるが，協力的とはいえない人間も委員に加え，発言の機会を与え，意見を聞く場を設けることも重要である．多様な考え方をもつ人間が議論することに意義がある．

4.1.4　周知・徹底の方法

院内に徹底させる方法としては，策定の段階から，委員会，説明会への参加や提案など種々の方法で全職員に参画させることである．そのためには，倫理綱領の制定がなぜ必要かの説明会と，文案策定の段階で何回か説明会を開催し，職員の意見を聞く場を設けることが重要である．次いで，策定した倫理綱領を書類で配付し，ホームページに掲載し，病院入口や各部署に掲示することが必要である．また，練馬総合病院では，職員の名刺の裏面には，"わたくしたちの病院の目標"（倫理綱領・行動指針，表1.7参照）を印刷している．

配付しただけでは十分ではなく，繰り返し教育研修をすることが必要である．

年度ごとに計画を立てて研修を行う必要がある．委員会，新入職員研修，年次別研修，役職者研修，各種講演会などである．研修会や説明会に単に参加させるだけではなく，他の職員に倫理綱領を説明させ，あるいは，ロールプレイや討論をさせると効果がある．

また，職員に，理念と倫理綱領を，見学者・学生・実習生に対して説明させることが，自分で再確認，再認識するよい機会になる．

人事考課のときにも，自己評価，上司評価に理念の理解の項目を入れるなど，様々の機会に，意識に上らせることが重要である．

4.1.5　理念や倫理綱領の見直し

環境の変化，自院の変化に対応するためには，理念や倫理綱領の見直しが必要な場合もある．業務の見直し，あるいは，文書の見直しを指示すると，変えなければならないと受け取る職員が多い．見直しとは，現状の業務や文書が，状況の変化に適合しているか否かを再検討するという意味である．改定することと同義ではない．すなわち，見直して，変更や追加する必

要がなければ，そのままにしておくことも含まれている．廃止したり，新規に策定することもあり得る．理念にも倫理綱領にも同様のことがいえる．

テキサス・インスツルメントのジャンキンス（Jankins）会長は倫理綱領改定の理由を"時代とともに変化する状況や法律の改正に対応し，また国際的な業務が複雑化することに対応するためである"と述べている．すなわち，実態にあわせて改訂することが必要である．

4.1.6 就業規則の策定の方法

他組織の就業規則をほとんどそのまま利用したり，作成をコンサルタント任せにしている病院が多い．他組織の就業規則を参考にしたり，コンサルタントの支援を受けることはよいが，それだけでは自院の理念や行動指針に適合した就業規則はできない．自院の考え方と実態を最も熟知しているのが，病院管理者である．一字一句自分の考えを，自分の言葉で，できる限りわかりやすく，口語体で書くと職員に理解されやすい．

練馬総合病院では，第1条に，"病院の基本的考え方（理念）"として，病院の経営理念を記載し，理念の意味を丁寧に解説している．

4.1.7 諸規定の周知徹底の方法
4.1.7.1 職員の心得

全職員に，理念，倫理綱領，就業規則，諸規程，関連法令，業務手順のそれぞれを職員研修等で周知徹底しなければならない．本来は，それらのすべてを理解しているべきであるが，病院は人事異動が頻繁な職場であり，業務工程の変更が多く，また，日常業務に追われて，基本的事項が忘れられがちになる．そこで，理念，倫理綱領，就業規則，諸規程，医療関連法令，業務手順の概要を要約して，最低限の事項のそれぞれの関係を一通り概説する目的で，"職員の心得"を策定することが必要である．

以下に，練馬総合病院職員の心得の項目を例示する．

1. 理　念
2. わたくしたちの病院の目標（倫理綱領・行動指針）
3. 練馬総合病院の概要
    ①正式名称，②役員・役職，③所在地，④電話番号・FAX番号，⑤規程一覧，⑥福利厚生内容一覧，⑦診療科目，⑧外来受付時間，⑨外来診療時間，⑩病床数
4. 組織図
5. 職員の心得
    ①　練馬総合病院の職員として（病院の基本的な考え方）［理念］（就業規則第1条），［医療における信頼の創造］（就業規則第1条，第63条第2項），［意識改革と自己啓発］（病院早わかり読本），（就業規則第63条第3項，第72条第3項第5項）
    ②　医療人の社会的任務（医療人の任務）（医療法第1条の2），（基本的な心得）
    ③　職員の役割
        1)　職制（職員採用および人事異動規程第2条第1項），（就業規則第35条・第36条）
        2)　一般職員［職務の権限と義務］，［服務規律］（就業規則第54条），［守秘義務］，［危機管理］（就業規則第73条）

④ 連携（就業規則第1条・第63条第5項），［部門間，部署間の連携］，［患者や家族との連携］，［地域との連携］，［業者との癒着の禁止］（就業規則第63条第14項）

4.1.7.2 医師の心得

医師は，職能，専門技術に関する事項には興味があるが，組織管理・管理技術に関しては関心が薄い傾向がある．したがって，医師には，入職前に院長が必ず面接し，理念・倫理綱領とともに，"医師の心得"の概要を説明し，熟読を求めることが重要である．"医師の心得"は"職員の心得"に加えて，特に，医療法，医師法，健康保険法，保険医療機関及び保険医療養担当規則，電子カルテの使い方（診療記録の記載方法），指示の出し方（入力方法），各種委員会，等の概要も含めて解説する必要がある．

"職員の心得"，『病院早わかり読本』とともに，新入職員研修などで解説する．

『病院早わかり読本』は，医療の仕組み（医療制度・医療保険制度）と医療の質向上（質管理）に関して解説した書である．病院職員の教育を目的にまとめた冊子を，全国の病院職員及び国民と医療に関する情報や認識を共有することを目的に出版したものであり，改訂を続けている．

4.1.8 目標の明示，周知徹底

病院の理念や目的は毎年変更するものではないが，方針や目標は状況に応じて毎年制定あるいは改訂する必要がある．

方針や目標は，毎年，仕事始めの挨拶，印刷物，イントラネットで周知し，春秋の新入職員研修のときに全職員に周知徹底している．

表4.1に，練馬総合病院の事業計画に示された方針・目標を例示する．

4.1.9 管理技術の習得

経営に王道なしという，すなわち，管理に王道や近道はない．管理技術は，理論だけではなく実践から学ぶ（OJT：On the Job Training）しかない．"ものごと"は相対的であり，状況に応じて理論の適用の仕方が異なるからである．試行錯誤しつつ会得するものである．

管理技術を管理職だけではなく，事務職の専門技術であると考え，管理技術を磨き，他職種の模範となるという意識が必要である．

経営者は，職員に場を与えることで，管理職を養成しなければならない．その際に，人だけではなく，働く環境を管理すること，働く意欲をもてる環境を目指すことが重要である．マネジメントとは，障害を取り除くことである（図4.2）．

4.1.10 資源の配分

組織を運営（経営）するためには，経営資源が必要である．経営資源は無限にあるのではなく，限りがある．経営資源には，経営とは，人・もの・金・時間があるといわれる．さらに，情報・場・関係性を追加したい．経営資源，それぞれの関係を図4.3に示す．経営資源は等価交換できる．時間すら買うことができる．

経営とは，制約条件の中での意思決定である．すなわち，組織の目的を達成するために，限りある資源をどう獲得し，どう配分し，どのように用いるか，選択し得る最適の運営をするこ

表 4.1 平成 24 年の事業計画

平成 24 年の事業計画（方針・目標）

NGHGM 2402
120104

理念：職員が働きたい，働いて良かった，患者さんがかかりたい，かかって良かった，地域が在って欲しい，在るので安心，といえる医療をおこなう．

基本的考え方（品質方針）：

職員，患者，地域がともに良かったと思える（満足できる）経営（医療）をおこなう．
1. 常に，相手の立場を考え，安心し，信頼される医療をおこなう．
2. 住民が安心して生活できるように，知識・技術・人間性を磨き，業務をおこなう．
3. 組織横断的に連携をはかり，各人が役割を果たし，継続的な医療の質向上を実践する．
4. 患者さんをはじめとする関係者の顕在的・潜在的要望や苦情に迅速かつ適切に対応する．
5. 社会の変化や医学の進歩に即した医療をおこなう．

目的：安心し，信頼でき，誇りのもてる医療（経営）をおこなう．

平成 24 年の方針：
1. 柔軟に想像する　　　　　視点・立場を変える
2. ものごとに感動する　　　素直になる
3. 新たな事物に親しむ　　　好奇心を持つ
4. 思いやる　　　　　　　　自分のこととする
5. やり遂げる　　　　　　　役割を果たす

平成 24 年の目標：
1. 推察する・展望する　　　先入観・常識にとらわれない
2. 自分を束縛しない　　　　ゆとりを持つ
3. アンテナを研ぎ澄ます　　変化を避けない・変化を求める
4. 顧客志向　　　　　　　　恕の心・ホスピタリティの心を持つ
5. 目的志向　　　　　　　　目標設定・進捗管理を徹底する

以上

医療する心	科学する心
①柔軟に想像する心	①感動し想像する心
②生命の営みに感動する心	②自然に親しみ驚き感動する心
③人々に親しみ，命を大切にする心	③動植物に親しみ，命を大切にする心
④他を思いやる心	④人・物・事との関わりを大切にして，思いやる心
⑤働き甲斐，生き甲斐を感じる心	⑤遊び，学び，ともに生きる喜びを味わう心
⑥事物の有り様への好奇心を持ち，考える心	⑥好奇心や考える心
⑦自分の考えを表現し，やりとげる心	⑦表現し，やりとげる心

医風堂々　医療における信頼の創造④　"科学する心"から"医療する心"へ　MMJ 5(11)2009, 飯田

とである．そのためには，図4.3に示すような，資源の特性とそれぞれの関係を理解することが重要である．

適材適所とは，資源の配分の方法を簡潔に表した言葉である．その最たる例が，人事異動である．しかし，人材に限らず，すべての経営資源の配分をいう．

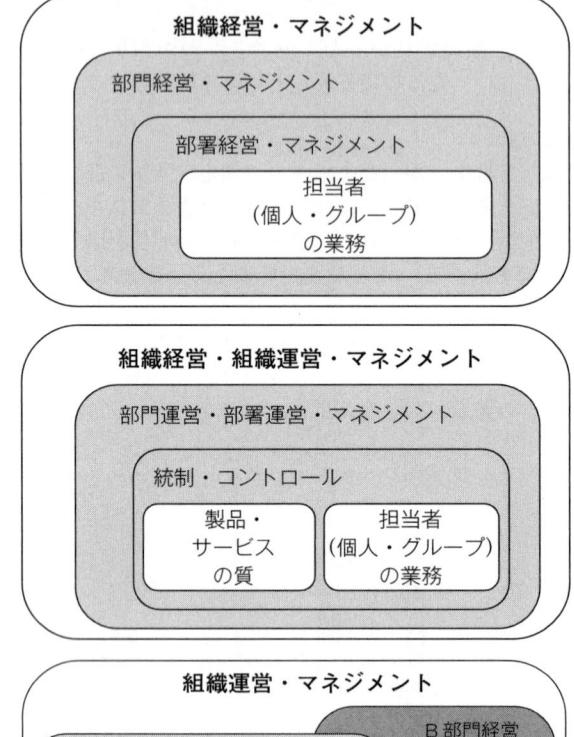

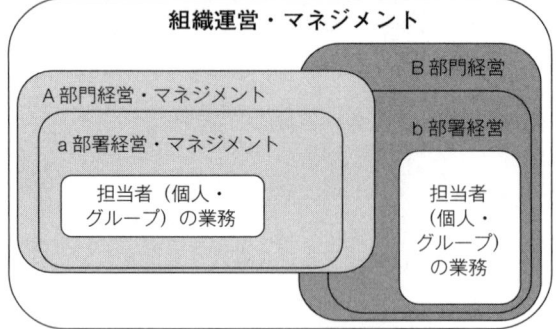

図4.2 組織経営・マネジメント

図4.3 経営資源の関係

また，TPO の T は時機，P は場所・場，O は状況・環境・場を示している．

4.1.11 権限と義務，自由と責任

組織運営において，権限（権利）と義務，自由と責任が対であることを理解しない人が多い．

すなわち，権利と自由だけを求める人が多い．幹部職員の中にもこのような考えの人を見る．

つまり，権利と自由だけを求めることは，自分の好きにしたいということである．しかし，趣味ではなく，仕事では，自分の考え方や価値観と組織あるいは関係者と食い違いが出ることは頻繁にある．そのときに，どう折りあえるかが重要である．関係者間の立場の違い，利害関係がある．摺合せ，妥協や調整が必要になる．

上記の意味を理解しない，理解できない，理解したくない職員には，"権限とは，読んで字のごとしで，限定された職務（役割）に応じた権利（職権）である．義務とは，義に基づいて務めなければならない事項である．役割とは，割り当てられた役である" と説明している．

4.1.12 自分中心

患者中心，患者本位という言葉が使われるが，ジュランの質の定義を引用するまでもなく，医療者（サービスの提供者）が，顧客（サービスの受け手）の要求・立場を理解し，最大限の努力をすることは当然である．あえて，そういわなければならない事情があるのかと勘ぐりたくなる．仕事をするのは，医療者（サービスの提供者）であり，顧客（サービスの受け手）ではない．顧客（サービスの受け手）は対象である．

仕事をするのは自分（担当者）であり，仕事の責任をとるのも自分（担当者）である．プロセスオーナーともいう．問題が発生すれば自分が原因かもしれない，自分が問題解決の当事者，責任者であり，行動する主体であるという認識が重要である．これを，自分中心という．他者を主語にするのは，責任転嫁である（図 4.4）．

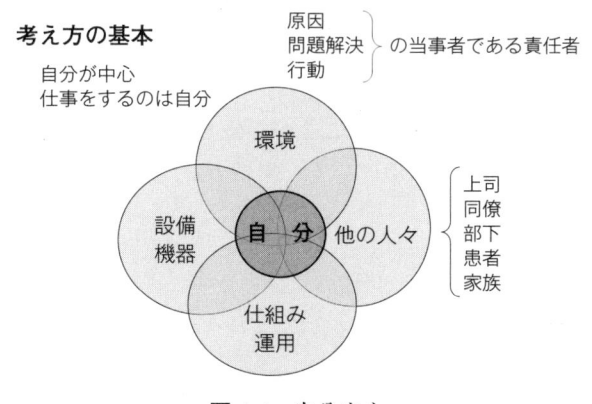

図 4.4 自分中心

4.1.13 場の提供

経営資源の中で重視されてこなかったが，場は極めて重要である．場とは，仕事をする場であり，機会である．状況設定，環境整備，立場，役割といい換えてもよい．物理的な仕事場，職場はその一部にすぎない．場とは物理的・空間的・関係性の場である（図 4.5）．

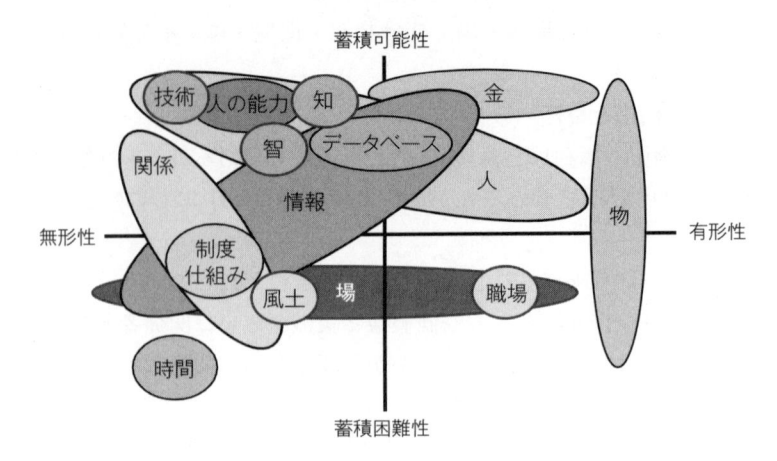

図 4.5 経営資源と場

4.2 壁をいかに壊すか

4.2.1 組織の壁を機能的に破壊

急激で大きな変化が頻繁に起こる変革の時代には，個人も，組織も，環境の変化に柔軟に対応しなければならない．小手先の対応ではなく，組織基盤の整備すなわち組織革新が必要である．

病院は専門資格職が多く，また，多くの部署に分かれて並行して業務を行っている．しかも，24時間365日，交代勤務で継続して医療を行わなければならない．個人や部署の努力も重要であるが，組織として取り組まない限り，よい医療を提供することはできない．組織的活動をするためには，情報の共有が必須である．しかし，組織内の壁が厚く，組織横断的な取組みが困難である．物理的には壁は壊せないが，機能的に壁を取り払い連携しなければならない（図1.12参照）．

総合的質経営（TQM：Total Quality Management）とは質重視の経営を目指し，組織構成員が各自の役割を果たし（参画し），継続的な質向上の努力をすることである．総合的質経営（TQM）の考え方を導入して，医療の質向上活動（MQI：Medical Quality Improvement），プロジェクト活動，チーム医療を展開することが必要である．単なる，QCサークル（QCC：Quality Control Circle）活動の集積ではなく，組織の責任者が率先垂範して，組織をあげて行う活動である（図2.3参照）．

4.2.2 組織構造を破壊

組織構造を破壊しては，組織を保つことができない．硬直した剛構造の組織を，柔軟な組織構造に変更すべきである．組織構造の中でも，ピラミッド（型）を壊せという説がある．しかし，前述のように，主たる組織構造としては，ピラミッド型を存続しなければ病院は成立しない．したがって，機能的に組織の壁を壊して運営する他には方法はない．

4.2.3 縄張りをいかに壊すか

組織の壁，縄張りを破壊するには，あらゆる場面で，多部署・多職種で活動することが必要である．組織の壁，縄張りには以下の2種類がある．

① 自分の仕事・領域だといって囲い込む
② 自分の仕事・領域ではないといって避ける

　医療においては，専門資格職が多く，専門資格がないとできない業務が多い．しかし，資格には関係がない業務，いずれの資格でもよい業務があり，また，協力しなければならない業務も多い．医療においては，特に，医師や看護師を積極的に参画させることが重要である．医療の開始は医師の指示に始まるからであり，看護師はほとんどすべての医療行為に関係するからである．

4.2.4 権力勾配

　権力勾配の取扱い（CRM：Crew Resource Management）が注目を集めている．権力勾配には，以下の種類がある．

① 職制による勾配：一般に，権力勾配（指揮命令）は職制によって生じるものである．
② 職種による勾配：医療においては，法令に基づいて，医師の指示・監督のもとに多くの専門職種が業務を行っている．法に基づいた指示と指示受けという勾配の存在は否定できない．
③ 年齢，入職年次，経験年数，資格取得年次等
④ 能力（知識，技能，経験）による勾配：職制としては対等であっても，能力による勾配が存在する．教える・教わるという関係があるからである．
⑤ 態度（声の大きさ，押しの強さ）による勾配：社会生活の中では，自然発生的に起こり得る勾配である．
⑥ 虎の威：どの社会にも，虎の威を借る狐（人）がいることは否定できない．

4.2.5 意識の壁をいかに壊すか

　組織の壁とともに，職員の意識の壁が組織運営の障害となることが多い．意識の壁とは，価値観の相違，先入観，立場の違いによる利害関係等である．これらの障壁を打破することは困難ではあるが，極めて重要である．

　理念，倫理綱領，方針，目標等を共有することにより，壁が低く，薄くなる．共通の目的，目標に向かって，一致協力することの繰返しが，壁の打破に繋がる．

　この際，重要なことがプラス思考である．困難な状況においても，できない理由を考えるのではなく，業務を遂行する・実現するという前提で，障害を克服する方策を考えることがプラス思考である．

4.2.6 ブレーンストーミングの意義

　プラス思考といっても，すぐに名案が生まれるのではない．例えば，ブレーンストーミングにより，自由に意見を出しあい，現状を洗い出し，問題点を明確にし，対策を検討することがよい．ブレーンストーミングによる自由討議の意義は，抑圧の排除，連想・共創・相乗効果，意外性等である．

4.3 質重視の経営における管理職の役割

4.3.1 トップの役割

質重視の経営におけるトップの役割は，理念明示，戦略策定，方針明示，権限委譲，意思決定，資源配分，場（情報，関係）の提供，評価，最終責任等である．

病院におけるトップとは，法人理事長であり，病院長（管理者）である．理事長と院長を兼任する場合と，分離している場合がある．分離している場合には，理事長が意思決定権限と責任をもつトップであり，院長は病院運営の責任者である（図 3.4 参照）．

4.3.2 幹部職員の役割

幹部職員とは，理事長・院長を補佐する副院長・各部門長及び副部長（診療部・診療技術部・看護部・事務部）である．

幹部職員の役割は，戦略策定，方針展開，戦術策定，指導・教育，進捗管理，評価等である．幹部会議等でトップの方針や考えを最も理解しているはずであり，トップとともに戦略を策定し，戦略に基づいて戦術を策定（方針展開）して，部下を指導・支援し，業務を遂行させなければならない．

4.3.3 中間管理職の役割

戦略に基づいて戦術を策定（方針展開）し，一般職を指導・支援し，業務を遂行させなければならない．また，一般職の相談に応じ，協力を求めなければならない．

4.4 医療に質重視の経営を展開する方策

専門職や研究職は，自由裁量や独立性を主張し，管理されることを嫌う傾向がある．また，管理することも好きではない．専門知識や専門（固有）技術の習得には熱心であるが，管理技術には関心が低い．非製造業・製造業の非製造部門の特に専門職や研究職は，"品質管理"という用語を嫌う．特に，医療従事者にその傾向が強い（技術均衡理論）．役職に就くからには，管理技術を習得し，管理の専門家になるという気概が必要である．

医療に質重視の経営を展開するためには，以下の事項が必要である．

① 医療従事者にわかる言葉で語ること．
　　質管理の考え方，手法や用語を馴染みのない人に，わかる言葉と方法で伝えること．『医療の質用語事典』[103]をその目的で出版した．

② 質管理・総合的質経営（TQM）が必要であり，TQM を実施することが，自組織や自分の利益になることを理解させること．
　　質管理・総合的質経営（TQM）を適切に展開すれば必ず効果がある．むしろ，変革の時代に柔軟に対応するためには，TQM の導入が必須である．

③ 質管理・総合的質経営（TQM）では，製造業の製造部門も，製造業の非製造部門・非製造業・サービス業も，共通する部分が多いことを理解させること．
　　産業分野や対象が異なっても，質管理の考え方・理論（原理・原則）や展開の方法に大きな違いはないこと，自組織や自分の特性にあわせて導入すればよいこと，他産業・他分

野・他組織の経験・実績を参考にできる等である．
④ "品質"を"質"と呼ぶこと．
　モノを扱わない分野では，"品"という用語にこだわる傾向がある．品質も質も同じ意味であるが，こだわる人にこだわるなといっても仕方がない．同じであれば，わかっているほうが"質"といえばよい．
⑤ 医療従事者が使いやすい道具や手法を開発すること．
　用語とともに，道具や手法も適用分野に応じて工夫しないと，馴染みがない人には受け入れにくい．それぞれの分野に適合させて使えばよい．『医療のTQM七つ道具』をその目的で出版した．

4.5　会議体の運営

4.5.1　会議は踊る
　会議をすること自体が目的であれば論外であるが，会議とは，字義からして，会して議するために設置するものである．しかし，会議は踊る，会して議せず，という状態になることが多い．その理由は，役職者でも会議体の目的と自分の役割を理解していないことが考えられる．

4.5.2　会議体の目的と役割の理解
　組織には様々な会議体が設置されているが，会議体によって，その目的は様々である．また，同じ会議体であっても，そのときどきによって，会議の目的が異なる．
　また，会議体及び会議ごとに，参加メンバーの役割が異なる．会議の目的と役割の理解が重要であると述べたが，会議体ごと，会議ごとに各人の果たすべき役割が異なることの認識が重要である．
　組織構造（1.1.7参照），院内組織（3.7.2参照）で解説したように，当該会議体，会議における自分の立場の認識が必要である．すなわち，組織図（図1.11参照），組織構造図（図1.12参照）に示すように，ラインとスタッフのどの立場かの区別が必要である．

4.5.3　会議体の目的と構成員
　会議体・会議の目的と構成員は，誰にでもわかるようにその名称に現す必要がある．常置会議体と臨時会議体，定例会議と臨時会議がある．目的によって，構成員を選任するが，臨時に構成員以外の参加を求める場合がある．
　構成員を名称にしているのが，理事会，評議員会，管理会議，師長会，師長・主任会，医局会，課（科）長会議等である．
　活動目的，活動対象を名称にする例は，救急委員会，医療安全推進委員会，労働安全委員会，MQI推進委員会，手術室運営会議，情報システム委員会，広報委員会，教育委員会，栄養サポートチーム（NST），呼吸療法チーム（RST）等である．

4.5.4　会議体・会議の目的
　目的をもって会議体を設置し，会議を開催する．目的は，①情報交換（伝達，報告，情報収集，相談），②情報共有，③審議（論点整理，意見集約，問題解決），④決議（判断，合意形

成，意思決定）等がある（図2.6参照）．

4.5.5 運営方法

会議体・会議の運営方法は目的により異なるが，基本は共通である．事務局を選任し，あるいは，交代で担当する場合がある．

留意すべき事項は以下のとおりである．

事前準備
 ① 会議開催の決定
 ② 会議の目的の明確化
 ③ 議題の検討と決定
 ④ 参加者の選定と連絡
 ⑤ 役割分担の決定あるいは確認
 ⑥ 会場設定（会場・器材・資料）

会議の進め方
 ① 会議の目的の確認
 ② 議事の進め方
 ③ 議論の仕方
 ④ 時間管理
 ⑤ まとめ方

事後処理
 ① 議事録作成，修正
 ② 合議事項の確認
   決定事項の確認
   懸案事項の確認
 ③ 次回までの作業
   検討課題設定
   課題担当者決定

4.6 組織横断的活動をいかに運営するか

4.6.1 プロジェクト組織の活用

第2章2節で横断的組織の構築に関して解説した．組織横断的活動の運営は容易ではない．特に，病院の特性で述べたように，多部署で多くの専門職種が，並行業務を，交代勤務で行っているので，価値観や情報の共有が困難であるからである．

固定的なチームや委員会だけではなく，目的に応じて柔軟に，プロジェクト組織・チームを併設することが必要である（図1.12参照）．

4.6.2 組織横断的改善活動

組織横断的改善活動では，推進組織，すなわち，推進委員会の設置が必要である．推進委員は，多部署・多職種から選出し，医師を参画させることが最重要である．診療においては，多

くの場面で医師がリーダーシップをとっている．医師は改善活動等への参加を忌避したり，活動の障害となる傾向がある．したがって，医師をいかに積極的に参画させるかが，制約因子である．医師は，論理的に物事を判断し，行動し，活動結果をまとめ，統計的処理をすることに習熟している．推進委員長・推進副委員長，活動チームメンバーとして参画することが望ましい．

活動人員の確保は，それぞれの部署や職種の責任者の了解を得る必要がある．勤務時間中に，会議や活動をしなければならないからである．

メンバーは，活動の目的・対象により選定する．自主的参加もある．

組織横断的活動においては，活動時間の確保が困難である．特に，交代勤務の職種では重要であり，職種・部署ごとに異なる．活動時間を，時間外にするか時間内にするか，時間外手当を支払うかは，それぞれの組織の考え方による．

議事録・連絡簿等を活用し，欠席したメンバーが情報を共有することが必要である．

各チームへの活動全般の支援・指導体制を確実にすることで，作業の効率化・簡略化・代替化ができ，進捗管理が円滑になる．

質管理手法・統計手法等の手法の教育が必要である．

4.7 質保証

4.7.1 医療の質向上活動（MQI）

4.7.1.1 医療の質向上活動（MQI）の基本的考え方

ジュランは，Quality is fitness for use（質とは顧客要求への適合である）と定義した．顧客の要求は，同じ状況でも人により異なり，同じ人物でも状況により変容する．要求に応える側の状況も，刻一刻と変わる．質の向上・保証とは，多様で変容し続ける顧客要求に応え続けること，すなわちPDCA（Plan–Do–Check–Act）サイクルをまわし続けることである．

練馬総合病院において，このPDCAサイクルをまわす原動力になっているのが，医療の質向上（MQI：Medical Quality Improvement）活動[85),87)〜90),104)〜119)]である．院内の業務改善・組織革新を組織横断的に進める際の中核的存在である．トップ（院長）の意思・理念を，職員の改善活動の力に変換する仕組みでもある．MQIは，TQM（Total Quality Management）の一要素にすぎないが，TQMの中核である．病院の理念や方針展開，教育研修訓練・自己啓発の場である．

4.7.1.2 推進委員会

MQI活動は経営戦略の重要な要素であり，MQI推進委員が大きな役割を果たしている．しかし，MQI活動は経営のすべての活動を対象にするのではない．したがって，組織全般にわたり質を担当する部署が必要になる．

4.7.2 質保証室

4.7.2.1 質保証室とは

質向上（QI）を唱えているだけでは，質は向上しない．実践が必要である．具体的な質向上の取組みをするには，一部の幹部職員だけではなく，一般職員を含む全職員に，質・質管理

の考え方と手法を理解させ，実践させることが必要である．しかし，"言うは易く，行うは難し"であり，質に関する情報を収集し，分析し，また考え方や手法を職員に教育し，あるいは質向上活動を支援する部門が必要である．すなわち，質向上と質保証は車の両輪といえる．質を保証する（QA）部門を質保証部門・質保証室という．

4.7.2.2 練馬総合病院の例

　組織全般にわたり質を担当する部署，すなわち，質向上（QI）と質保証（QA）を担当する院長直轄の専門部署として質保証室を設置した．病院で質保証室を設置した例はなかった．また，一般企業の質保証部門とは業務が異なり，参考になる事例がなかったので，独自の考えで構築した．

　病院の経営戦略として質重視を掲げ，本気であることを示すためにも，質を担当する専門部署を設置した．一般企業における品質保証部門である．医療職であってもよいが，現業をもっていては活動に制限が出る．そこで，質管理の素養があり，論理的に物事を考えることのできる職員を採用した．

　内部顧客と外部顧客の要求に応え，質を保証することが目的である．他に実例がないからこそ，先入観なく，自分の考えで業務を遂行できる．最初は業務範囲を限定せず，まず始めて，進めながら考えることにした．それは，他の職員がどのように考え，受け入れるかにかかっているからである．それが，真の顧客志向である．

　質保証室職員も他の職員も，質保証室の意義と役割，そして，何をどのようにしてよいか，戸惑いの中で出発した．

　当初は，意義を理解できないだけではなく，無関心あるいは批判的な職員もいたようである．しかし，強い院長方針として徹底したので，結果として，質保証室は機能し，内外から高く評価されている．職務分掌，基準が明確でないからこそ，難しいし，楽しい仕事でもあろう．決められたことを決められたとおりにするだけでは質保証室を設置した意味がない．

　病院は多くの専門資格者で構成されているため，誰が担当者か不明瞭な境界領域の業務が多い．仕事の内容が決まっているわけではないが，院内の運営が円滑に，効率よく行われるように支援することが主な役割である．

　例えば，質保証室が企画情報推進室と協力する電子カルテ等の新規情報システム導入時の運用調整，導入作業がある．効率的かつ質の高い医療を提供できるように，導入後も随時，システムや運用の見直しが必要である．また，アウトカム評価事業，DPC（日本特有の包括支払い制度）導入に関しては，システム構築や運用検討の他，厚生労働省の調査に対応し，医療情報管理室や医事課とともにデータを分析して医局に情報提供・説明している．他部署との連携を密にとりながら，病院の質向上に役立てる業務である．

　プロジェクトに関しては，例えば，個人情報保護法制定を受けて，院内の体制構築，資料収集と作成の中核的役割を果たし，新入職員研修で個人情報保護に関して講義をする．

　新築・移転においては，多くのプロジェクトを支援した．

　また，医療安全推進委員会，パス委員会，感染対策委員会等の日常管理支援とMQI活動等のプロジェクト管理支援の二つがあげられる．いずれも質管理に有効なデータ収集・分析方法等，職員が研究する際の助言を求められることも多い．

　組織が質向上・保証を図るうえで，職員の成長を促す環境整備と動機づけは必要不可欠で

ある．質の向上・保証に，PDCA（Plan-Do-Check-Act）サイクルをまわすことが必須であり，PDCAサイクルをまわす際には，職員の計画策定力，計画遂行力，評価力，是正力が必要になる．

実際に，全組織をあげて質向上・保証を図る際に立ちはだかる大きな壁に対処するには，職員の育成と動機づけが重要である．

同じ教育背景をもたず，かつ職制上の上司ではない人間が，他領域の職員を育成し，動機づけるのは難しい．現場の状況を客観的かつ的確に理解するために，様々な職員に，今後の展望や現実の問題を聞き取りながらの試行錯誤も必要である．次いで，評価結果の"見える化"が必要である．それは，職員の動機づけに直結する重要な基盤整備である．

4.8 質管理推進組織

4.8.1 質管理推進活動

質管理推進組織の運営は困難である．質管理を推進するためには，プロジェクト，委員会，医療の質向上活動など，職種横断的・部署横断的に活動する必要がある．

職場内の改善活動チームの編成や活動実施は比較的容易であるが，職種横断的・部署横断的な活動では，活動時間の確保と意思疎通が困難であり，改善活動チームの進捗管理が困難である．したがって，活動チームを指導，支援する推進組織の運営も容易ではない．

活動チームの運営を推進し支援する担当と役割は，それぞれ個別に検討するとよい．

4.8.2 質管理推進組織構成員

日常業務の中では，組織図に従って，ラインとスタッフが連携して改善活動を推進，支援できる．しかし，活動チーム及び推進組織は，必ずしも職制とは関係なく，組織横断的に構成するので，組織トップの方針に基づいて活動しない限り，円滑にはいかない．

4.9 情報活用

4.9.1 情報の取扱い

情報の取扱いは，運営主体，規模，地域，機能にかかわらず，すべての組織の重要な経営の根幹にかかわる事項である．しかし，医療機関の対応は十分ではない．情報の取扱いには，情報活用と情報管理の二つの側面がある．

変革の時代において，急速かつ激しい変化に対応するには情報の活用が必須である．IT技術の発展により，情報の記録，発信，収集，分析，活用が容易になった．その反面，情報の氾濫，セキュリティに関する問題も露呈した．情報活用が容易になればなるほど，情報管理が難しくなる．本節では，情報の活用に関して述べ，情報管理に関しては別に述べる（7.5参照）．

4.9.2 情報提供と情報開示，情報公開

情報提供とは，患者あるいは家族等関係者に医療，医療機関あるいは治療に関する事項を文書や口頭で伝えることである．

情報開示とは，患者等特定の関係者の求めに応じて情報を提供することである．

情報公開とは，不特定多数に情報を提供することである．患者の個人情報を公開することは，プライバシーの問題から許されない．

患者家族への患者の情報の開示は，本人の承諾を得ることが必要であるが，患者の遺族への開示は，相続問題などの利害関係もからんで複雑であるが，権利は同じである．

個人情報保護法が実施された現在，開示の是非の議論は意味がない．しかし，それにもかかわらず，開示を拒絶する医師や病院が少なからず存在することが問題である．

4.9.3 情報共有とコミュニケーション
4.9.3.1 情報共有

情報共有は，3.2.3（チーム医療と情報共有）の3.2.3.2（情報共有）で述べたように，組織管理における基本的事項である．情報共有とは，組織やメンバー間で知識や情報などを伝達しあうことである．

情報を物理的に伝達するだけでは不十分であり，意味と内容を発信側の意図どおりに伝えなければ意味がない．目的に応じて，また，受け手に応じて，手段や内容を工夫する必要がある．

4.9.3.2 コミュニケーション

コミュニケーション（communication）とは，表情やメディア（言葉など）を通じて情報を伝えあうことである．感情移入も含まれる．2.3.2（組織内の連携）のコミュニケーションで述べたように，多様な意味を包含するので，情報共有，意思疎通，連携，伝達，報告，連絡，相談，指示・命令等と目的に応じて明確に表現したほうがよい．

情報共有やコミュニケーションの目的には，伝達（報告，連絡，相談），合意形成（会議，審議，合議，協議，討議，契約）がある（図2.6参照）．

手段には，言葉（話す，叫ぶ），身振り・手振り・目配り，記号（文字，図，表，絵，色，音，におい），文書（郵便，書籍，掲示，ホームページ，電子メール）等がある．媒体には，声，身体，もの（煙，音，紙，布，木，石，金属等），電子媒体等がある．

4.9.4 診療情報提供・開示に関する検討の経緯

診療情報の開示請求は，医療に起因する障害や医療費の不正請求に対する不信から，患者及び家族が，受けた医療のプロセスを確認することが目的であった．医療側は，診療記録は医療側のものとして，診療記録開示に否定的な態度をとる場合が多かった．これに対して，"医療情報の公開・開示を求める市民の会"等の活動，あるいは，診療記録開示の法制化の動きがあった．"医薬品による健康被害の再発防止対策について"（1996年）において"カルテ等診療記録の開示について……検討の場を設ける"こととされ，厚生省の"21世紀の医療保険制度"（1998年）においてカルテ情報の提供，開示を進めることとされ，1997年厚生省健康政策局長の私的諮問機関"カルテ等の診療情報の活用に関する検討会"が設置され，その報告書に"患者の求めがあれば，原則としてカルテ等の診療記録を開示すべきである"と記載された．日本医師会は，開示は法制化には馴染まないとして"診療情報の提供に関する指針"（1999年）を定め，各都道府県医師会は，この指針に対応して診療情報推進委員会を設置し，会員及び住民からの相談や苦情に応じる窓口とした．自治体及び自治体立病院は，個人情報保護条例

と情報公開条例等に基づいて，診療情報の提供に関する指針を作成した．

医療審議会"医療提供体制の改革について（中間報告）"（1999年）において，"診療録等の診療情報の患者への提供を積極的に行っていくとともに，患者が診療記録の開示を求めた場合には，原則として診療記録そのものを示していくことが必要である"，"（診療情報の提供・診療記録の開示についての法制化）方策の取扱いについては，医療従事者の側の自主的な取組み及び診療情報の提供・診療記録の開示についての環境整備の状況を見つつ，さらに検討するべきである"とされた．

医療関係者及び国は，3年を目処に，診療情報の提供の環境整備を進め，"診療情報の提供の在り方に関する検討会"を設置し，2003（平成15）年報告書とガイドライン（指針）を同時に発表した．その趣旨は，"患者と医療従事者が診療情報を共有し，患者の自己決定権を重視するインフォームド・コンセントの理念に基づく医療を推進するため，患者に診療情報を積極的に提供するとともに，患者の求めに応じて原則として診療記録を開示すべきである"としている．

診療情報提供と開示の対象は，患者のみならず遺族も含まれていることが，"個人情報の保護に関する法律"と異なる点である．

4.9.5 個人情報保護
4.9.5.1 個人情報保護とは

個人情報保護とは，自己の個人情報の制御権を付与することを意味する[120]．プライバシー権とは，秘密の保持やそっとしておいてほしい権利だけではなく，自己の情報の制御権である．制御には，情報の収集・保管・利用・開示・公開・保護等の意味が含まれる．知る権利と，知らされたくない権利がある．

権利や自由の主張には，それに伴って生じる事態を自分で引き受ける義務や責任を伴う．単に，プライバシー保護，個人情報の漏洩を防止することではない．この意味を明確にしたのが個人情報保護法である．

4.9.5.2 個人情報保護法とは

情報社会では多量の個人情報が容易に流出し，個人情報が不正使用される危険性が高まり，個人情報の保護に関する法律が2003（平成15）年5月に成立した．個人情報保護法の趣旨は，自己情報の制御権付与法である．"個人情報保護"が趣旨であれば，患者等の情報が漏れないように留意すればよいが，"自己情報の制御権付与"が趣旨であるので，情報収集・管理・情報提供体制等に真剣に取り組まなければならない．2005（平成17）年，全日本病院協会に個人情報保護担当委員会を設置した．講演会・研修会開催，会員へのアンケート調査を実施し，質問や相談に応じるなど，会員病院を支援している．2006（平成18）年2月，医療団体としては初めて厚生労働大臣より"認定個人情報保護団体"の認定を受けた．筆者らは，個人情報保護研修会開催，出版[121],[122]，相談業務をしているが，不適切な対応をしている医療機関が多い．

4.9.5.3 個人情報とは

個人情報とは，生存する個人同一性識別（ID：identity）情報であり，個人を識別し得ない

情報やデータベースは個人情報とは呼ばない．自己情報の制御には，情報の収集・保管・利用・開示・公開・保護等の意味が含まれる．本人から開示請求があった際は，遅滞なく開示しなければならない．業務に支障がある場合等は開示しないことが可能であるが，その基準は示されていない．

4.9.5.4 個人情報開示における留意点

情報開示は，知る権利・選択する権利・意思決定権という患者の権利を保証するための条件ともいえる．これが"個人情報の保護に関する法律"によって保証されたことの意味は大きい．

情報を開示する際に重要な点は，診療記録の内容そのものの質である．実施した医療を標準的用語・方法を用いて確実に記録することが必要である．患者本人に情報開示することが治療上望ましくないと判断される場合や，小児や精神障害，意識障害の患者では代理者の確認に留意する必要がある．

4.9.5.5 個人情報保護担当者・責任者の役割

個人情報保護担当者・責任者の役割は以下のとおりである．
① 個人情報保護法の理解
② 自院における個人情報保護法への対応
　　情報収集
　　組織体制構築
　　諸規程整備
　　職員教育・研修
③ 患者・家族への周知
　　案内掲示
④ 患者・家族からの開示請求，要求，質問への対応

4.10 情報システムの運用

4.10.1 情報システム開発・導入に関する基本的考え方

情報システム開発・導入に関する基本的考え方[99]は，目的志向すなわち運用重視である．現在実施している業務及び近い将来実施を予定している業務を，遂行あるいは支援する機能があることは当然である．それに加えて重要なのは，使いやすいことである．しかし，実際には，機能がある，できるという場合でも，やればできるという意味であって，医療従事者の業務の流れを阻害する情報システムが多い．

現在の業務及び今後実施したい業務が運用できる情報システムであれば，それを使用あるいは改良する．運用可能な既存の情報システムがない場合には，新たに共同開発することが必要になる．

情報システム構築には，これでよいということはなく，継続的な改善が必要である．社会制度，医療制度，人々の価値観の変化に対応できる情報システムでなければならない．

4.10.2　情報化の経営への貢献を判断する視点

情報化の経営への貢献を判断する視点は，以下のとおりである．
① 業務の運用が楽になるか
② 医療の質向上に役立つか
③ データを効率的，効果的に活用できるか
④ 継続的改善，業務革新に役立つか
⑤ 会議・教育・研修等に活用できるか
⑥ 収益増・支出削減に役立つか

その前提として，当然，費用対効果がよいことがあげられる．

電子カルテに関しては，全日本病院協会が実施したアンケート調査結果でも，多くの病院の実績からも，費用対効果の点からは貢献するとはいえない．電子化加算も砂漠に水を垂らすかのようであり，短期的には経済的にあわない．

しかし，業務の標準化と情報共有による，質向上，効率化，業務革新，将来構想の戦略的布石という観点からは，大きく貢献する．むしろ，必要不可欠といえる．

マン・マシン・インタフェースやマン・アプリケーション・インタフェースが未成熟であり，使い勝手が悪く，不満や改善要望が多い．不満解消，要望を実現するために，改良，共同開発あるいは独自開発が必要になる．要求水準逓増の法則・満足度逓減の法則（図3.3参照）に示すように，職員満足には至らないが，患者満足の点からは，なくてはならないものである．電子カルテを導入した病院で，更新した事例はあるが，電子カルテを廃止してもとに戻したという話は聞かない．不満はあっても，必要不可欠になっているからである．

4.10.3　情報化の経営的観点における問題点

情報化社会においては，医療分野でも情報化が急速に進みつつある．病院情報システム構築は，質向上，効率化，安全確保に必須の事項である．

病院情報システムは，部門システム，オーダリングシステム，電子カルテ等として，種々の医療用システムやアプリケーションが開発されている．しかし，情報化のための院内体制が構築できないために，情報化の目的や意義を検討しないで，システムを導入する病院が多い．結果として，途中で目的からそれて，問題なく日常業務を円滑に進めることができるシステムはないといっても過言ではない．開発側が顧客の要求を把握できず，パッケージソフトであるにもかかわらず，製品（情報システム）が，顧客（医療者側：利用者）の要求を満たしていない事例がほとんどである．したがって，情報システムと運用の食い違いを，医療者側の努力で業務のつじつまをあわせて運用しているのが実態である．

開発側が喧伝している，ソリューション（solution）とは名ばかりである．ソリューションとは，顧客の要望に応え，顧客の問題や課題を解決することのはずである．しかし，実際には，顧客の問題や課題を積み残したまま，さらにいえば，新たな問題を引き起こすことが多い．

近年，比較的容易に，医事システム，オーダリングシステムや電子カルテシステムのデータから経営指標を分析して，適時，必要な様式のデータを得られるようになった．しかし，より使いやすいデータベースの構築とユーザーインタフェースの改良が必要である．

4.10.4　病院の情報システム構築の問題点

　e-Japan 構想，u-Japan 構想のもとに，病院の情報システム構築が進められている．しかし，構想どおりには進捗していない．その理由は，費用対効果が芳しくないからである．すなわち，投入した資金，時間，労力の割に，導入の利点が少ないからである．

　医療側と開発側に，相互に不満がある．すなわち，医療側の不満は，開発側が病院の業務を理解していない，システムに業務をあわさなければならない等である．一方，開発側の不満は，病院の目的・方針が不明確であり，かつ，要望が頻繁に変わる，院内の意見統一がない等である．それぞれの立場のいい分を主張しあっても何も解決しない．開発が円滑に進まない真の原因は，相互の考え方・慣習・用語・業務を理解しない，理解する努力をしないからである．個々の案件では，双方の担当者が適切に摺合せができた場合にのみ，開発プロジェクトが成功するのである．しかし，成功したとしても，その成果が蓄積されることはなかった．

　この事態を放置することは，医療，コンピュータ産業の双方にとって好ましくない．そこで，2002（平成 14）年，"病院情報システム基本要件検討プロジェクト"を全日本病院協会の医療の質向上委員会に設置し，筆者が委員長を担当した．このプロジェクトと並行して，医療側と開発側が協力して業務フローモデルを検討する協働作業を進めた．

　"自分で考え，実践する"ことが必要である．なぜならば，"一般病院"や"普通の病院"は存在しないからである．"自院"は一つしかないからである．自院の考え・自院の戦略を確認し，自院を分析し，自院にあうようにシステムを構築しなければ意味がない．

4.10.5　病院情報システム導入が円滑にいかない理由

　病院情報システム導入が円滑にいかない理由としては下記の事項が考えられる．

　①　病院と開発側の認識及び考え方の相違

　　ⅰ）病院の要望と開発側の設計思想の相違

　　　・病院側が重視するのは，まず，運用のしやすさである．しかし，開発側では，開発や維持管理のしやすさを優先しがちである．したがって，情報システムの制約により，病院職員が求める（期待する）業務フローとは異なる運用を強いられる場合がある．

　　　・開発あるいは導入当初は，病院が求める機能が備わっており，円滑に運用できたとしても，後から運用を変更することは容易ではない．その理由は，病院側は些細な変更と考えても，開発には大きな作業が必要なことがあるからである．当然であるが，後述のように，病院側に基本の設計仕様の摺合せをする能力がないからである．

　　　・開発側は過去に開発した資産をできる限り使うことを考える．どの段階まで過去の資産を引きずるか，あるいは，どの段階で新たな開発をするかという決断すべき時期がある．費用対効果をどのように考えるかによって異なる．

　　ⅱ）両者の立場による常識，慣習，用語等の相違

　　　病院が当然と考えている事項でも，開発側ではそうではないと考えている場合が多く見られる．その反対の場合もある．また，同じ単語を用いても，両者で異なる意味で考えている場合が多くある．

　②　病院ごとの仕様変更（カスタマイズ）

　　　病院ごとに機能，規模，業務や考え方が違うので，パッケージソフトであっても，そのままでは運用できず，大なり小なり，それぞれの病院の運用にあわせたカスタマイズが必

要である．その際，あまり重要でない事項まで，自院の運用にあわせて仕様変更することは，費用と開発時間がかかるというだけではなく，導入後のシステムの維持管理費用が高くなることに留意しなければならない．特に，制度改正時に，病院独自の改変が必要になることがあるからである．

③ 病院側の情報システムに関する知識不足

　ⅰ）情報システム構築の目的が不明確

　　情報システムで何を実現したいかという目的を明確にできないからである．何をどのようにしたいかを明確にしなければ，開発側には伝わらない．また，情報システムでは，事細かにしかも明確に指示しない限り，以心伝心では動かない．人間とは異なり，融通はきかない．

　ⅱ）基本要件策定の重要性の認識不足

　　病院が，基本的要件を，漏れなく，明確に，開発担当者に示すことができないのが実態である．基本要件の策定と提示が最重要事項であるという認識が不足しているからである．

　ⅲ）基本要件は機能要件であることを知らない

　　基本要件の主たるものは，目的を達成するための基本となる機能要件である．備えておくべき基本的な機能を漏れなくあげたものである．仮に，漏れがなかったとしても，それだけでは満足できるシステムは構築できない．運用レベルでの検討を並行して行わなければならない．

④ 病院内の意思決定の不明確・遅延による，度重なる追加要望や仕様変更

　情報システムの顧客とは誰かの認識が大きな問題である．顧客（利用者）には，現場作業担当者，情報システム担当者，病院管理者（病院長），資金提供者（理事長，院長），患者等がある．現場作業担当者といっても，業務ごとに関与する職種，部署が異なるので，立場によって要求が異なる．以下に述べる病院の特性にも関係する．

　病院が組織として，どの段階でどのような方法で，意思決定するかが明確でない場合が多く見られる．

⑤ 医療の特性

　医療の特性をよく理解して，情報システムを構築しなければならない．情報システム構築に関係すると考えられる医療の特性として，以下の事項があげられる．

　ⅰ）業務が一律ではなく，患者の状態変化による変更（中止，追加，修正等）が常であり，非定型的な業務が極めて多い．

　ⅱ）多職種が多部署で，組織横断的に業務を行っている（図1.12参照）．しかも，業務を行う場所と時間が固定しておらず，常に移動する．

　ⅲ）医療制度，医療保険制度の頻回の変更への対応

　　病院情報システムの根源的な問題は，医事会計システムが制約条件であること．他の情報システムも医療制度，医療保険制度の頻回の改定に対応しなければならない．

⑥ 開発側が医療の業務の流れ，運用を熟知していない

　情報技術を熟知しない医療側の要望をそのまま聞いて，システムを構築することがある．したがって，現状や要求事項の把握が表面的になることが多く見られる．結果として，機能の一部が漏れたり，機能はあるが運用に支障が出る場合が多く見られる．

⑦ 開発効率

個々の病院向けのシステム開発は，開発会社から見ると，開発効率が悪く，対応が困難であることも事実である．

このような状況は看過できないものであり，病院団体として至急，行動すべき段階にある．

4.10.6 基本要件検討
4.10.6.1 基本要件検討プロジェクト発足

情報システム構築の諸問題を解決することは，個々の病院が対応できる範囲を超えている．病院共通の問題として，対策を立案し，解決に向けて行動が必要である．

2002（平成14）年，全日本病院協会（全日病）の理事会に病院情報システムの基本要件検討プロジェクトチームの設置を提案し，筆者が委員長を務めている医療の質向上委員会が担当することになり，同年6月から活動を開始した．

委員として，①病院：病院経営者，病院実務担当者，システム担当者，②病院管理研究者，③開発会社：システム開発会社，工業界等から就任をお願いした．

プロジェクトの意義は，情報システム利用者としての病院団体が主体となり，利害関係者が一致協力して情報システムに関する問題を解決することにある．

前述のとおり，病院情報システム導入が円滑にいかない理由は様々であり，利用者側，開発側双方に問題があり，また，双方にいい分がある．双方が主張を繰り返しても何も解決しない．そこで，関係者が協力して，問題の本質を把握し，問題を解決する方法を検討し，実践した．

4.10.6.2 プロジェクトの経過

2002（平成14）年6月，第1回コアメンバー会議で，以下の検討が必要であることを確認した．

① 病院情報システム開発・導入において必要な，各病院に共通な基本要件を策定する．
② 業務の流れにそって検討する．仕様書が作成できるまで落とし込む．
③ 規模・機能・部門による特性も勘案する必要があり，次の作業とする．
④ 作業レベルの段階では，ワーキンググループを設置して，部門ごとに検討する．
⑤ 情報システム開発・導入のチェックリストを作成する．
⑥ 情報システム開発・導入の評価基準を作成する．

病院経営の変革を3段階に分けて検討することを確認した．

第1段階は，日常業務の改善である．それぞれの部門の業務を分析して標準化を図る．

第2段階は，日常業務の効率化である．オーダーエントリーシステムなどを用いると容易に実行できる．

第3段階は，経営の変革である．単なる業務の効率化にとどまらず，再構築である．情報システムを利用した新しい発想による運営である．データベース構築によるデータマイニング等により，診療の質，経営の質の向上が達成される．患者情報を一元化して安全を確保し，パスを導入するなど患者志向の診療体系を構築する．

ガイドライン，パス，薬剤データベース，画像読影（遠隔を含む）等診療支援システムを利

用し，患者データベースの整備，診療内容の評価，パスの見直し等，他施設への速やかな紹介・逆紹介，円滑な患者の受渡しが必要である．

本プロジェクトを核として，2003（平成15）年の厚生労働省科学研究費 "電子カルテ導入における標準的な業務フローモデルに関する研究"（主任研究者：筆者）（2年間）が発足した．

4.10.6.3 標準的電子カルテ開発計画とプロジェクト

e-Japan 構想を受けて，2002（平成14）年度からの5か年計画として策定された "保健医療分野における情報化に向けてのグランドデザイン" に基づいて，厚生労働省の電子カルテの標準的モデル作成に関する事業が行われた．その事業の一つである "電子カルテ導入における標準的な業務フローモデルに関する研究" は，運用を基本とした情報システム構築の研究である．

研究の目的は，情報システムの導入をより効果的に進めるために，業務プロセスを可視化し活用する方法を研究し，病院で使用できる業務フローモデルのひな型を開発し，提供することである．また，調査により病院における情報システムの現状を把握することである．

まず，練馬総合病院の現状の業務フローを現場の職員とともに分析し（as is），それを協力していただいた5病院の業務フローと対比して，一般化した．同様に，練馬総合病院で情報システムを導入した場合の業務フローを分析し（to be），5病院の業務フローと対比して，一般化した．分析した範囲は，外来及び病棟におけるそれぞれ14，64のプロセスである．時間的制約もあり，検査・薬剤等の部門内の業務フロー分析はしておらず，次の課題とした［注：2005（平成17）年度，2006（平成18）年度厚生労働省科学研究費事業で実施した］．

この成果をもとに，『電子カルテと業務革新―医療情報システム構築における業務フローモデルの活用―』[123]（2005，篠原出版新社）として出版した．

このプロジェクトの特徴は，利用者（病院，病院団体）側が主体的かつ積極的に参画し，開発側及び研究者と協力して活動していることにある．

4.10.7 情報システム構築に関する問題解決の方法

専門家である開発側が利用者の真の要求を把握できないことが問題であるが，要求する利用者側にも，自分が何を必要とし，何を要求し，どのように表現すればよいかがわからないという問題がある．

情報システム導入における問題や紛争の発生を防止するには，詳細な契約の締結よりも，相互の状況・要望・認識・考え方の理解が必要である．そのためには，品質管理手法の一つである品質機能展開（QFD）が有用である．QFDの概要は以下のとおりである．

① 顧客の生の声である原始データを要求項目として整理し，顕在的あるいは潜在的要求（顧客要求という）を洗い出し，この中から品質に関する簡潔な表現の言語情報（要求品質という）を抽出（品質の言葉に翻訳）する．

② 専門業務を洗い出し，品質に関する簡潔な表現の言語情報（品質特性という）を抽出（品質の言葉に翻訳）する．

③ 次いで，抽象的な顧客の要求を業務に反映させるために，①で抽出した要求品質と②で抽出した技術の言葉である品質特性の関連をつける（翻訳する）．

品質特性とは顧客の真の要求に対する代用特性のことで，品質要素（品質を評価する尺度と

なり得るもの）のうち計測（測定）可能なものである．
　双方が，わかろう，わからせようという顧客志向の努力が必須である．

4.10.8　情報システムの開発・導入における病院側の役割
　情報システムの開発・導入において，病院側が明確にすべきあるいは実施すべき事項は，以下のとおりである．
　① 開発・導入の目的（自院の理念・方針・目的との整合）
　② 開発・導入の組織体制（委員会，ワーキングチーム，教育研修）
　③ 現状の把握（情報システムの現状，業務の流れ，現在の問題点）
　④ 改善あるいは解決したい事項，新たに実施したい事項の確認
　⑤ 基本的機能（基本要件）の検討……基本要件とは情報システムの用語では要求定義である．
　⑥ 仕様（ハード・ソフト）検討
　⑦ 投入可能な経営資源（資金，人材，空間，時間）
　⑧ 開発会社の調査・検討
　⑨ 予定のシステムあるいは類似のシステム導入病院の見学
　⑩ 開発会社との交渉・打合せ
　⑪ 開発会社の決定
　⑫ 具体的な要望の提示とヒアリング
　⑬ 詳細仕様（ハード・ソフト）決定
　⑭ 開発あるいは修正
　⑮ 導入前の調整
　⑯ 運用方法と操作の職員研修
　⑰ 運用の確認（シミュレーション）
　⑱ 実稼働
　⑲ 検証（不具合の記録と修正）
　⑳ 状況の変化への対応……改善の提案

4.10.9　情報システム導入事例
　一般論は抽象的であり，個々の病院に適用することは困難である．そこで，以下に練馬総合病院の事例を紹介する．それぞれの病院の理念・方針，設立母体，規模，機能等は異なっても，情報システム構築という観点からは，共通する部分があると考える．

4.10.9.1　開発・導入に関する基本的考え方
　情報システム開発・導入に関する練馬総合病院の基本的考え方は，医療の質向上を目指して，①職員の意識改革，②情報の共有，③情報の統合を段階的に実施，④情報の活用を行うことである（図4.6）．すなわち，診療に関係するすべての職種・職員が情報を共有し，業務の標準化を達成することが，医療従事者の負荷軽減，診療成績の向上，安全の確保には必須である．運用すなわち業務を重視した，真に統合されたシステムの開発が必要と考える．
　留意すべき事項は，前述のとおり目的志向である．情報システムに使われるのではなく，情

4.10 情報システムの運用

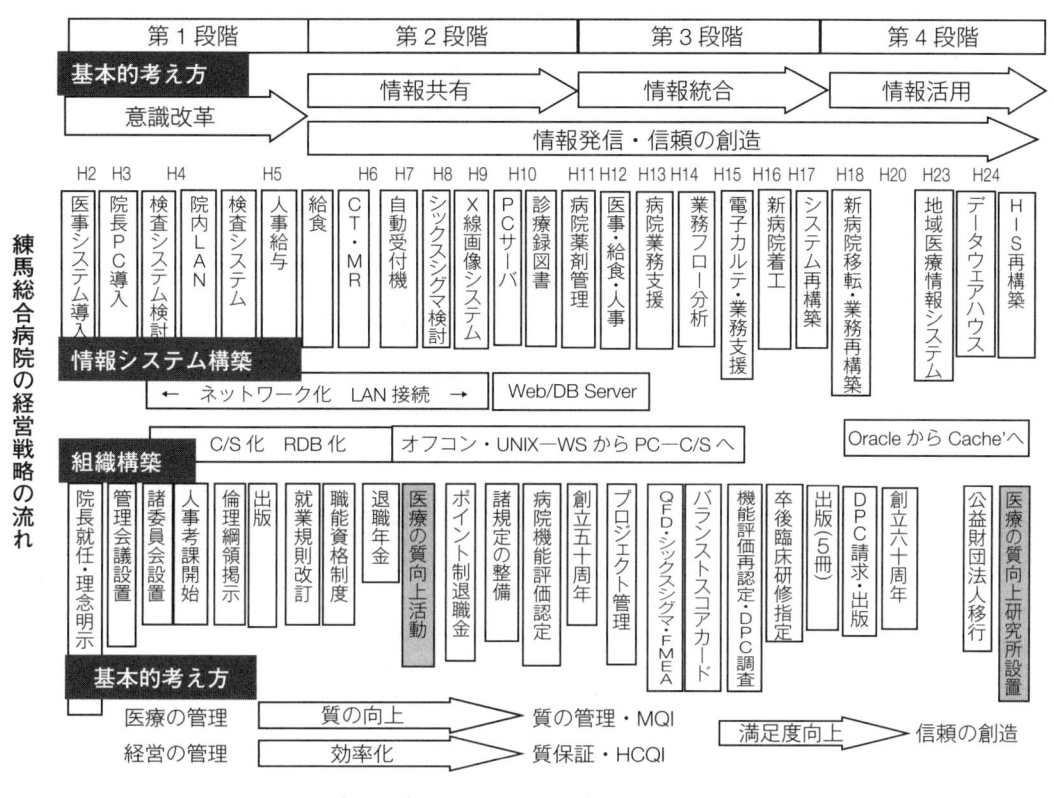

図4.6 練馬総合病院の戦略と情報システム構築の経緯

報システムを活用することが重要と考える．

情報システムを統合し，医療情報の一元化と医療の質向上を目指して，以下のように段階的に情報システムを構築することとした（図4.6，図4.7）．当院の当時の状況と社会の動向を勘案した構想である．

① 医事会計システムの更新（現行機種から新機種への移行）
② 医療情報の統合（一次）
　データベース・サーバー設置と各部門システムとのインタフェース構築
③ 医事会計システムの機能拡張（各部門システムとの連携）
④ 医療情報の統合（二次）（検索・参照機能），機能拡張（更新機能）
⑤ 医療情報の更新機能
⑥ （いわゆる電子カルテシステムを包含した）病院業務支援システムの基礎を構築

筆者が院長に就任して以来，情報システム構築が始まり，現在もその途上にある（図4.6，図4.7）．

情報システム構築には，これでよいということはなく，継続的な改善が必要である．その理由は，社会制度，医療制度，人々の価値観の変化に対応しなければならないからである．

既存の情報システムで，現在の業務や今後実施したい業務が運用できればそれを使用し，あるいは改良している．しかし，既存の情報システムでは希望する運用ができない場合には，新たに開発している．共同開発することが多くある．

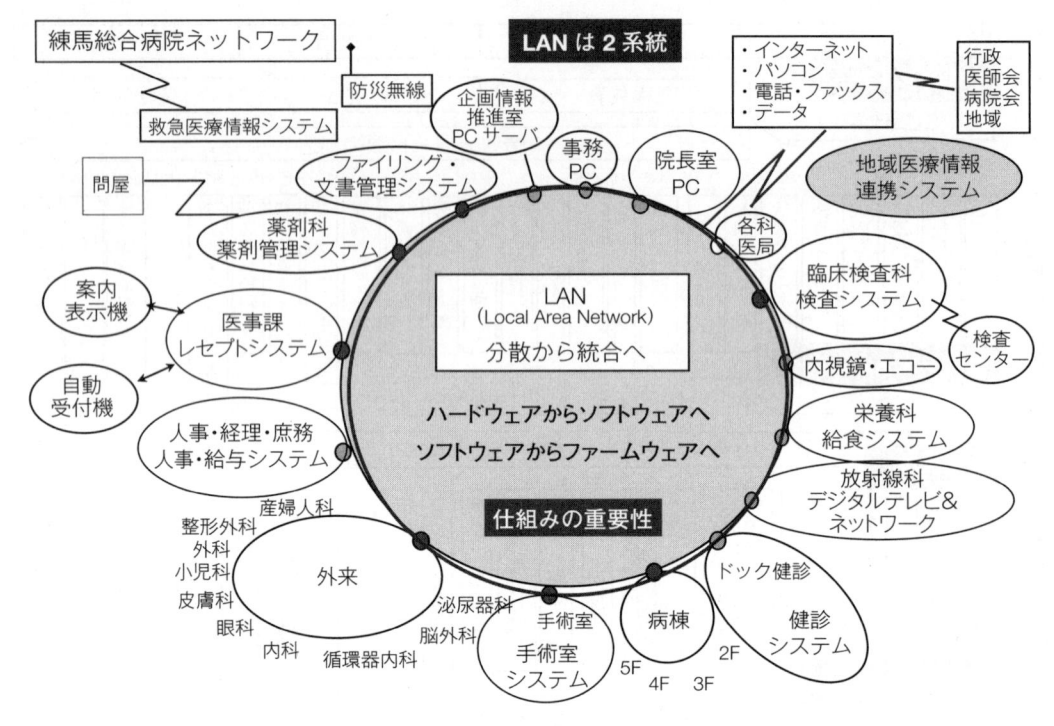

図 4.7　情報システム構築（練馬総合病院情報システム概念図）

4.10.9.2　情報システム開発・導入の経緯

当院における情報システム導入と開発の最初の例をそれぞれ紹介する．

① 当院の最初の情報システム導入は，医事システムである．

当院の情報システム導入は，他院よりも遅い1990（平成2）年であった．筆者が導入責任者を務めた．筆者は個人のパソコンを使用していたが，院内に業務用のパソコンは1台もなく，職員は全くのゼロからの出発であった．医事システムはパッケージソフトであり，カスタマイズは軽微であったことと，事前の開発会社との詳細な打合せと教育訓練を実施したことにより，大きな問題は発生しなかった．

シミュレーションでは様々な問題が発生し，また，導入直後にも多少の問題が発生したが，患者への悪い影響はなかった．開発会社が，"こんなに円滑に導入できた例はない"と驚いたほどである．職員のパソコン教育を兼ねた，徹底した事前教育の効果が大きかったと考える．事前教育が，問題点の発見に繋がったからである．

② 最初の情報システム開発は，臨床検査システムの開発である．

医事システム導入の翌年（1991年）3月，経営難の中，筆者が院長に就任した．6月に，臨床検査技師長の提案を受けて，臨床検査システムの導入を検討した．この段階では，開発することは考えていなかった．

検査システムを導入すること自体も重要であったが，むしろ，システム導入を通した，組織の活性化が主たる目的であった．経営不振で，自信を喪失し意気消沈している職員に，システム導入を成功させて自信をもたせることが目的であった．

もちろん，業務の効率化，経費節減を達成することは当然のことである．

複数の会社のシステムを検討したが，システム自体の基本的考え方が優れていることと，

開発会社のトップと懇談し，理念の共有を図れたことが，開発会社の選定理由である．すなわち，バッチ処理による緊急検査という考え方ではなく，検体到着順に検体を流すという考え方，数十枚あった検体検査依頼伝票を1枚に集約できること，そして，検査項目のセット化が診療科単位，医師単位で自由にできること等であった．

4.10.9.3　共　同　開　発
①　共同開発とは
共同開発とは，情報システムの設計・開発に関して，病院の職員と開発会社が共同して開発することである．開発経費の分担，著作権，販売権，使用権の帰属等は契約書に明記する．

共同開発は，病院と開発会社が相補的であり，双方にとって利点がなければできない．相補的とは，それぞれにお互いがないものをもっていることである．

既存情報システムのカスタマイズや，新規開発（請負業務）を委託することはあっても，共同開発する病院は少ない．しかし，システム開発において様々な問題が発生するという点では委託も共同開発も共通である．

②　共同開発における問題
臨床検査システムの共同開発を先駆けとして，今までに複数の情報システムを共同開発した．結果として，多くの問題が続出した．その原因は前述したが，できる限り稼働前に問題を洗い出して，対応している．

情報システム開発には様々なリスクがつきものである．その中でも，病院と開発会社による共同開発において留意しなければならないことは，常に，組織のトップあるいは責任者同士の意思疎通を図ることである．様々な段階で，認識の食い違いが出てくるので，各段階で合意事項の確認が必須である．また，当然であるが，現場レベルでの情報共有が重要である．

③　開発における問題解決
情報システム開発において，実稼働直前のシミュレーションは，問題発生を予見する最後の砦であり，大きな意義がある．シミュレーションでは，問題が発生しないようにするのではない．また，シミュレーションを円滑にすることを考えてはいけない．反対に，いかにして問題を発生させるか，職員やシステム開発者を困らせるかという観点でありとあらゆる非定型的な行為をすることが重要である．シミュレーションを形式的にさらっと実施することは，潜在的問題を洗い出す機会を失うことになる．

いくら詳細に行ったとしても，シミュレーションはあくまでもシミュレーションであり，実稼働時とは異なる．特に，負荷量の影響に関しては実稼働しなければわからないことがある．また，職員や開発者が当然と考えることでも，患者にとっては当然とは限らないことに留意しなければならない．知識や意識，そして，受療側と提供側あるいは開発側という立場の相違等により，考える前提条件が異なる．したがって，シミュレーションでは患者の立場で動く人の役割が極めて重要である．

当院では，シミュレーションを重視しているので，最初の医事システム導入及び電子カルテシステム導入時には，職員の1/3あるいは半分を投入した．もちろん，休診日に実施する．通常は1回で終わるが，問題点が多く出た場合には，複数回実施することがある．2006（平成18）年末の新築移転のときには，大きなシミュレーションを2回行った（詳細は文献参照）．

情報システム開発・導入において，医療従事者が苦労することはやむを得ないが，患者には

迷惑をかけないことが基本原則である．プロジェクトの中断，変更は経験したが，問題が発生して，患者に大きな影響を及ぼしたことはない．

④ 共同開発における問題発生事例

開発に苦労した例を紹介する．

a） 臨床検査システムの開発

最初の臨床検査システムの開発では，資金がほとんどないので，利用者としてのアイデアの提供と開発の場を提供するという役割を果たすことを条件に，開発会社のトップと交渉した．その約束を果たすために，筆者が全面的に開発に参画した．

臨床検査システムのプロトタイプはCOBOL言語によるオフィスコンピュータであり，検査室（部門）内で閉じたシステムであった．そこで，将来性を考慮して，オープンすなわちLAN対応容易なC言語を用いたクライアント・サーバシステムを提案して共同開発を提案し，検討した．しかし，開発費用，開発チームの編成等の課題が多くあり，最終決定するまでには様々な議論があった．その結果，C言語を用いたUNIXのクライアント・アンド・サーバ（C/S）・システムとすることが決定した．

開発開始当初は，意思の疎通，情報共有の問題を早期に発見し対応できた．

例えば，開発側から，プリンタがジャムった（何らかの理由で詰まること）場合に，プリンタを配置している部署からしか確認できない．システム上無理であるという説明があった．しかし，筆者が，そんなはずはないと再検討を要求したところ，結果として，遠隔で確認できるようになった．

b） 薬剤システムの開発

当院では，他部門も含めてオーダリングの経験はなかったが，薬剤システムの構築を計画した．内服・外用・注射オーダー，監査，実施，薬歴管理，在庫管理を含むシステムである．薬剤システムの中でも，最も困難と考えられる病棟薬剤システムを選択した理由は，ⅰ）他によいシステムがないので，ⅱ）一番困難なシステムを開発できれば，他は資金ができた段階で導入は容易であり，ⅲ）共同開発をする意味があるからである．

外来の薬剤に関しては，医事システムはCOBOL言語によるオフコンで，機能に制約があり，LAN対応に更新しなければならない状態なので対象外とした．更新を予定していたが，間に合わなかった．

薬剤システムは，全くゼロからの新規開発であり，また，筆者が全面的には参画できなかったので，意思の疎通が不足し，思わぬ問題が頻発した．

基本要件（機能）は満たしても，運用上の問題があった例をあげる．

・処方指示の変更が可能という説明があったが，変更する方法が複雑である．
・入力した結果を確認する場合に，画面を切り替えなければならない．
・処方指示を一覧できるが，インラインで入力・変更できない．

c） 電子カルテの開発

電子カルテを段階的に開発・導入した．その理由の第一は，既に導入している情報システムを更新するのかバージョンアップするほうがよいかという判断と，資金的問題である．当初は，データの2次利用と地域連携まで包含したシステムを開発する予定であった．しかし，小規模の開発会社であり，種々の障害が発生して，開発が途中で頓挫した．

単年度予算の厚生労働省の補助金を利用したために，3月末までに稼働することが厳しい制

約条件となった．年度の中途から，開発会社を変更し，地域連携を除くなど開発範囲も縮小しなければならなかった．しかし，職員と開発会社の猛烈な作業のおかげで，無事，年度末の3月までに，電子カルテを稼働することができた．

最短新記録ではないかといわれた．前述の開発経験とMQI（医療の質向上活動）による業務フロー分析があったからである．

⑤ プロトタイプとβ版

プロトタイプ（正式版の一部の機能を備えたもの）あるいはβ版（他の開発途上版と比べて重点的にバグを解消して，正式版の機能を一通り備えたもの）を作成して関係する職員に確認を求め，それに関して職員から問題提起がなかったにもかかわらず，正式版導入後に，多くの問題点の指摘があった．

職員は正式版でないと，本当に運用するという気持ちになって検討してくれない．正式版でも，実務で使わない限り，ありとあらゆる状況を試してくれないのである．シミュレーションが必要な理由である．

⑥ 開発会社と下請け会社の関係

開発会社の規模にかかわらず，受託した会社だけで開発できることはないと考えたほうがよい．病院と開発会社との関係においてさえ，意思の疎通がままならないのであるから，下請け会社や孫請け会社が入れば，さらに，問題が発生しやすくなる．

実際に，開発会社と下請け会社の間で問題が発生し，下請け会社が変更され，開発をやり直すこともあった．しかも，新旧の下請け会社間の引継ぎが十分ではなく，確認作業が大変であった．

重大な意思決定が必要な問題が発生する都度，開発会社の責任者と協議し解決を図った．

4.10.10 情報活用のための組織構築

情報を活用し質を向上するために，組織革新の一つとして，以下の機能をもつ部署を設置することが有用である．その業務は固定的ではなく，プロジェクト等ごとに，職種・部署横断的なチームを作って柔軟に対応することが肝要である．

① 企画情報推進室：組織横断的なプロジェクトや医療の質向上活動（MQI），研究会事務局，非定型業務，職員への情報リテラシー教育・啓蒙活動を推進．
② 医療情報管理室：医療情報の整備と有効活用のため，医事・会計・人事情報だけではなく，医療情報を包括的に管理．
③ 質保証室：総合的質経営の基盤整備，内部顧客の支援，外部顧客の要求事項の把握と対応，質保証に関する包括的な業務を担当．

練馬総合病院における情報システム構築の事例を図4.6，図4.7に示した．

4.10.11 今後の課題

情報化の重要性は，増大する一方である．しかし，情報化には解決すべき課題が多くある．目的に合致しない情報システムを開発あるいは導入し，制限が課せられ，運用をシステムにあわせているのが実情である．期待した成果が得られない，あるいは，費用対効果が十分ではないという不満もある．

情報化の意義と業務革新の経営的観点における問題点，今後の課題は次のとおりである．

① 情報化の意義を理解しないまま，システム導入を目的にする病院が多い．
情報，情報化，情報技術に関する教材と教育研修プログラムの開発が必要である．
② 情報化のための院内体制が構築できない，あるいは不備がある．
病院側に役立つシステム導入及び開発の組織体制作りの手引きが必要である．
③ 当初は，情報化の意義や導入の目的を理解していたが，途中で目的からそれる．
システム導入及び開発の進捗管理の手引きが必要である．
④ 医事システムやオーダリングシステムから経営指標を分析するにとどまる．
必要なときに必要な様式のデータを得られる，データベースの構築が必要である．

これらが解決できれば，病院経営者は，情報化が経営に大いに貢献したといえるであろう．

筆者らは，全日病に医療情報基本要件検討プロジェクトを設置し，開発側との共通の考え方・共通用語の基盤整備のために，厚生労働省科学研究費事業として，標準的電子カルテのプロジェクトを行っている．実際の病院における業務フローを分析し，それを一般化した業務フローモデルを作成し，その成果を出版した[123]．これを参考にして，業務を分析し，それぞれの病院に適した情報システムを構築していただきたい．

4.11 TQMの一環としての安全確保

4.11.1 医療の安全確保は質向上から

医療の安全確保[124]は，社会の強い要請である．近年，行政及び医療機関は，事故（ヒヤリ・ハット）報告収集と事故対策委員会設置を強く推進している．これらの活動は，事故発生後の対応や処理に追われる傾向がある．すなわち，リスクマネジメントの一部としての，訴訟対策，刑事訴追免責を条件のヒヤリ・ハット報告収集，事故防止対策委員会設置，賠償責任対策等が前面に出ており，医療安全確保という視点での検討が求められている．

4.11.2 他分野から学ぶべき事項

一般産業界，特に，電気・航空業界に学べという声が多い．学ぶべき内容は何かをよく考えなければならない．原発事故・航空機事故はいまだになくならない．原子力研究者の高木仁三郎は，著書『原発事故はなぜくりかえすのか』で，"技術が本来持っている公的な性格に立ち返り，安全はその中に当然に含まれるという視点から，システムとしても個人としても出発してほしい"と最期の言葉を遺している．日本航空で事故防止にあたった佐久間秀武は，航空機事故も一定程度からは減らないということを学べといい，ジャンボ機機長の杉江弘は，著書『機長の告白 生還へのマニュアル』で，急いだり，焦って起きる"ハリーアップ症候群"は事故防止の重要項目であり，人的要因による事故はコックピット内の人間関係が大きな要因であって，解決方法として，CRM（Cockpit Resource Management）を紹介している．また，日本航空操縦士協会の池内宏は『航空機事故の過失理論 改訂版』において，デッカー（Sidney Dekker）が『Just Culture（ヒューマンエラーは裁けるか，芳賀繁訳）』において，責任追及ではなく，原因分析と再発防止が重要であることを強調している．これらの，他産業界における試行錯誤こそ学ぶべきである．

4.11.3 質管理と安全管理

To Err is Human[125]というまでもなく，人間は，思い込み・勘違い・物忘れをし，過誤を犯す．過誤や事故をなくすことはできないが，減少することはできる．一方，人間の犯した小さな過誤だけで大事故が起こらない仕組み（フェールセーフ）を構築することが，真の安全対策である．

医療機関が事故防止・安全対策を実施しても，その実効があがらない理由は，①医療事故防止対策委員会設置という形式主義，②個別の問題としての対応，③一部の職員あるいは一部の部署の努力に終始していること，④具体的な改善の手法を知らない等である．

組織的に医療の安全確保に取り組むためには，品質管理の考え方や手法が有効である．品質管理に，三現主義という用語がある．現場で，現実に，現物で行うことである．空理空論ではなく，実務として行うことが重要である．組織をあげた質重視の経営，すなわち，総合的質経営（TQM）が有用である．その手順は，①組織の理念，目的，目標を明示して，②業務遂行能力のある職員に，③役割，責任を認識させ，④権限と必要な資源や場を提供し，⑤安全かつ効率的に実施できるような，作業の仕組みを準備し，⑥結果を評価し，⑦標準化し，⑧教育をすることである．

安全文化の醸成が必要であるが，他産業あるいは他院の仕組みをそのまま借りても，効果はあがらない．文化とは組織の努力や経験（失敗への対応も成功体験も含めて）の蓄積であり，その組織（集団，団体や医療機関）に特有のものである．安全文化はそれぞれの産業や各医療機関が自らが作りあげなければならない．

医療の安全確保のためには，医療の質向上の観点からの取組みが必要である．医療機関が組織として，医療事故防止・安全確保に真剣に取り組むことと並行して，医療従事者個人の意識と能力を向上させることも必要である．

4.11.4 医療は不安全・危険行為である

日本消化器外科学会特別企画（2001年）の医療過誤に関するパネルディスカッションで，不確実性や不可知論に逃げてはいけないと発言する演者がいた．筆者は，医療では，不確実性や非定型業務が常であること等を前提に議論することが必要であり，不確実だから事故が起きても仕方がないということではなく，むしろ，不確実だからこそ，より安全確保の努力が必要であると述べた．確実だ，わかりきっているという思い込みや奢りこそが問題である．さらに，医療事故の発生ではなく，むしろ，その背景に問題がある．不確実性とリスクの概念が医療者にも国民にも理解されていないことが問題である．元来，医療は，個別で，多様で，不具合のある患者に対して，即時に決断し，侵襲を与える行為の連続である．すなわち，対象の現状と真の要求を把握（診察，検査）して，問題を発見（診断）し，対策を立案（治療方針決定）し，対策を実施（治療）し，その経過や結果を評価するのである．その経過においては，追加，中止，分岐，後戻り，変更や修正がある．

病院内での患者の死亡や急変は，過誤の有無，理由のいかんにかかわらず，異状と判断する人がいる．リスクとは，危険な状況下で起こり得る障害または健康障害の可能性とその程度の組合せをいう（旧定義）．安全とは，受入れ不可能なリスクがないことである．いい換えれば，リスクが許容範囲であることをいう．主語が誰か，どのような状況かによって，許容範囲が変わり，相対的なものである．医療とは，元来，リスクを伴う行為であり，予測の範囲内

の合併症，併発症，あるいは，死亡は異状とはいわない．事件のおそれがない場合に，警察に届け出るという考え方こそが異状であろう．隠蔽をなくすためには事故調査機関を第三者機関として設立し，被害者救済のためには，無過失賠償保険制度の創設と裁判外紛争処理機関（ADR）の設立が望まれる．

4.11.5 安全と事故

物事を考えるときに，その反対語は何かを考えると明確になる．安全の反対語は事故ではない．安全とは事故がないことだけではなく，事故がなく，かつ，不安がないことである．すべてにおいて安寧であること，安心できることである．つつがないことである．

したがって，安全確保とは，事故対策だけではないという認識が重要である．医療事故（防止）対策ではなく，医療安全推進，医療安全確保という考え方が必要である．各医療機関や病院団体でも，医療事故（防止）対策委員会から，医療安全推進（確保）委員会と改称する組織が多くなった．

4.11.6 危険とは

組織とは，自立的，有機的，継続的に活動するものである．向上心をもって活動することは，物事を変える，変化を起こすことである．それは周囲との摩擦や軋轢を生じる．現状維持，安定を図れば危険がないということではない．自分や自組織が変化しなくても，環境が変化するからである．望むと望まないにかかわらず，変化が起こる．このときに予定外，予想外の事態がしばしば発生する．これを危険（性）あるいはリスクという．不都合な結果になることを，事故あるいは障害の発生という．リスクとは確率の概念である．いつ起きるか，特定の時期，場所，対象は確定できない．

リスクとは，障害または健康障害の可能性（確率）とその障害の程度の組合せと定義されていたが，ISO 31000 の 2009 年改正では，"目的に対する不確かさの影響"に改正された．旧定義のほうが受け入れやすいと思うのは筆者だけではないだろう．

4.11.7 組織事故

原子力発電，鉄道，ロケット，食品，医療などの事故では，管理責任者が謝罪した．報道は異口同音に，組織（管理）に問題があるとしている．事故数が急増したのではなく，技術と機器の高度化・複雑化・広域化・高速化により，大事故（薬害，汚染など）や大災害の件数が増加したといえる．組織に影響する事態を組織事故という．複数の原因が複合することが多い．不可能であったこと（宇宙開発，適応ではなかった状態の患者の治療など）が可能になり，リスクが高くなった．

4.11.8 事故は起こり得るものである

不確実性が医療の特徴であると述べた．しかし，医療において，事故はあってはならない，起こしてはならないことという考え方が強くある．したがって，医療事故対策といいながら，犯人探し，責任追及が行われている．未然防止の努力は必要であるが，事故をなくすことはできない．可能性（リスク）を少なくすることしかできない．過誤や事故が発生した場合に，被害を最小限にする努力が必要である．

4.11.9 安全確保は当たり前品質

医療において，安全確保は，重要であるというよりも，必須の事項である．安全は当たり前品質であるという認識が必要である．

当たり前品質と考える理由は，
  ① 医療を受けることが贅沢であった時代から，当然の権利となったことと，
  ② 医学・医療が進歩し，高度先進的な医療を受ける権利があるだけではなく，
  ③ 診療の経過や結果においても最善を期待する権利がある，
と国民が期待するようになったからである．

一方，医療制度，医療保険制度などの制限の中では，投入できる資源に限りがある．どの医療機関でも，すべての患者に対し，常に，最高かつ最善の医療を提供することは困難であるという現実もある．

この，期待と現実との食い違いが大きな問題である．この食い違いを是正しない限り，患者のみならず医療従事者の不満や不安は解消しない．また，紛争の誘因でもある．

したがって，何が当たり前なのか，そのためには何をするべきか，誰が，何を，どの程度負担するのかなど，を摺り合わせる必要がある．負担とはリスクを引き受けることである．

4.11.10 安全確保は経営の重要課題である

安全確保は，あらゆる分野，産業，企業，組織にとって，リスクマネジメントの最大かつ重要な課題である．安全第一（safety first）といわれるゆえんである．

安全確保は，医療機関の機能，規模には関係なく重要である．また，医療機関内のすべての部署にかかわる事項であり，医療提供のあり方が問われることになる．各医療機関の取組みが評価され，医療機関が生き残るために重要で深刻な問題である．

4.11.11 安全確保の取組み

各病院，各病院団体及び医師会に，医療安全対策委員会が設置され，安全確保に向けて検討が進められている．東京都病院協会では，講演会，研修会などを実施し，また，医療従事者が職場で使えるように，2001（平成13）年に『医療安全対策ノート』を出版した．

多くの医療機関で，委員会を設置しているが，事故報告を収集するにとどまるところが大部分である．収集した報告書を分析して，改善にまで取り組む病院は少ないようである．

組織横断的に，改善・質向上の努力をしない限り，根本的な解決にはならない．品質管理の考え方や手法を導入することにより，改善と質向上がなされ，結果として事故の未然防止，安全の確保が達成される．全職員が柔軟な対応，発想の転換をしない限り，未然防止はできない．また，個人や部署ごとではなく，組織的取組みが必要である．総合的質経営（TQM）の重要な部分である．

未然防止は，①危険・事故の予測及び予知（情報活動），②危険・事故の防止または回避，③危険・事故対処と拡大防止，④危険・事故の再発防止，の4段階のすべてを検討することで達成される．

制度や個人に起因する事態を組織の問題とする場合が多く見られる．組織管理はもちろん重要であるが，個人の認識，態度，技能，注意力，問題対応力も重要な課題である．ポカヨケの仕組みが必要であるが，高度化・自動化・機械化・分業化が進めば進むほど，人間の注意力が

必要になる．非定型処理，例外処理は人間にしかできないからである．

4.11.12　安全確保と質管理の導入

安全確保には，質管理の考え方，つまり，重点志向，三現主義，5ゲン主義などが有用である．

事故報告の収集も重要であるが，収集したデータをいかに活用するかのほうが重要である．しかし，多くの病院では，活用方法がわからず放置していたのが実情であった．そこで，病院団体として，講演会や講習会を開催している．四病院団体協議会は 2003（平成 15）年から医療安全管理者養成講習会を開催し，医療安全管理者を養成し，認定書を授与している．このプログラムの特徴は，質管理の考え方と手法を理解し，実践能力を習得することを主な目的としていることである．すなわち，4日間の講義を踏まえて，2日間の演習を行う計6日間のプログラムである．そのうえで，自院に戻って，安全管理の仕組みを院内に作り，運営し，演習で習得した RCA（Root Cause Analysis，根本原因分析）と FMEA（Failure Mode and Effects Analysis，故障モード影響解析）を実際に自院で行い，報告書を提出した人に，アドバンスト・コース（RCA・FMEA 演習）の受講資格が与えられる．継続的な研修が重要である．

4.11.13　行政の取組み

厚生労働省は，2001（平成 13）年を患者安全推進年とし，医政局に医療安全対策推進室を設置し，患者の安全を守るための医療関係者の共同行動（Patient Safety Action）として，総合的な医療安全対策を推進した．

医療安全対策検討会議

医療安全対策の企画，立案及び関連事項に関する審議を行い，医療安全の推進を図ることを目的として設置されました．中長期的かつ体系的な医療安全対策の全体構想（グランドデザイン）の策定などに向け，検討を行っている．

ヒューマンエラー部会で，医療機関の人的または組織的要因にかかわる安全管理対策に関する事項を審議し，医薬品・医療用具等対策部会で，医薬品，医療用具などの物の要因にかかわる安全管理対策に関する事項を審議している．2005（平成 17）年4月，ヒューマンエラー部会と事例検討作業部会とを再編改組した．

取組みの概要は以下のとおりである．
- 医療事故防止関連マニュアルの作成及び周知徹底
- 特定機能病院の安全管理体制の強化
- 医療安全管理体制確保に関する調査研究
- 医療関係者らへの周知徹底
- 医薬品・医療用具等関連医療事故防止システムの確立

これまでに，下記の報告書が出されている．
- 患者誤認事故防止方策に関する検討会報告書（平成 11 年 5 月）
- リスクマネージメントマニュアル作成指針（平成 12 年 9 月）
- 安全な医療を提供するための 10 の要点（平成 13 年 9 月）
- 医療安全推進総合対策（医療安全対策検討会議報告書，平成 14 年 4 月）
- 医療に係る事故事例情報の取扱いに関する検討部会報告書（平成 15 年 4 月）

- 報告を求める事例の範囲について（平成 16 年 10 月）
- 今後の医療安全対策について（医療安全対策検討ワーキンググループ，平成 17 年 5 月）（医療安全対策検討会議，平成 17 年 6 月）

2005（平成 17）年 6 月の医療安全対策検討会議の報告書では，患者，国民との情報共有や患者，国民が主体的に医療に参加することを求めている．

- "業務指針及び養成のための研修プログラム作成指針—医療安全管理者の質の向上のために—"（平成 19 年 3 月）
- "集中治療室（ICU）における安全管理について"，"集中治療室（ICU）における安全管理指針"，"重症患者のうち集中治療を要する患者の安全管理指針"（平成 19 年 3 月）
- "診療行為に関連した死亡に係る死因究明等の在り方に関する検討会" を設置（平成 19 年 10 月）
- "医療の安全の確保に向けた医療事故による死亡の原因究明・再発防止等の在り方に関する試案—第三次試案—"（平成 20 年 4 月）
- "医療安全調査委員会設置法案（仮称）大綱案"（平成 20 年 6 月）
- "医療の質の向上に資する無過失補償の制度等のあり方に関する検討会" を設置（平成 23 年 8 月）
- "医療事故に係る調査の仕組み等のあり方に関する検討部会" を設置（平成 24 年 2 月）

医療安全支援センター総合支援事業

2003（平成 15）年度から，患者サービスの向上などを目的に，医療安全支援センターが都道府県や保健所設置市区などに設置されている．

医療安全支援センター総合支援事業は，相談困難事例などに対応する知識，能力を有する専門員を養成するとともに，全国の支援センターが収集した相談困難事例を調査，分析し，医療安全支援センターや医療機関において，有効に活用できる形で情報提供するなどの事業を公益財団法人日本医療機能評価機構に委託することにより，医療安全支援センターの業務を総合的に支援するものである．

医療事故防止センター

医療事故情報収集等事業として，医療事故の発生予防・再発防止のため，第三者機関である日本医療機能評価機構において，医療機関などから幅広く事故に関する情報を収集し，総合的に分析して，その結果を公表している．

4.11.14 諸外国の取組み

近年，急速に，世界各国が重要かつ戦略的課題として，医療の安全確保に取り組んでいる．米国の取組みが大きな運動となり，世界各国に広まりつつある．

医療事故データ収集と研究報告

米国では 1970 年代から，医事紛争が増加し，医療過誤保険が危機に瀕した．その反動として，防衛医療の傾向が進んだ．しかし，医療事故は減少せず，医療事故に関する診療記録監査による患者有害事象疫学調査研究報告（Brennan, T.A., Leape, L.L., Laird, N.M., et al.: Incidence of adverse events and negligence in hospitalised patients: Results of the HMPS I. *New England Journal of Medicine*, 324:370–376, 1991）が契機となり，また，医療ジャーナリストが，がん化学療法剤の 4 倍量投与で死亡したダナ・ファーバー事件（1994 年）が大

きな問題となった．

米国医学院（IOM）報告書

1998年，医療の質を点検して，10年間でその質を向上させるために，米国医学院（IOM：Institute of Medicine）に米国医療の質委員会（Committee on Quality of Health Care in America）が設置された．1999年11月，委員会は極めて衝撃的な報告書『To Error is Human』（人は誰でも間違える）を公表した．

AHRQ

上記報告発表の1週間後の1999年12月6日には，クリントン大統領の署名を得て米国保健社会福祉省（HHS：Department of Health and Human Services）の下部組織として，医療質研究調査機構（AHRQ：Agency for Healthcare Research and Quality）が設立され，QuIC（Quality Interagency Coordination Task Force）に60日以内に報告書提出を求めた．AHRQの目的は，患者や医師，医療界のリーダーや政策立案者に，証拠に基づいた科学的な情報を提供するとともに，患者の安全と質向上に何が有効で何が無効なのかについて科学的な情報を集積することである．

AHRQは患者に向けて，"医療事故を予防する20の秘訣"を公表している．その20とは以下のとおりである．

1. 事故を防ぐ最もよい方法は，あなた自身が診療チームの一員となることである．
2. あなたが服用しているものはすべて医師にきちんと伝える．
3. あなたのアレルギー歴と，薬の副作用歴も，きちんと伝える．
4. 医師が処方を書いたとき，それがあなたにも読めるかどうかを確認する．
5. 処方薬が手渡されたとき，その薬の内容について，自分が理解できるまで必ず聞く．
6. 薬局で薬を手渡されたとき，それがあなたの主治医が出したものかを確認する．
7. もし薬のラベルに印刷されていることがわからなかったら，ためらわずに聞く．
8. 水薬をもらった場合は，薬剤師に一番よい測り方を聞く．
9. 処方された薬の副作用の可能性については，紙に残してもらう．
10. もし選べるのなら，あなたと同じ治療や手術が多く行われている病院を選ぶ．
11. 入院中は，あなたに直接手を触れる職員に，手を洗ったかどうか聞く．
12. 退院間近になったら，医師に自宅での療養法について聞く．
13. 手術を受けるときは，あなた自身・紹介医・執刀医のすべてが，その内容について同意し，手術で何がなされるのかを確認する．
14. もしもわからないことがあったら，大きな声で聞く．
15. 入院したら，主治医や他の担当者が誰であるかを確認する．
16. あなたにかかわるすべての職員が，あなたの病状を把握しているかを確認する．
17. 同席している家族か友人に，あなたの助けとなる代理人になってもらう．
18. "もう少し何とか"というのは，必ずしもよいことではない．
19. 何か検査を受けたときには，必ずその結果を聞く．
20. 医師や看護婦への質問や，他の信頼できる情報源から，自分の病状について学ぶ．

1995年から，JC（The Joint Commission）による，ニアミス（ヒヤリ・ハット）報告と警鐘事例報告（センチネル・レポート）が始まり，2003年からは全米患者安全目標（National Patient Safety Goals）を毎年設定している．

2001年，IOMは報告書第2弾として，『Crossing the Quality Chasm』（質の谷間を越えて）を公表した．21世紀の医療システムが達成すべき目標は，①安全性，②有効性，③患者志向性，④適時性，⑤効率性，⑥公正性であり，それを達成するための課題は，最善の診療に基づく医療プロセスの再設計，臨床情報へのアクセスの改善と臨床上の意思決定支援における情報技術の活用，知識と技能の運営管理，有効なチーム医療体制の開発，患者の症状，提供するサービス，療養環境の変化を超え，連携のとれた一貫性のあるサービス供給の維持・継続，質改善と説明責任のための業績及び成績評価の導入であるとしている．その結論は，TQMが必要であるという内容である．

退役軍人省医療局患者安全国立センター（Department of Veterans Affairs, Veterans Health Administration, National Center for Patient Safety）における患者安全の取組みは先進的である．

米国で"Sorry Works"運動が行われている．医療事故発生時には，まず共感を表明（sorry）し，徹底した調査と情報開示を行い，必要な場合には謝罪と補償をする一連のプロセスをいう．

全米品質フォーラム（NQF：National Quality Forum）

NQFは，医療業界における患者保護と品質に関する大統領（すべての米国人のためのよりよい医療，米国）の諮問委員会によって1999年10月設立されたNPO法人である．標準化された成果測定の評価と承認に関する民間部門の基準設定団体である．

以下の三つのミッションに基づいて活動している．

① 成果向上のための国家優先事項と目標に関する合意形成と，目標達成するための協同作業．
② 成果を測定し，広報するための国民的合意基準を支援し，
③ 教育とアウトリーチプログラムを通して，国家目標の達成を推進する．

NQFのビジョンは，以下のとおりである．

① 安全で，効果的で，患者志向の，適時に，効率的，かつ公平な医療を達成するために国家の優先事項と目標を設定するために重要な公共及び民間部門のリーダーを招集する．
② NQF・承認基準は，米国における医療の質と効率の報告に使用する主要な基準になる．
③ 主要な推進力と医療の質の継続的な質向上のファシリテーターであること．

深刻な有害事象の評価測定に役立つ報告書式であるSRES（報告義務のあるイベント，Serious Reportable Events）を設計した．

オーストラリア

オーストラリアの医療制度は州により異なり，各州が病院の基礎データを収集しており，このデータから自己分析が可能となっている．また，民間のオーストラリア患者安全基金（APSF：Australian Patient Safety Foundation）による報告制度（AIMS：Australian Incident Monitoring System）があり，連邦厚生省・医療関係者や医療機関によりACSQHC（Australian Council for Safety and Quality in Health Care）が設立され，2000年7月，"Safety First"報告書を公表し，医療安全及び医療事故対策の中心的な全国組織として，質の改善，安全性の確保に関する政策提言を打ち出している．

医療事故後の対応は，患者・家族だけではなく，事故に関与した医療者及び組織にとっても重要な意味をもつことが指摘されている．オーストラリアにおいては既に事故をめぐる開示・説明のあり方について制度的な検討がされ，"Open Disclosure"運動を行っている．米国のSorry Works に対応する運動である．

英 国

英国でも，個々には，事故事例報告の収集，分析が行われていた．2000年から，NHS（National Health Service）内に国立患者安全局（NPSA：National Patient Safety Agency）が設置され，一貫した事例収集，分析が行われている．

2001年には"Building a safer NHS for patients"と題された報告書の中で政府の具体的な活動内容が示された．例えば医療事故対策として四つの方策が提示されている．

"Being Open Project"は米国のSorry Works に対応する運動である．

WHO

医療安全に関してもWHOは大きな役割を果たしている．"Wash your hands"キャンペーンは発展途上国だけではなく，先進国で現在進行中の運動である．"Clean care is safer care"（清潔とは安全のことである），"Clean hands protect against infection"（手洗いは感染を防止する）．

WHOは，2005年，医療安全に関する指針（WHO draft guidelines for adverse event reporting and learning systems）を出した．前文には診療関連死を含む医療事故報告と，それによる学習を確立し，患者をより安全にするために，作成したとある．極めて重要な指針であり，参考にすべきである．

WHOの指針の原則は以下のとおりである．

① 刑事罰を行わない—医療事故（診療関連死）の報告者は，報告をしたことにより刑罰から免責されなければならない．

② 秘匿—診療関連死の患者名，報告者（医療従事者），医療機関は決して第三者に明かされてはならない．

③ 独立性—報告システム（医療安全委員会）は，報告者や医療機関を罰する権限をもつ当局から独立していなければならない．

④ 専門家の分析—診療関連死の報告は診療関連死が起きた状況を理解でき，かつ問題となっているシステムを把握できるようにきちんと訓練を受けた専門家によって評価されなければならない．

⑤ 時宜を得た報告は，特に重大な状況であるとわかったときは，即座に分析され，いち早く情報を必要とする人々（医療従事者）に広く周知されなければならない．

⑥ システムそのものの問題の勧告—診療関連死の当事者である医療従事者の個人の能力に目を向けるのではなく，システム，過程，結果の変化に焦点をあてることが望ましい．

⑦ 反応—報告を受けた部局は，勧告を周知させることができる．関係する機関は可能な限りいつでも，勧告を実行に移さなければならない．

第5章　組織活性化の方法

5.1　人がイキイキと働ける組織

5.1.1　イキイキとした組織
5.1.1.1　イキイキとしたい

"イキイキ"は，"生き生き"，あるいは，"活き活き"と書き，活気のある様をいう．"生き生き"，"活き活き"は生きる，活きる（自動詞）の活用であり，静的な事項である．本書では，"活き活き"を活かす（他動詞）の活用と考え，動的で自他ともに及ぼす影響を意味すると考えたい．

そもそも，生きるということは，単に，首をすくめてじっと嵐が過ぎ去るのを待つ，あるいは，受動的に環境の変化に適応するだけではない．むしろ，目的を達成するために目標を定め，積極的に自分自身を変化させて，能動的に環境に作用を及ぼして活動することである．

5.1.1.2　イキイキ活性化

イキイキした組織[126),127)]とは，①イキイキとした個人や集団が組織を改善することと，②改善してイキイキとした組織にすることの両方の意味があろう．③また，個人と組織がともにイキイキとすることが重要である．にわとりと卵の関係である．どちらが先かを考えるのではなく，相互の関係にあることに気づかなければならない（図5.1）．

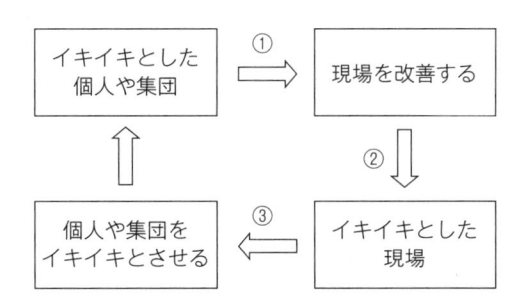

図5.1　個人と組織の活性化

5.1.1.3　人がイキイキと働ける組織の要件

人がイキイキと働ける組織の要件は以下のとおりである．
① 安心でき，信頼でき，誇りをもって働ける
② 働き甲斐がある，生き甲斐がある
③ 存在価値が認められる
④ 正当な評価を受けられる

5.1.1.4　要件達成に必要な施策

人がイキイキと働ける組織の要件を達成するため，経営者や管理職に必要な施策は以下のと

① 理念・方針・目標の明確化
② 役割・責任の明確化
③ 適正な評価
④ 適正な処遇

5.1.1.5　要件達成に必要な職員の考え方

　業務すなわち仕事において，したいことだけをできる人は少ない．むしろ，したくないことのほうが多い．好きなことでも，仕事として行う場合には，様々の制約があり，好きにできないことが多い．趣味と仕事との違いである．したがって，仕事としてどうせしなければならないことは，できるだけ楽しくしたほうがよい．一生懸命に仕事をしているうちに，楽しくなることが多い．気持ちよく働けば，成果があがり，張合いが出る．そして，仕事が面白くなる．プラスの循環である．反対に，意欲のない沈滞した個人や組織においては，負の循環になるので注意しなければならない．

5.1.1.6　全職員がリーダーである

　医療においては，医師の指示を受けて行う業務が多い．診療においては医師がリーダーシップをとるが，それぞれの担当業務においては，それぞれが交代でリーダーシップをとらなければならない．すべての職員が交代で主役になり，仕事に誇りをもつことができる（図1.13，50頁，65頁参照）．

5.1.2　組織の活性化
5.1.2.1　組織の活性化とは

　組織の定義から考えると，組織の活性化とは，組織構成員が，①組織の理念・目的を達成するために，②相互に協力して，③業務を遂行している状態である．このとき，①組織の理念・目的・方針と構成員の価値観に齟齬がないこと，②構成員同士の意思疎通がよく協力できる状態であること，③業務を遂行しやすい環境が整備されていることが重要である．

5.1.2.2　活性化の考え方

　組織の活性化には，多くの職員にイキイキと働くことができる環境の整備が必要である．いかに燃えさせるかということが問われる．日常業務において燃えることが理想であるが，そのような人や，場合は少ないであろう．燃えている人がいるとすれば，それは，燃えさせたのではなく，何らかの動機づけにより自分で燃えていると考えたほうがよい．
　理論や論理的整合性は必要であるが，同じ程度に，組織の活性化には，感性，情緒面の配慮が重要である．いわゆる人間的魅力である．また，潤滑剤となるムードメーカーの果たす役割が大きい．そのような人材のいる組織は，どんなに多忙でも，活き活きとしていることが多い．

5.1.2.3　職場の活性度

　職場の活性度は，①職場の情報共有と，②職場の創造性・生産性からなる．

①職場の情報共有には，職場の中で活発に情報交換し，業務に役立つ情報を整理し，職場内の誰でも利用できるようにすることが必要である．

②職場の創造性・生産性は，改善の風土や新しいことに挑戦する風土や仕組みがあるか，成果に向かって人材育成や業務プロセスの革新がされているかが重要である．

5.1.2.4 活性化の方法

組織がマンネリ化し停滞しないようにかきまわし，常に変化を与えることが必要である．

組織として，取り得る方法は，①組織構成員の異動（人事異動），②組織構築の変更（再構築，組織変革），③業務の再構築・業務革新，④組織横断的活動である．

①人事異動には，新規入職者募集と配置転換がある．新入職員には，新卒，他分野経験者，他病院経験者がある．新しい血の混入である．混血の意義は，純粋な組織が弱いからである．他組織や他分野の異なる経験や考え方を取り入れることで，組織内に刺激を与えることが重要である．しかし，輸血と同様に異型輸血は危険を伴う．クロスマッチが必要であり，組織構成員の摺合せが必須である．同一組織内においても，部署や職種による価値観，考え方が異なるので，組織内の異動であっても，慣らし運転・摺合せが重要である．

②組織構築の変更，再構築・組織変革には，多くの時間，費用，エネルギーが必要であるが，頻回に行うことはできない．変革の時代においては，組織再構築・組織変革が環境の変化に追いつかないのが実情である．

変革・革新は，"言うは易く，行うは難し"である．

③また，"改善と革新とは何が違うか"という疑問が湧く．革新を目指すことは重要であるが，突然，現状打破（brake through）があるのではなく，継続的改善の延長線に結果としての革新がある．したがって，組織再構築・組織変革と並行して継続的に行うべきことが組織横断的活動である．組織横断的活動には，委員会，プロジェクト，質向上活動（MQI）等がある．そして，組織横断的活動の委員や活動チームリーダーは，役職や専門技術とは別の場で指導・調整技術（リーダーシップ）を養成あるいは発揮することができる（技術均衡理論）．

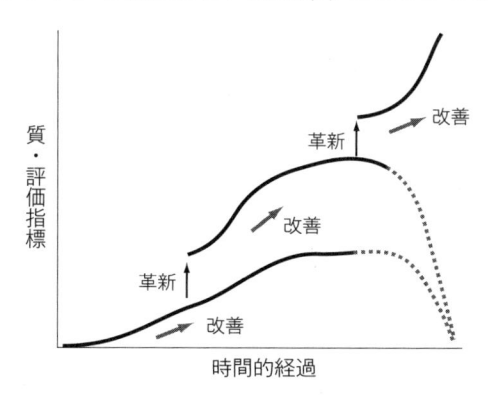

図 5.2 現状打破（改善と革新の相違）（飯田）

5.1.3 個人の活性化（動機づけ[128]）

5.1.3.1 達成感

職員が活き活きと働いてこそ，患者によい医療を提供することができる．活き活きと働くということは，所属する組織の理念に共感し，組織を信頼し，安心して働き，そこで働くことに

誇りをもち，仕事をすることに喜びを感じ達成感をもつことである．
　具体的には，
　　① 理念や夢を共有し，その夢を実現するために積極的に参画することである．
　　② 適切に処遇することである．処遇の要素とは，給与，労働条件，職制（職位），仕事の内容等である．
　　　・処遇の中でも，職員の適正配置，適材適所が重要である．適材とは，よい人材を探すだけではなく，人材を育成して，適材にするという意味がある．教育研修あるいは職能開発である．適所とは，その人材にふさわしい職場環境というだけではなく，職員がその能力を十分に発揮できるような環境を作るという意味がある．場を設定して，場を与えることが重要である．
　　　・困難な役割を与えること．すなわち，新たな職位や上の職位にあてること．あるいは，新たな業務や複雑な業務を命ずること．向上や飛躍の機会を与えることである．
　　③ 適切に評価することである．評価の表現方法はいろいろある．処遇もその一つであるが，存在価値を認めることである．筆者は，職員に，"当院には，縁の下の力持ちはいない．全職員が，プロとして，それぞれの業務において主役である．場面場面に応じてリーダーシップをとらなければならない"（リーダーシップ交代理論，図1.13参照），そして，"専門技術を磨き，管理職は管理技術を向上させ，すべての職員がリーダーシップを発揮しなければならない"（技術均衡理論，図3.2参照）と繰り返し話している．ほめること・讃えること，すなわち，他者の評価や他者からの感謝も大きな要素である．
　医療においては，患者や家族からの感謝，特に，治療の甲斐なく，結果が悪い場合においても感謝されることは，大きな褒美である．
　これらによって，達成感を得られ，活き活きと働くことができる．マズロー（Abraham H. Maslow）のいう自己実現である．

5.1.3.2　職員満足（ES）とは

　待遇や処遇がよいだけではなく，仕事に誇りをもてなければ満足はできない．
　職員満足度（ES：Employee Satisfaction）とは，練馬総合病院の経営理念にあるとおり，"職員が働きたい，働いて良かった．患者さんがかかりたい，かかって良かったと言える病院"であることである．人間は誰しも，認識欲求がある，自己実現を望んでいる．よかったと思えるのは，自分の努力や行為が認められたときである．行為をほめられ，感謝されたときに最も満足するのである．公正な評価を受けたいのである．自分が役に立った，存在価値が認められたと感じたときである．これが自己満足，自己評価である．すなわち，職員満足とは患者満足を通して達成される．

5.1.3.3　顧客は患者だけではない

　サービス業はお世話業である．医療では売買の概念はなく，提供（生産）と利用の関係である．ここでは，サービスの受け手（利用者）を顧客，客であると定義して議論を進める．
　TQC（Total Quality Control）に"後工程はお客様"という考え方がある．医療にあてはめると，患者だけではなく，病院にとっては職員，職員にとっては同僚もお客であるという考

え方である．経営者（理事長）や管理者（院長）にとって，職員は内部顧客であり，患者・家族・地域は外部顧客である．

5.1.3.4 ESと行動特性（コンピテンシー）

ESを単に満足度ととらえず，組織成果を達成し顧客満足度（CS：Customer Satisfaction）を高めるための，個人・組織・管理のコンピテンシーとして捉える考え方がある．コンピテンシーとは，業務成果に繋がる行動特性をいう．

その考え方によれば，ESとは，①仕事への取組み度合いとやり甲斐，②職場の活性度，③管理の力と上司の満足度，④制度面の支援力，⑤制度・運用の適切さで測ることのできる，職員の行動特性レベルである．

仕事のやり甲斐は，目標達成型行動特性と組織適応型行動特性で構成される．つまり，仕事を遂行するには，個人が組織にうまく適応し，チームや組織の中で個人目標を達成するのであるが，それを行動特性や思考特性の現状を把握することで，チェックする．

目標達成型行動特性は，①目標設定，②職場の満足度，③上司（管理職）の満足度，④仕事への取組み度合い，⑤仕事のやり甲斐などからなる．

組織適応型行動特性は，①環境認識力，②自己管理力，③コミュニケーション力などからなる．

5.1.3.5 職員満足（ES）と個人の目標

ESを高めるには，まず，個人が納得できる自己実現を目指した目標を設定することが必要である．目標がなければ動機づけがしにくい．そして，目標を達成するためには，個人の目標達成型行動特性，組織適応型行動特性を発揮し，チームで仕事を遂行し，情報共有に努め，創造性・生産性を高める組織行動特性が必要である．そのときに重要な要素として組織風土・職場風土がある．

個人の目標として，キャリアデザインがある．すなわち，キャリア[129]という人生における仕事の部分を構想することである．従来の大企業の終身雇用制度においては，一部の立場を除いてはキャリアを考えなくてもよかった．しかし，終身雇用制度の衰退やリストラ，倒産などによる失業の可能性が高まり，キャリアデザインの重要度が高まっている．

5.1.4 職員満足が患者満足に繋がる
5.1.4.1 患者様第一は本当か[16]

医療はサービス業であると平成8年版厚生白書でもいっている．客とはサービスの購入者である．しかし，医療では，サービスを売る・買うという概念はない．医療はサービス業であるが，"健康に関するお世話業"である．医療従事者には，売る，買っていただく，お客様，顧客という意識はない．患者も客として購入するという意識はない．医療を提供する（お世話する）・利用する（診てもらう）という関係であり，対等の関係である．

顧客満足第一，患者本位，患者中心，患者が主人公などといわれている．他人のため，患者のために見返りを求めない自己犠牲を払う人がいたり，そういう場合があることは否定しない．しかし，それは，自分自身がそうすることに満足するからである．すなわち，それは他人のためではなく，自分のためである．自主的にするからできることである．強制され，指示されてではできない．聖人君子はいざ知らず，我々凡人は，自分のために行ったことが結果とし

て他者や患者のためになればよいと考える．

患者の考えを尊重する（患者志向）ことは必要である．名前を○○さん，○○様と呼ぶことは普通であるが，医療従事者は患者様と呼ぶことに抵抗がある．患者様と呼ばせる病院がある．本当に心からそう思っているのであろうか．患者様と呼ぶように指示する病院の職員と話す機会があった．その病院の多くの職員は，必ずしも，素直な気持ちで患者様と呼んでいるわけではなく，病院の決定であるから不本意ながらそうしているとのことであった．患者様と呼ぶことが悪いとは考えていない．自らがそう思って患者様と呼ぶのであればそれでよいが，強制することには異議がある．

5.1.4.2 職員満足が患者満足に繋がる

"職員満足が患者満足に繋がる"を経営理念とする事例を紹介する．

練馬総合病院は，公益財団法人東京都医療保健協会が経営する，急性期一般の総合病院である．第2次世界大戦敗戦後の荒廃の中，1948（昭和23）年，地域によい病院がほしいと，文字どおり，地域の住民が力をあわせて設立した病院である．

筆者は院長就任時に"職員が働きたい，働いて良かった．患者さんがかかりたい，かかって良かったと言える病院にしよう"と職員に挨拶した．病院の経営理念が存在しなかったので，理事会に諮り，"職員と患者がともによかったと思える（満足できる）経営（医療）をおこなうこと"すなわち，"職員が働きたい，働いて良かった．患者さんがかかりたい，かかって良かった．地域が在って欲しい，在るので安心，と言える"病院とすることを当院の経営理念とした．

職員，患者や地域住民に，"患者満足よりも職員満足を先に考えている．職員満足よりも自己満足を先に考えている"と本音で話をしている．それだけでは，利己主義かと問われかねないので，"誰でも自分が一番大事である．職員に働いてもらわなければ院長の役割を果たすことができず，自分が満足する成果は得られない．自分のために職員を大事にする．そして，職員が喜んで働くからこそ，患者さんに喜んでいただける医療を提供できる．地域（社会）に貢献することになる．結果として，病院が発展する．私も，職員も，患者さんも，地域も満足できる．自分を大事にできない者は他人を大事にすることができない"と付け加えることも忘れない（図2.10参照）．

5.1.4.3 サービスの質は満足度

サービスの質とは，満足度であり，顧客（利用者）の事前期待と実績評価との相対的関係である．以下の式と図5.3で表すことができる．

想定内の結果
  事前期待＝実績　→　当たり前
  事前期待＜実績　→　満足
  事前期待＞実績　→　不満
想定外の結果
  事前期待≫実績　→　怒り
  事前期待≪実績　→　感動

想定する期待や実績の範囲や内容に関しては主観と客観との違いがある．また，実績（結

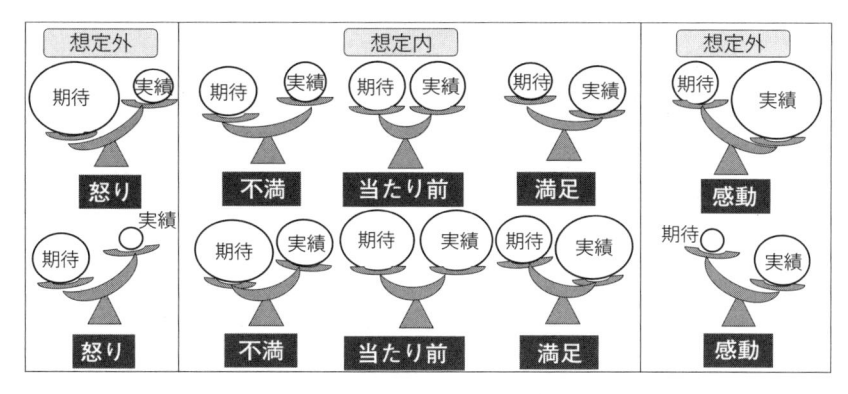

図 5.3 満足の相対評価説（飯田）

果）の評価に対しても，主観と客観との違いがある．

狩野モデル[130]の無関心品質と逆説的品質を相対評価説で表記すると，以下のようになる（図 5.4）．

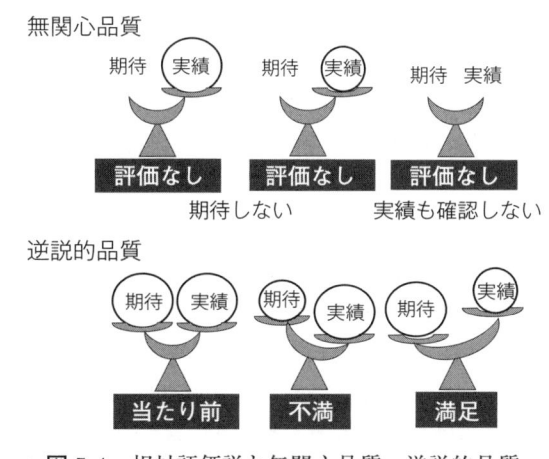

図 5.4 相対評価説と無関心品質・逆説的品質

無関心とは，当該事項には関心がなく，期待しない場合と，実績を確認（評価）しない場合がある．当初は無関心であっても，途中あるいは結果が出てから，関心を示す場合がある．

逆説的品質とは，やればやるほど不満が募ることである．顧客の顕在要求が，専門家から見ると顧客にとって不利益に繋がる場合には，専門家の務めとして顧客の利益になることを真の（潜在）要求と判断して，顕在要求に反したサービスを提供することがある．例えば，暴飲暴食し血糖調節が不良の糖尿病患者に，医師が食事制限と糖尿病薬服用を勧める．患者は好きにさせてほしいという場合がこれに該当しよう．

また，お節介，パターナリズムがあてはまる．顕在要求だけではなく，潜在要求を抽出することが重要である．病識のない患者等，顧客がその製品やサービスを望んでいない場合に，逆説的品質要素が露呈しやすい．例えば，下腿切断を要すると診断された糖尿病性足壊疽の患者が，無理やり，家族に連れられて受診し，治療の効果があり，下肢切断を回避しても，患者が満足しない場合がある．

狩野モデルでは，図 5.5 のように表すことができる．

期待，要求や実績（結果）の評価は状況や個人の考えによりそれぞれ異なる．価値観は多様

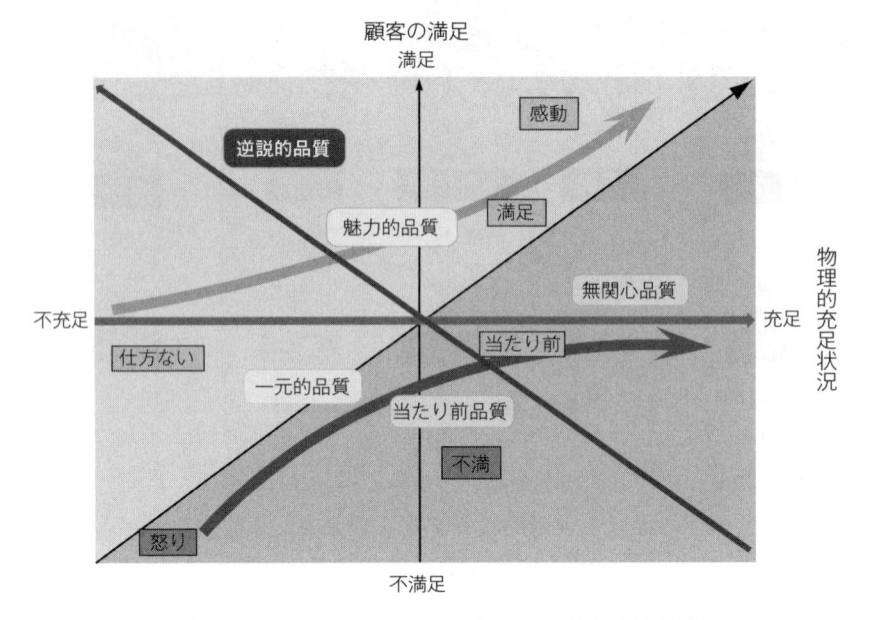

図 5.5 顧客満足と物理的充足状況の関係（狩野理論）

であり，評価の基準には個人差がある．満足は一時的であり，要求水準は限りがない（図 3.3 参照）．したがって，サービスの質は常に向上させなければならない．

5.1.4.4 夢の実現

　夢を実現するとはどういうことか．まず，①夢をもたなければならない．夢とは，単なる空想ではなく，幻でもなく，希望であり，理想であり，期待である．強い意志をもって達成しようとする"将来の現実（うつつ）"である．次いで，②実現するためには，漠とした夢ではなく，具体的に描かなければならない．描いた夢とは，実現したい具体的な物・モノ・ことの様態である．③夢を実現するために必要な事項，つまり，経営資源と解決方法を洗い出し，④一つひとつ，行動して，解決しなければならない．この際，様々な障害・障碍が発生する．問題解決とは，障害・障碍への対応でもある．

　①から④をすべて実践しなければ，夢の実現は不可能である．なぜならば，実現とは，想像ではなく，実体のある物・モノ・ことにすること，すなわち具体化だからである．

　"初志貫徹"，"初心忘れるべからず"，"継続は力なり"，"努力を続けることが才能である"，のたとえのように，あきらめずに努力を継続することが重要である．テレビ番組の"プロジェクト X"や"プロフェッショナルの仕事"を見るまでもない．

　夢を夢で終わらせず，夢の実現に向けて最も重要なことは，理事長・院長が理念・目的・目標を職員に明示することである．次いで，計画策定と実現可能性を確認することである．

　具体的には，人員確保，資金調達，計画策定であるが，理念・目的・目標との整合，資源と兼合いを検討する必要がある．将来予測も考慮しなければならない．

　プロジェクトチームのメンバー選抜が鍵である．

5.1.4.5 サンダースおじさんの教訓

　ケンタッキーフライドチキンの創業者であるカーネル・サンダース（Colonel H. Sanders）

は多くのビジネスで失敗を繰り返した．フライドチキンのチェーン展開を開始したときの年齢は50歳過ぎ，世界最大のチェーンを展開したのは60歳を超えたときである．74歳で会社を売却した後も，90歳で肺炎で亡くなるまで，白のスーツと帽子に蝶ネクタイで世界中を飛び回ってフライドチキンを普及したという．まさに，七転び八起きであり，転んでも転んでも立ちあがる勇気を教えられた．何回転んでも人生の最後に立ちあがっていれば成功といえよう．やっかみ半分に，運がよかったという批判もあるが，諦めずに夢をもち続け，実現した事実こそが重要である．特許を取得した圧力フライの原理と，独特の11種類のスパイスにより，誰にも真似のできない味を作りあげた．つまり，精神論や運だけではなく，基本となる技術に基づいた質のよさがあった．"おいしくなかったら，代金はいりません"と質保証をしたことは驚くべきことである．

5.2 組織活性化と医療の質向上活動

人が活き活きと働ける組織にする，すなわち，組織を活性化するには，意思疎通を図り，共通の目的に向かって，職員の一人ひとりが専門職能を活かすことが最重要である．しかし，病院という複雑な組織が，社会や患者の高い要求に応え，職員の働き甲斐を維持向上させることは極めて困難である．各人が各人の役割を果たすことに尽きるが，各人が各人の役割を正しく認識しているとはいえない．また，各人がそれぞれ自部署，自職種の業務遂行だけを意識していたのでは，他部署，他職種との連携や組織全体への影響を考慮することができない．したがって，管理者主導の，積極的な全組織をあげての活性化活動として，医療の質向上活動（MQI：Medical Quality Improvement）を実施する必要がある（第6章10節参照）．

MQI活動の推進委員，チームリーダー，チーム員などが，活動を通して，問題解決とは何か，チーム（組織）とは何か，リーダーシップとは何か，管理とは何かを体得できる．他部署，他職種の状況を把握でき，情報を共有し，意思疎通を図れる．管理職教育のみならず，管理職候補者教育・リーダー教育の機能も果たす．

組織横断的な業務改善を行うことにより，大きな成果が得られる．MQI活動を通して，職員は成功体験，達成感を味わい，患者に質の高い医療を提供し，満足していただける．

5.3 人事制度

組織の活性化には，職員の資質向上が重要である．資質の高い，あるいは，能力のある職員を採用することに始まり，働く意欲を高め，活き活きと働くことができるように，適切に人事管理することが必要である．人事とは，人間社会の事柄，個人の身分・能力・成績などに関した事柄をいう．

職員の処遇や働き方など，人事に関する仕組みを人事制度[131]という．人事制度には，採用，考課（評価）[132]，昇進・昇格・異動，職能資格[133]，賃金，職能開発・教育研修，退職金[134]，年金等の諸制度がある．

"組織は人なり"とは，"はじめに人あり"すなわち"人が組織を作る"，"組織は人（構成員）によって維持運営される"と，"組織運営は人（構成員）の質に帰する"，"組織運営の要諦は人事である"という意味である．

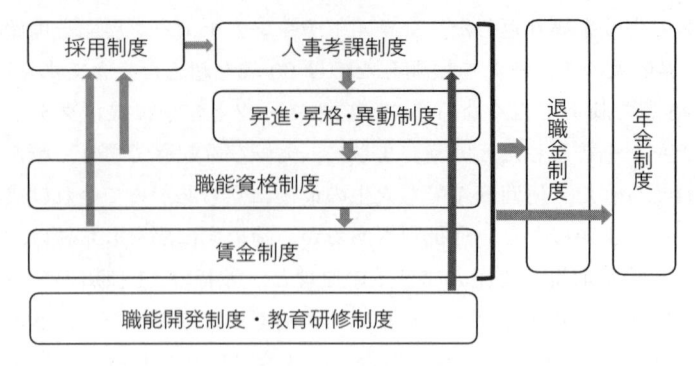

図 5.6　人事諸制度

5.4　人材開発

5.4.1　組織と個人の目的の再確認

第1章で組織と個人の関係を，第4章1節で組織と個人の活性化の考え方に関して述べた．ある目的を達成するために人が集まって組織を構成し，また，組織の目的に共感あるいは賛同した人が参画する．組織も個人も生きものであるが，最大の相違は，はじめに目的があったか否かである．組織には設立の理念や目的があるが，人は本人の意思にかかわらず誕生し，自我の萌芽によって，自己の存在意義を認識し自己の目的や目標を定める．ともに，生存しなければ目的を達成できず，生存し続けることが最優先の目標になりがちである．目標を追うことに精一杯になり，目的を忘れることがある．環境の変化に対応して，自らを変えていかなければ生存できない．組織にも個人にも寿命があり，また，様々な制約条件の中で，現実の社会の中で具体的に活動しなければならない．

常に，組織や個人の目的を再確認することが重要である．

5.4.2　人材開発の目的と種類

人材開発の目的は，業務の目的，すなわち，活動・行動の結果・成果を達成するために，職員の意欲や能力を向上させることである．人材開発には，知識習得の教育・研修，技術・技能習得の職能開発，知識や技能を発揮するという意思強化の推奨・奨励，適切な行動（業務遂

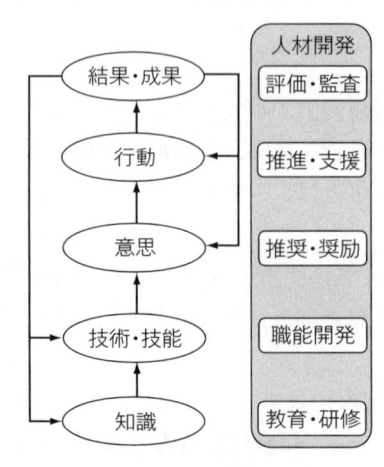

図 5.7　人材開発

行）の推進・支援，結果や成果の評価・監査のフィードバックまでを含む．

5.4.3 人材開発の方法

人材開発（Human Resource Development）の方法には，日常業務遂行の中で実施する方法（OJT：On the Job Training）と，日常業務とは別に実施する方法（Off-JT：Off the Job Training）がある．OJT とは，日常の業務に就きながら行われる教育訓練のことをいう．直接の上司が，業務の中で作業方法等について，部下に指導することなどがこれにあたる．Off-JT とは，業務命令に基づき，通常の仕事を一時的に離れて行う教育訓練（研修）をいう．それぞれに一長一短があり，目的と状況によって組み合わせることが重要である．体系的に知識や基本的な技術を習得するためには Off-JT，実践経験やコツを会得するためには OJT によることが多い．OJT では，教材や講義からは得られない，貴重な体験ができる．

自己啓発とは，労働者が職業生活を継続するために行う，職業に関する能力を自発的に開発し，向上させるための活動をいう．

5.4.4 適正配置と場・機会の付与

人材を有効に活用するためには，人材の適正配置が必要である．組織管理の観点からは，適正配置とは，適材適所ではなく適所適材の考え方が必要であろう．当該部署の当該業務に適した人材，すなわち，当該部署の当該業務に関する知識・技能・意欲のある人を配置することである．当該人材の知識・技能・意欲にあわせて業務や部署を設定することはあるが，稀である．そもそも，適正とは結果を見て評価できることであり，人材の適切な評価ができることが前提となる．

知識・技能・意欲のすべて，あるいは，一部が十分ではなくても，育成を目的に，職務や業務を命ずることがある．場，すなわち，機会を与え，経験させることで，成長を期待する．この場合には，失敗する可能性があるので，指導・監督の立場にあるものが，常に，業務の進捗や結果を十分に把握し，必要に応じて指導・修正しなければならない．どこまで任せられるかは，指導・監督者の能力による．すなわち，どこまでなら，被害や損害を防止・修正・回復可能かを判断することである．大きな失敗をさせると，顧客や組織に被害や損害を与えるだけではなく，当該職員に精神的打撃や自信喪失を与えることになる．

5.4.5 職業能力（職能）開発

職業能力とは，職業に必要な労働者の能力をいう．職業能力開発とは，多様な教育訓練の手段を有効に組み合わせて効果的な職業能力を開発することをいう．各種の施策を適切に選択してその企業に適した職業能力開発計画を作成することが必要であり，職業能力開発推進者には，当該組織が直面する問題点と十分関連づけて，職業能力開発計画を作成することが期待される．

職業能力開発促進法第三条に，"労働者がその職業生活の全期間を通じてその有する能力を有効に発揮できるようにすることが，職業の安定及び労働者の地位の向上のために不可欠であるとともに，経済及び社会の発展の基礎をなすものであることにかんがみ，この法律の規定による職業能力の開発及び向上の促進は，産業構造の変化，技術の進歩その他の経済的環境の変化による業務の内容の変化に対する労働者の適応性を増大させ，及び転職に当たつての円滑な

再就職に資するよう，労働者の職業生活設計に配慮しつつ，その職業生活の全期間を通じて段階的かつ体系的に行われることを基本理念とする"と規定されている．職業能力開発促進は企業の義務である．

5.4.6 動機づけ

知識や技能があっても，業務を遂行しようという意思や意欲がなければ，行動（業務遂行）に繋がらない．動機づけとは，業務を遂行しようとする意欲高揚を促進させることであり，以下の事項が要因となる．

1. 理念・目的の理解と共有
2. 自己実現
3. 夢の共有・夢実現への参画
4. 処遇
5. アメ（報奨）とムチ（罰則）の使い分け

5.4.6.1 理念・目的の理解と共有

理念・目的の理解と共有に関しては，既に述べたとおりである．組織の理念・目的を理解し共有することは，属する組織の役割や存在意義を理解し，自分の役割や存在意義を理解することでもある．

5.4.6.2 自己実現

価値観は多様であり，必ずしも組織の理念や目的と個人の価値観が一致するとは限らない．しかし，組織と個人の価値観の重なる部分が大きいことが，自己実現を図るためには重要である．意にそわない仕事をして成果があがっても，自己実現には繋がりにくい．

自己実現は，達成感，他者からの評価や他者からの感謝，すなわち，自分の存在価値を自他ともに認めたときに感じるものである．マズローの欲求5段階説の5段階目にあたる．

図1.4に示すとおり，組織と個人の価値観の相違だけではなく，職員同士の価値観の相違や共通点をいかに摺り合わせるかが重要である．相互に相手の価値観を尊重することが必要である．

5.4.6.3 夢の共有・夢実現への参画

仕事をするのであれば，意義のある仕事，大きな仕事，社会や関係者に貢献する仕事に参画したいと思う人が多い．達成困難な仕事を協力して成就したときの喜びは大きい．夢を抱ける，夢を与える，夢を分かちあえる組織とすることが重要である．自己実現とも共通する事項である．夢の実現に向かって燃える人々の集団（組織）は，大きく発展することは間違いない（6.10.12.3参照）．

5.4.6.4 処遇

処遇，すなわち，職制・仕事の内容・労働環境・給与等は重要な事項である．職制の昇格は，裁量権，すなわち，業務範囲の拡大である．仕事の内容は，関心，興味ややり甲斐に繋がる．労働環境は，働きやすさである．給与は生活の向上に大きく影響するだけではなく，最も

わかりやすい評価指標でもある．現実的な話になるが，かすみを食べては生きていけない．

5.4.6.5 アメ（報奨）とムチ（罰則）の使い分け

アメ（報奨）とムチ（罰則）の使い分けが重要であるが，妥当かつ適正な評価がなければ意味がない．しかし，立場によって評価基準や指標が異なる．評価に関しては，人事考課の項で述べる．一番の報奨は，困難な仕事，重要な仕事を任せてもらうこと，責任と権限を与えられることである．反対に，一番の罰則は，仕事を与えられないこと，責任と権限を与えられないことである（図2.5参照）．

5.5 人事考課制度 [132]

5.5.1 人事考課制度とは

人事考課とは，職員が組織の理念・目的・方針をいかに理解し，自部署や自分の目標として設定して，業務を遂行し，どれだけの成果をあげたか，組織の付加価値に貢献したかを評価するものである．職員の勤務態度やその成果などを調べて適否や優劣を定めることである．

人事考課制度とは，職員を処遇する組織的な評価の仕組みである．

評価とは，価値を認めること，価値を計ること，成績や効果を判定することである．

処遇とは，賃金（給与，賞与，手当，退職金，福利厚生），職制（昇級，昇格），職能開発・教育研修の仕組みや方法をいう．

人事管理とは職員の処遇の仕方であり，働く意欲を高め，職員を効果的に働かせることが要点である．

5.5.2 人事考課制度の目的

人事考課制度の直接的目的としては，昇級・昇給・賞与・退職金等の査定，昇格・昇進等の選別，動機づけ，育成・教育がある．間接的目的としては，組織理念の理解・徹底，管理者の育成・教育がある．自己評価や，部下を評価することも評価の対象である．特に，評価される人より，評価者の能力を浮き彫りにするものである．管理技術を評価するのである．

5.5.3 評　価
5.5.3.1 評価の目的

人事考課における評価の目的は，組織が示す物差しにどの程度適合しているかを見ることである．評価の結果を人事諸制度に反映することが目的である．

人事考課における物差しとは，組織の理念・目的・方針・目標である．組織が個人に求める期待と実際との比較が必要である．物差しとその使い方はあらかじめ，職員に明示されていなければならない．往々にして，物差しの目盛りが異なっていたり，勝手に変えられたりする場合がある．物差しは同じでなければならない．

5.5.3.2 評価の意義

一般に，人は評価されることを嫌う．人事考課されることを嫌う．正確にいえば，よいほうに評価されることは望むが，悪いほう，あるいは，自分の期待以下に評価されることを嫌う．

賞賛や感謝を嫌う者はいない．患者や病院から賞賛され，感謝されることはよい評価をされることである．人事考課が嫌われる理由は，自己評価に比べて上司評価がよくないと考えているからである．自分でも自己評価のほうが甘いことに気づいているからである．

サービスの質を評価（満足の相対評価説）するときの顧客の期待を職員の期待に，実績を人事考課に置き換えると，職員（被考課者）の事前期待（自己評価）と病院（考課者）の人事考課（上司評価）との相対的関係は，以下の式で表すことができる．

事前期待（自己評価）＝人事考課（上司評価・最終評価）　→　普通
事前期待（自己評価）＞人事考課（上司評価・最終評価）　→　不満足
事前期待（自己評価）＜人事考課（上司評価・最終評価）　→　満足

5.5.3.3　相対評価と絶対評価

評価には，相対評価と絶対評価がある．

相対評価とは，評価対象者の中で比較や，序列をつける評価である．

絶対評価とは，明確化された期待度に対する評価であり，一定基準と比較した評価である．

AとBを直接比較することが多いが，AとBを直接比較しなくても，Xを介して，間接的に比較することができる．

図5.8左はAとBの直接比較，相対比較であり，図右のXが特定の対照である場合には，XとAの，XとBの直接比較，相対比較であり，AとBの間接比較，相対比較である．

このとき，Xが特定の対照ではなく，基準や標準である場合が，絶対評価である．

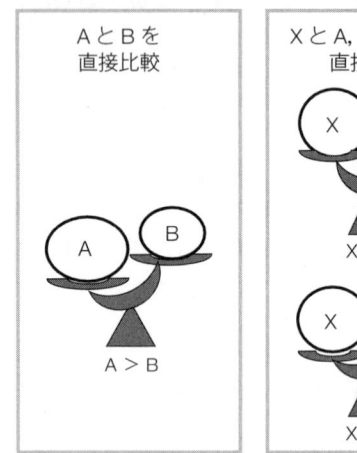

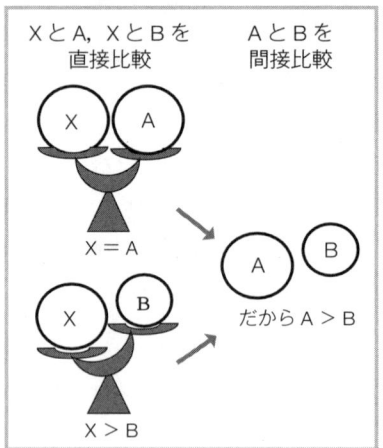

図5.8　相対評価と絶対評価

5.5.3.4　多面的評価と多段階評価

評価の方法として，多面的評価と多段階評価がある．

多面的評価とは，自己評価の他に，複数の他者評価（上司，同僚，同部署，部下，他部署）をすることである．顧客・第三者など，外部の人の評価を受ける組織もある．

多段階評価とは，自己評価の他に，直属上司・統括上司・管理者等，職制の複数の段階で評価することである．

5.5.3.5 評価の要素
評価の要素としては,
① 目的（何のために）
② 対象（誰を，何を，どの期間の）
③ 方法（どのように，どの基準で）
④ 評価者（誰が評価するか）

がある．

5.5.3.6 考課項目
考課項目は,
① 業績（成績），すなわち，仕事の量・質・目標達成度
② 能力，すなわち，職務遂行能力，指導・調整能力
③ 情意・態度，すなわち，意欲・理念や方針の理解度と協力・指導・調整

の三つに分けられる．

5.5.3.7 考課の視点
考課の視点は，次のとおりである．
① 組織の理念や方針を正しく理解しているか
② 理念や方針にそって業務を遂行しているか
③ リーダーシップを発揮しているか
④ 職務遂行能力はあるか
⑤ 職務を遂行したか
⑥ 成果があがったか
⑦ 役職者では，理念や方針を部下に展開しているか
⑧ 役職者では，部下を指導・教育しているか

5.5.3.8 評価における留意点
評価において重要なことは,
① 考課の基準を明確にすること
② 事実に基づいて評価すること
③ 結果を本人に知らせること

である．

5.5.4 公正な評価
各人各様の考えや期待があるので，客観的で公正な評価が重要である．公正・公平とは，自分の考え方や希望に合致していることと考える人がいる．あるいは，結果が全員同じであることを指していう人がある．これこそ，不公正である．同じ結果になることではなく，同じ物差しを使って，同じ基準で評価することを公正・公平という．

5.5.4.1 人事考課制度の3要件

人事考課制度の3要件として，
① 透明性（わかりやすさ）
② 公正性（明白で正しいこと）
③ 納得性（腑に落ちること）

があげられる．

透明性とは，情報の開示である．開示の内容は，理念・目的・方針・目標，基準，決定過程等である．

公正性とは，事実やデータに基づいて，定められ，開示された評価基準，評価方法で評価することである．

納得性とは，個人の希望や価値観に合致するという意味ではなく，事実やデータに基づいて，定められ，開示された評価基準，評価方法で評価したことを説明できることである．万人が満足できる評価はない．

5.5.4.2 多段階評価

多段階評価では，自己評価と上司評価がある．上司評価では，部下を直属の上司が評価し，次いで，その上の管理職が評価する．職制に従って多段階で評価することになる．

看護師を例にすると，師長が主任とともにあるいは主任の意見を聞いて部下を評価する．看護部長が副部長とともにあるいは副部長の意見を聞いて主任と師長を評価する．また，師長による看護師の評価を評価する．院長・看護部長・事務長が看護師・看護主任・看護師長・副部長を評価する．理事長・院長が看護部長を評価する．

多段階評価の意義は，上司と部下の個人的な，あるいは，恣意的で適切でない評価を調整することにある．また，管理職の指導・育成能力を評価することでもある．

自己評価

往々にして，自己評価は甘くなりがちである．また，自分勝手な評価基準で自己評価したり，自分は努力している，苦労している，真面目に勤務しているから高い評価をした，あるいは，反対に，自分の理想はもっと高いので低く評価したという職員もいる．上司評価を聞いて，同じ点数をつける者もいる．

自己評価は，自分を客観視して，反省し見直すことが目的である．

上司評価

部下に高い評価をしたり，逆に厳しい評価をする管理職がいる．いずれも，公正という観点からは問題がある．

指導者・管理職教育の成果評価でもある．

上司評価と自己評価との摺合せ

上司と部下が，それぞれの立場の評価を話し合う面接は，意思疎通の場であり，教育の場でもある．組織の理念，目的，目標を再確認する場でもある．摺合せは，食い違いの調整・説明・話合い・教育・OJTの場である．

部署ごとの評価基準の摺合せ

多段階評価とともに，部署，職種間の調整が必要である．職種ごと，部署ごとに，自己評価と上司評価のそれぞれの平均値・中央値をグラフで客観的に比較検討できる材料を提示して，

各部署長にそれぞれの評価の視点と考え方を説明させる．情報共有，意思疎通の場である．

5.5.5　人事考課制度の評価
社会制度や組織の変化に伴って，人事考課制度を評価し，改訂することが必要である．
① 理論は正しいか，すなわち，合理的か，整合性があるか
② 正しいとしても理論どおりにいくか，すなわち，組織への適合性，実現可能性はどうか
③ 運用に間違いないか，すなわち，公正性・透明性・納得性が確保できるか
④ 動機づけはあるか，すなわち，話合いがあるか
⑤ 指導育成，自己啓発に役立っているか

5.5.6　考課者の心得
考課者が留意すべき心得としては，以下の事項がある．
① 制度の理解
② 面接の重視
③ 機会均等
④ 評価の限界
⑤ 事実に基づく
⑥ 考課の誤り
　　寛大化傾向，ハロー効果，中心化傾向，対比誤謬，近接誤謬，論理誤謬

5.5.7　評価と報償
"やって見せ，言って聞かせて，させてみせ，ほめてやらねば，人は動かじ"は，山本五十六の指導原理といわれる．これを分解すると，以下のとおり管理サイクルであることがわかる．
① やって見せ　　　方法を模範演技・見学　　P
② 言って聞かせて　目的を説明・講義・講話　P
③ させてみせ　　　実習・訓練・体験　　　　D
④ ほめてやらねば　評価・表彰　　　　　　　C
⑤ 人は動かじ　　　動機づけ・変容　　　　　A

兵卒の教育訓練の体験から導かれた言葉であろう．これは，子供の教育方法や，動物の訓練方法とも共通するものである．さらにいえば，"猿もおだてりゃ木に登る"という言葉もある．ほめられて悪い気がする者はいないことは事実である．しかし，仕事であれば，実践するのは当然の義務であり，うまくいくことが当たり前である．一人前の人間であれば，ほめられなくても，自分自身の考えで自己啓発に励んでいただきたい．

しかし，当たり前であってもほめてほしいというのが職員の気持ちである．管理職においてもその傾向があることを，どう考えたらよいのであろうか．チヤホヤほめられ，おだてられて成長した人々が多くなったということかもしれない．

5.5.8 人事諸制度の再構築

5.5.8.1 年功序列体系から評価の導入

多くの病院では，制度としての人事考課は不十分である．役職者を任命し，昇進・昇格を行っていれば，人事考課，すなわち，評価を行っていることになる．年功という基準を用いる病院が多い．すなわち，年功序列の賃金体系であり，昇格・昇進（職制）も年功序列でところてん式にあがる仕組みである．賞与も昇給も評価は反映しておらず，一律である場合が多い．したがって，退職金も一律の年功体系であり，年功以外の基準はないか，あっても特別の場合に限られている．

5.5.8.2 客観的評価

客観的な基準による評価が行われないことが問題であり，評価・考課を制度として実施する必要がある．すなわち，人事考課制度の導入，人事諸制度の再構築が必要である．

5.6 職能資格制度[133)]

5.6.1 職能資格制度とは

職能資格制度とは，組織内で働く従業員を，職制（役職制度）とは別に，職務遂行能力の程度により決定する資格（職能資格等級）によって格づけし，その資格（職能資格等級）を基準として従業員間の序列や地位を確立し，それに基づき人事管理を行う制度である．

職能資格制度は組織の理念や目的に基づいて，組織が求めるあるいは期待する職員像を示し，どのように働いてもらいたいか，またどのような人材を育てたいかという，人事政策上の目標を達成する一手段である．

職能資格制度は，規模の大小に関係なく，どのような組織であっても，導入できる．

職能資格制度を実施するには，人事考課制度の実施，職務基準，職能資格要件の三つが必要である．すなわち，

① 評価を制度として取り入れること．考課・評価の基準を作成すること．
② 職務を分析し，洗い直し，文書化すること．
③ 業務遂行能力に従って資格を定め，職員を格づけすること．

5.6.2 職能資格制度の目的

職能資格制度の目的には，直接的目的と間接的目的がある．

直接的目的とは，能力に応じた資格を設定し，人事考課により得られた結果を被考課者の処遇に反映することである．

間接的目的とは，処遇には結びつかないが，直接的目的に勝るとも劣らない重要な目的あるいは波及効果である．

5.6.2.1 直接的目的

直接的目的には以下の5点がある．

① 職制と資格の分離

低成長あるいは規模縮小（ダウンサイジング）など組織改革が進むと，数の多い団塊

世代に対する役職の数に制限があり職制も縮小の傾向にある．あるいは，プロジェクトチーム等では職制に関係なく組織する必要がある．ここに，職制と資格の分離の必要性がある．

② 人事異動

昇進・昇格など人事異動に用いるのであるが，降格・降給・降任もあり得る．役職は適任者が持回りとすることが可能になる．

③ 新採用者の職制・資格の適合

有能な新採用者を，職制の枠にかかわらず，資格で処遇することができる．

④ 給与・賞与への反映　昇給・賞与

資格に対応した賃金表を設定し，明示された評価基準に従って，昇格，昇級に相応した，昇給を行うことができる．

⑤ 退職金への反映

退職金の支払いを，年功や最終給与によるのではなく，職能資格等級の滞在年数や，評価を反映させることができる．特に，ポイント制退職金制度[134]を併用することによって，年度ごとの能力や成果を反映させることができる．

5.6.2.2　間接的目的

間接的目的には以下の5点がある．

① 組織の制度全体の見直し

職能資格制度の構築の段階で，組織の理念，目的，方針を再確認し，これらに基づいて，総合的に組織全体の制度の見直しができる．

② 業務の見直し

職務基準，職能要件の策定を通じて，業務を根本的に見直すことができる．この際，新しい組織に適合した業務を考え，それを文書化することが重要である．

③ 役割と責任の理解と実践

職能資格等級の明示により，各人の役割と責任を明確にすることができる．

④ 自己啓発，育成・教育

理念，目的，方針，目標，あるいは，組織が求める職員像が明示されるので，自己啓発，育成・教育が計画的に行えるようになる．

⑤ 専門職育成・教育

職制によらず，職能資格として能力を高める動機づけとなる．

5.6.3　病院における給与体系

公務員に準拠した給与体系を採用し，人事院勧告に従って給与改訂をする病院が多い．これは年功序列型賃金体系の典型であり，評価がほとんどなされていない．また，自院の経営実績を反映できないので，民間病院では採用できるものではない．

また，独自の給与体系を採用していたとしても，一部の病院を除いて客観的な評価はほとんどなされていないのが実情である．

職能資格制度を導入する病院もあるが，医師を除く職種で実施している病院が多い．医師や管理職に，年俸制など他の方法での評価を導入しているのでなければ，職能資格制度の対象外

とする理由はない．

5.6.4 職能資格制度導入の要点
職能資格制度の導入の要点は，以下のとおりである．
① 人事諸制度全体の関連の中で検討する
　特に，人事考課制度の実施を先行させることが必要である．人事考課，評価の基盤がなければ，職能資格制度は運用できない．
② 労使の共通認識の基盤を作ること
　労使がともに協力して，新しい給与体系を検討することが重要である．一方的な考え方で新しい制度を制定すると，運用する段階で齟齬が生じることがある．
③ 現行体系からの移行は，理想よりも実現性を重視し，移行しやすい体系とする
　完全を期さず，段階的に改訂することも一つの方法である．年功的要素や諸手当等も一部残し，徐々に職能給に吸収することも必要である．
④ 現行体系との整合性を図る
　移行シミュレーションを繰り返し，調整額や移行差額を最小化する．
　職能資格等級の賃金表へのあてはめにより，現在の基準給与よりも高くなる人，低くなる人が出るので，調整額が発生する．新体系のほうが高くなる人には，既得権として基準給与を下げることができないので，移行差額が発生する．
⑤ 改訂の準備
　職能資格制度導入時に，1年後の期末の給与改訂，すなわち，定期昇給とベースアップの年功給部分と職能給部分への配分，定期昇給とベースアップの配分を試算しておくことが肝要である．

5.6.5 職能資格制度の維持運用
　人事考課制度や職能資格制度の導入では，コンサルタントに依頼し，任せきりにする病院が多い．しかし，制度を作ることが目的ではなく，運用することが目的である．自分の病院のことは自分たちが最も熟知しているのである．他産業や他病院を参考にしつつ，自院にあった制度の構築と運営を，自分たちで考え自分で切りひらくことが必要である．職員組合とも連携して最初から一緒に検討することで，合意形成が容易になる．また，制度構築の過程が職員教育の一環（OJT）でもある．

5.7 組織が求める能力の開発（教育・研修・訓練）

5.7.1 医療における教育研修の意義
　医療における教育の意義には，国家・公的専門資格取得のための卒前教育と，生涯教育を含む専門資格維持と職能向上のための職能訓練の卒後教育・研修がある．医療の進歩の速さは著しく，医師・看護師・薬剤師をはじめとする医療専門職の質の確保のためには，卒前・卒後・資格修得後の継続的な教育が重要である．
　教育には，知識教育と技術教育がある．また，講義と演習各専門職の固有技術の教育と管理技術の教育がある．固有技術に関しては，医療法及び各種の身分法で名称独占及び業務独占が

規定されており，基準に合致した専門職種ごとの養成校で教育・育成が行われる．

医師では 2004（平成 16）年度から実施された初期臨床研修必修化の他，後期臨床研修や認定医・専門医教育が行われているが，そのあり方が検討されている．

看護師に関しては，"新たな看護のあり方に関する検討会報告書"が厚生労働省から 2003（平成 15）年に出され，看護基礎教育，卒後研修が促進されている．看護師間の教育・経験・専門技能の差が問題となり，知識・技能の増大と資質の向上にあわせた看護大学教育の拡充，認定看護師・専門看護師・セーフティマネジャー・治験コーディネーターなどの専門分野に従事する看護師の導入とそれらの業務の病院内での確立が検討されている．

薬剤師養成は 6 年制大学教育に移行した．

その他，医療職には栄養士，検査技師，放射線技師，理学療法士，作業療法士，臨床工学技師等の他，国家認定ではないが，重要な職種として，診療情報管理士，医療事務，MSW（医療社会福祉士）等の教育カリキュラムがある．

5.7.2 教育方法

教育方法には講義，視聴覚教育，シミュレーション，ロールプレイ，グループ討議，自己学習等がある．また，個別教育と集団教育がある．

職場教育においては，日常業務を遂行しながら教育訓練する（OJT）場合と，日常業務を離れて教育訓練する（Off-JT）場合がある．Off-JT においても，職場とは離れた場所で行う研修と，職場内であるが日常業務から離れて行う研修とがある．場所に関係なく，研修を業務として行う場合である．その他に，業務ではないが，任意参加あるいは自主的な研修もある．

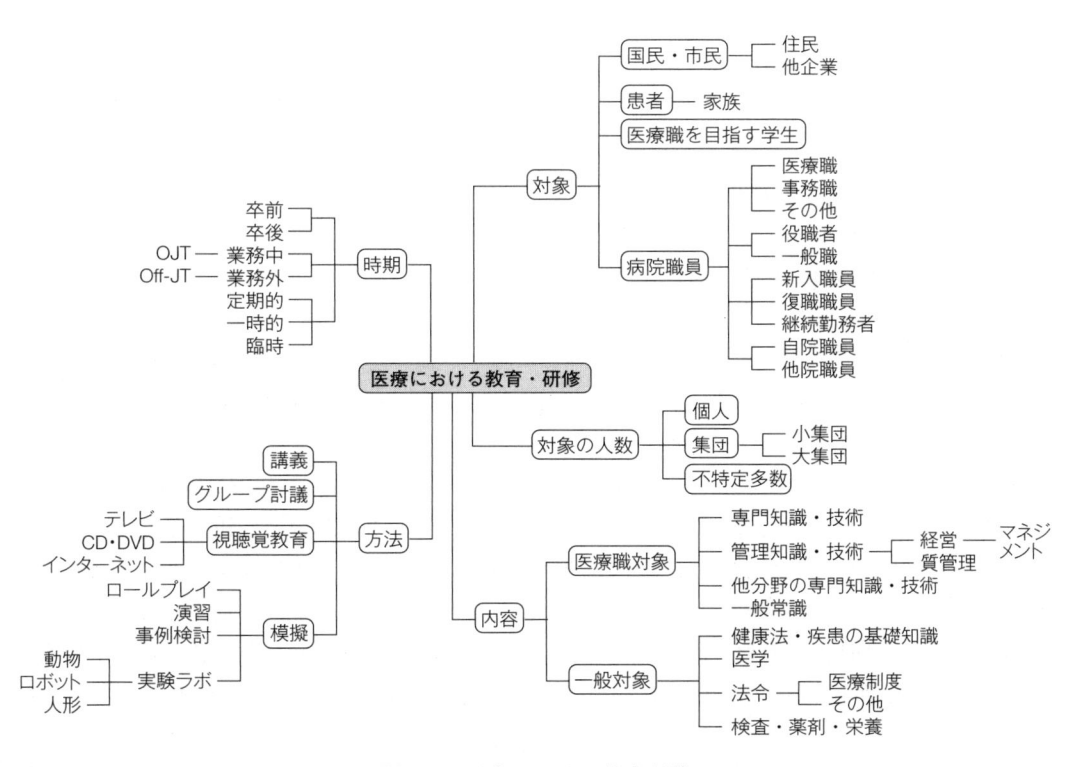

図 5.9　医療における教育研修

5.7.3 医療における教育の課題

医療における教育の課題は以下のとおりである．

① 日進月歩の医療への対応
② 社会情勢・医療情勢の変化への対応
　情報収集の重要性
③ 国民・患者の価値観の変化への対応
　患者・家族の要望（顧客要求）を把握する．
④ 職種横断的な業務の連携
　チーム医療を実践し，相互啓発し組織の連帯感を醸成する．
⑤ 体系的な業務の展開
　医療の質を構造（仕組み），過程，成果（結果）の三つの面から理解・測定する．
　医療行為を業務フロー図に展開し検討する．
⑥ 医療がサービス業であることの理解
　顧客視点の重要性（顧客志向）の理解
⑦ 管理技術の必要性の認識
　質管理（TQM・QM）の理解
　情報共有と標準化を行い，判断支援にITを活用する．
⑧ その他

医療における教育に盛り込むべき要点は，以下のとおりである．

① 体系的な教育プログラムを作成し，そのプログラムを評価する．
② 現状とベストプラクティスとを比較検討し，継続的改善を目指す．
③ 安全推進のために標準化・単純化・可視化を目指す．
④ 円滑な組織運営のためにリーダーシップ，コミュニケーション，問題解決能力等を養成する．

5.7.4 病院職員に必要な資質と評価

　教育には資源，時間が必要で管理者の支援が重要であり，病院戦略に合致し，患者の要望に応える能力のある職員の育成・教育が肝要である．

　米国では21世紀医療のコアコンピテンス（力量）として，"患者志向の医療，根拠に基づいた医療，質改善活動，情報技術活用，チーム医療"をあげているが，日本でもこれらを固有技術である医療の専門職の教育プログラムに組み込み，積極的に教育する必要がある．一方，管理技術の教育が課題であり，近年，米国にならって，日本においても，病院関係者を受け入れる経営管理学修士（MBA：Master of Business Administration）コースが増加している．

　医療従事者には自己の知識と他の事例やベストプラクティスに基づいた知識との乖離に気づいていない人が多い．したがって，現状と要求されている能力（到達目標）の差の評価及びそれらを体系化した教育が重要である．定期的に教育体制を検証することが重要である．

　固有技術（専門技術）の教育はいうまでもなく重要であるが，両輪をなす質保証等の管理技術（専門技術を活かすための方法論）の教育を医療機関においてどのように進めていくべきかが重要である．

　病院だけでなく職員自身にも，データに基づいて自己評価し，自身に求められる能力との差

を把握して，自己啓発・自己研鑽することが求められている．

5.7.5 病院における教育研修
5.7.5.1 病院業務の特徴
　病院では，年中無休，交代勤務，多職種が多部署で並行し，連携して業務を行っている．定型業務以外に，割込み，変更等の非定型業務が多い．

　また，日進月歩の医学・医療とともに，医療機器や情報機器の更新もあり，業務フローの変更も頻繁である．それに加えて，人事異動が頻繁であり，常に，職員の情報共有と連携が困難である．したがって，他分野における以上に，教育研修が重要である．

5.7.5.2 新入職員研修
　一般的に毎年4月に入職者が多いが，病院では年中，入退職者がある．したがって，4月と9月の2回，新入職員研修会を開催している（表5.1）．病院のオリエンテーションである．かつては，新卒者が多かったが，現在では，新卒者，既卒者が混在し，新卒者も他産業で勤務した転職者も多くなった．したがって，多様な対象者に対する研修プログラムの策定は難しい．

5.7.5.3 一般職員研修
　一般職員研修を，全員が1回受講するように，5, 6回に分けて実施している．教育委員会で年間統一主題を設定し，主題にそって提示した課題に関してグループ討議をする．グループ討議がすべての研修の基本である．グループ討議における役割決定，グループワーク運営（ファシリテーター，書記，発表の役割実施），課題の理解，現状把握，問題抽出，要因・原因究明，対策立案，まとめ，発表，質疑，教育委員，院長所感等を経験することで，専門技術のみならず，管理技術を学ぶことができる．各グループのリーダーを中間管理職が担当し，各教育委員が当日の司会及び運営担当者となる．研修を重層的な教育の場としている．

5.7.6 専門技術教育と管理技術教育
5.7.6.1 専門技術教育
　医療の専門技術教育は，確立されており，病院においても比較的容易に構築できる．しかし，管理技術教育に関しては，その重要性が認識されにくく，あるいは，認識していたとしても，他分野の領域であるとして，知識獲得の努力不足の傾向がある．

5.7.6.2 管理技術教育
　病院は，多くの専門資格職が，頻繁に人事異動しており，組織への帰属意識が低く，組織管理が極めて難しい組織である．したがって，幹部職，中間管理職の管理技術教育が極めて重要である．全日本病院協会では事務長研修，看護部長研修を実施している．

　実務教育には経験（OJT），場を与えることが重要であるが，管理職を経験しなくても，管理技術を習得することができる．それが，質管理教育である．継続的質向上活動（MQI）の推進委員，チームリーダー，チーム員として活動することで，管理技術を経験できる．

　MQI活動に限らず，プロジェクト，委員会活動，役職者研修，中間管理職研修，リーダー研修，一般職員研修におけるリーダー等も管理技術習得に重要である．

表 5.1　春季新入職員研修プログラム

第 1 日　平成 22 年 3 月 30 日（火）

時間	内容	担当
8:30 ～ 8:35 (5)	2 日間の予定説明	事務部
8:35 ～ 8:40 (5)	病院長・事務長・看護部長挨拶	院　長
		事務長
		看護部長
8:40 ～ 9:10 (30)	病院長　講話	院　長
9:10 ～ 9:30 (20)	病院の組織と機能	事務長
9:30 ～ 9:50 (20)	病院職員としての心得	看護部長
9:50 ～ 10:20 (30)	医療安全	医療安全推進副委員長
10:20 ～ 10:30 (10)	休　憩	
10:30 ～ 10:50 (20)	感染対策	感染対策委員長
10:50 ～ 11:05 (15)	感染の事例	感染対策委員
11:05 ～ 11:35 (30)	院内情報システム・電子カルテ	情報システム委員長
11:35 ～ 11:55 (20)	危険管理（クレーム対応等）	副看護部長
11:55 ～ 12:15 (20)	危険管理（院内暴力への対応）	栄養科長
12:15 ～ 13:15 (60)	昼　食	
13:15 ～ 13:40 (25)	病院紹介ビデオ	事務部
13:40 ～ 14:30 (50)	自己紹介	参加者
14:30 ～ 15:00 (30)	職場紹介（3 分×9）	各所属長
15:00 ～ 15:15 (15)	休　憩	
15:15 ～ 15:45 (30)	個人情報保護	質保証室
15:45 ～ 16:05 (20)	患者満足向上委員会の活動	患者満足向上委員長
16:05 ～ 16:20 (15)	理解度チェック及び解説	教育師長
16:20 ～ 17:30 (70)	院内案内及び施設説明	事務部

第 2 日　平成 22 年 3 月 31 日（水）

時間	内容	担当
8:30 ～ 8:35 (5)	職員教育年間計画	教育委員長（副院長）
8:35 ～ 8:55 (20)	MQI	MQI 推進委員長
8:55 ～ 9:15 (20)	MQI の事例	MQI 推進副委員長
9:15 ～ 9:35 (20)	DPC	医療情報管理室主任
9:35 ～ 10:05 (30)	防災，医療廃棄物の処理及び施設概要	施設課係長
10:05 ～ 10:20 (15)	病院職員の精神衛生	教育師長
10:20 ～ 10:35 (15)	就業規則	庶務課長
10:35 ～ 10:45 (10)	人事考課	人事経理課長
10:45 ～ 11:00 (15)	理解度チェック及び解説	教育委員長
11:00 ～ 11:10 (10)	総　括	院　長
11:10 ～ 11:40 (30)	事務手続き・閉会	事務部

5.7.7 経営者教育

医療経営環境がますます厳しくなるとともに，トップマネジメント教育が重視されつつあり，医療に特化した教育プログラムが施行されている．

経営の場を経験しないで経営者になることは極めてリスクが大きい．それは，経営者には組織の存続と組織構成員及びその家族，関係者に対する責任があるからである．したがって，経営者の疑似経験が必要である．それが，ハーバード・ビジネススクールで開発された，ケーススタディである．全日本病院協会が 2006（平成 18）年から実施している医療経営人材育成研修では，独自に開発した，会員病院の事例を用いたケーススタディを実施している．

トップや経営幹部には，三識が必要といわれる．三識とは知識・見識・胆識の三つを表す．その意味は表 5.2 のとおりである．

表 5.2 三 識

三 識	内　容	必要事項
知 識	先達や指導者の話や書物から得る情報の理解力	学習意欲，努力，知能
見 識	学問や経験を通して得た判断力	常識，バランス感覚，知恵
胆 識	見識に基づいた実行力	胆力，覚悟，勇気，責任感

知識は知能が高ければ容易に獲得できるが，見識は経験が必要である．しかも，単に経験を積んだだけでは獲得できない．知恵が必要である．さらに，胆識は見識に加えて胆力，すなわち，覚悟が必要である．最終的な責任を引き受けるという覚悟である．

5.7.8 医療・医療制度に関する事項

医療は社会の中で行われているという認識が，病院職員には乏しい．医療とは何か，病院とは何か，医療制度はどうなっているかを知らなければならない[9〜20]．医療は多くの法令で規制されており，また，関連法令の改正が頻繁かつ複雑であるので，法令の理解が必須である．この両者を解説するために，『病院早わかり読本』[8]を出版して，病院に職員の研修に用いている．

これらは教育研修の企画における重要な留意点である．したがって，新入職員研修・初任者研修，役職者研修，一般職研修等で，繰り返し教育しなければならない．理念，行動指針，定款，就業規則，病院の規程，手順，医療関連法令の要約をまとめた"職員の心得"，"医師の心得"を研修で用い，必ず読むことを課している．

5.7.9 改善に関する事項

継続的質向上，改善が重要であり，質管理（QM），総合的質経営（TQM）に関する研修をする必要がある．

質管理の基本的考え方の理解を促進するためには，研修や MQI 活動が有用である．質管理の基本的考え方は以下のとおりである．

① 質重視の考え方：顧客志向
② 論理的思考：筋を通す，理屈が通る
③ 目的思考：5W1H の Why（なぜ，目的）から始める
　　　　　　手段の目的化に注意

実践においては，手段（How）が重要である
④ プロセス思考：工程で質を作り込む
⑤ 標準化：部署が変わっても同じように業務を遂行できる
⑥ ばらつきの縮減：業務のばらつき，できばえのばらつきを減らす
⑦ 継続的改善：たゆまぬ改善の努力
⑧ 全体最適と部分最適：鳥の目（全体像・俯瞰像をつかむこと，大局観）
　　　　　　　　　　　　虫の目（細部を詳細に観察すること）
⑨ 5ゲン主義：原理・原則の重視……科学的思考
　　　　　　　現場・現実・現物……空理空論を避ける

5.7.10　活動の推進に関する事項
5.7.10.1　活動推進の考え方
質向上活動推進の考え方の教育が重要である．内容は以下のとおりである．
① 議論・討議の仕方

職種を問わず，議論ができない人が多い．否定的な意見をいわれると，自分への批判と受け取る向きがある．また，論理の誤りを指摘されても，人格を否定されたかのように，ムキになる人がいる．感情的にならず，論理的，客観的にならなければならない．
② 活動のまとめ方

プロジェクトの特徴であるが，目的，期限が決められている．一定の時期には活動の経過と結果をまとめなければならない．活動テーマ，計画が適切であることが重要であるが，必ずしも，予定どおり，期待どおりの結果が出ないことも多い．それでも，まとめることが重要である．計画どおりにいかなかった理由を検証することにも意義がある．
③ 報告書のまとめ方

活動メンバーには自明のことでも，報告を聞く人，読む人にもわかるように書かなければならない．そのためには，論理的かつ簡潔である必要がある．
④ 報告の仕方

報告会（発表会）で報告する場合と，報告書で報告する場合には，まとめ方，報告の仕方が異なる．目的に応じて適切に行う必要がある（詳細は第6章参照）．

5.7.11　教育効果の評価
教育効果の評価は容易ではない．理解度は，アンケート調査や質問表でテストをすることで把握できる．実技テストを実施して，技術力の向上度合いを測定することができる．しかし，理解していても，実務に活かせるか，活かしても，成果があったかの評価は難しい．

カークパトリック（Donald L. Kirkpatrick）による4段階の評価がある．
① 反応：参加者の満足度
② 学習：態度の変化，知識・技術の向上
③ 行動：行動変容
④ 結果：最終結果

5.7.12 行動変容

考え方を変えることは難しいが，行動は変えられる．行動を変えて実践するうちに，考え方も変わってくる．したがって，行動変容は極めて重要である．行動変容に必要な要素は以下のとおりである．

① 変えたい，変えなければならないと思う気持ち
② 変えるのに必要な知識と技術
③ 適切な職場風土
④ 励ましと支援
⑤ 変容に対する報酬

5.7.13 変更に迅速かつ的確に対応した教育研修

医療は頻繁な制度変更，医学・医療技術・医療機器・情報機器の日進月歩や，患者の容体の変化に柔軟に対応して，予定の業務内容，範囲，手順を変更しなければならない．

そのためには，定型業務，標準業務を決めて，手順書，規定書として明文化することが必要である．次いで，上記のもろもろの理由により，業務や手順の変更が必要になれば改訂し，その都度，周知徹底する必要がある．定期的な教育研修とともに，臨時の研修や文書配付が必要である．

5.7.14 異動直後のオリエンテーション

病院では，異動が頻繁（病院間・病院内）で人の出入りが激しく，定時以外に教育研修をしなければならない．諸規程・業務手順・資源の所在等を教えなければならない．

新入職者に関するオリエンテーションだけではなく，部署異動，役職変更（昇格・降格）に伴う不適応が稀ではない．本人の能力，資質や努力が最重要であるが，受入れ側の対応も重要である．人事異動は組織の活性化を目的とするが，不適応があると，結果として，組織の総合力を低下させる場合がある．齟齬があると医療事故に繋がることがあり，人事異動は質管理でいう変更管理の最重要課題である．

5.8 安全確保（教育）

5.8.1 TQMの一環としての安全確保

医療の安全確保は，社会の強い要請であり，各医療機関における患者と医療従事者の安全確保の方策の検討と推進は緊急の課題である．前述のとおり，病院は人事異動が頻繁であり，安全に関する教育を組織的に行わなければ効果があがらない．一部の部署，一部の職種や一部の人が努力しても，安全は確保できない．組織をあげた取組み，TQMの一環として行わなければならない．

5.8.2 医療安全管理者養成講習会の開始

個々の医療機関での対応には限界がある．2003（平成15）年，四病院団体協議会の医療制度委員会及び総合部会において，四病院団体協議会として組織的に支援することの必要性が指摘された．筆者が中心となり企画し，四病院団体協議会医療安全管理者養成委員会が担当して

医療安全管理者養成講習会を実施した．

5.8.3　講習会の目的

　講習会の目的は，安全管理・質管理の基本的事項や実務指導にかかわる教育研修を行い，組織的な安全管理体制を確立する知識と技術を身につけた人材（医療安全管理者）を育成・養成することによって，安全文化を医療現場に根づかせ，医療の質向上を図ることである．リスク対策や事故防止対策としてではなく，組織をあげて質向上に取り組み，その結果として安全を確保することが目的である．

5.8.4　講習会の概要

　本講習会は，医療経営の実務者や研究者，質管理の実務者や研究者が教材を作成し，講師となり，質管理の考え方や理論を2日間2回，計4日間講義する（表5.3）．
　講義を終了した者に対して，FMEAとRCAの演習をそれぞれ1日，計2日間行う（表5.4）．
　4日間の講義は理論編であり，その目的は，質管理の考え方の理解と，後に続く演習を理解し，実践できるようにすることである．
　2日間の演習は実践編ではなく，実践を前提とした机上演習・シミュレーションである．すなわち，受講修了者が自院に帰って，自院の業務にあわせて，受講した内容を適用することが実践編である．
　講義（4日間）受講者に"受講証"を，その後の演習（2日間）修了者で課題報告を提出した者に"認定証"を四病院団体協議会名で授与した．その後，各団体が独自に講習会を開催するようになり，他団体のプログラムとのバランスを図るために，講義（4日間）と演習（2日間）修了者に5年間有効の"認定証"を授与することとした．
　認定証授与で終わりではなく，継続研修が重要であり5年間で10単位の研修を終了した場合に継続を認定することとした．継続研修の対象となる研修は，都道府県単位以上の公的団体が主催する質・安全に関する研修会である．
　受講単位証明を発行するので，複数年度にまたがって受講することも可能である．演習は，受講証取得者のみ受講が可能である．

5.8.5　講習会の意義

　安全確保のためには，医療の質向上が必須である．しかし，質を向上するといっても，具体的事例の提示がないと，何をしたらよいかわからない．また，具体的な事例がわかっても，質管理の理論，すなわち，基本的な考え方を知らないと，どのように実践にしたらよいかわからない．理論と実践の両方を知らなければならないが，従来，両者を包含した教育研修の企画がなかった．したがって，本講習会では理論と実践，医療と品質管理，講義と演習の両側面をバランスよく配置した．講師陣も病院経営者，医療実務担当者，病院管理研究者，品質管理実務者，品質管理研究者等多彩である．
　『医療安全管理者養成講習テキスト[135]』（2005，日本規格協会）の"第4章　医療の質向上　第13節　日本における総合的質経営"でも紹介したが，筆者は，医療界に品質管理の考え方や手法を導入することを目的に，医療界と品質管理界との連携を図っている．本講習会は，医

5.8 安全確保（教育）

表 5.3 医療安全管理者養成講習会　講義プログラム

6月15日（金）

分	講師の立場・視点	講演内容	時刻
5	会長	開会挨拶	9:30
5	担当理事	研修の目的と趣旨説明	9:35
50	医療の質向上委員長	なぜ，医療の安全か　質・情報・安全	9:40 / 10:30
120	リスクマネジメント（医療経営管理学）	安全管理の必要性・重要性の理解 医療事故と保険	10:30 / 12:30
60		昼食休憩	
60	行政・医療安全推進室長	医療安全推進の動向	13:30 / 14:30
10		休憩	
90	弁護士	安全とリスクに関する概念（用語）の理解 安全管理の必要性・重要性の理解	14:40 / 16:10
10		休憩	
70	COML理事長	患者・家族の観点から見た安全確保	16:20 / 17:30

6月16日（土）

分	講師の立場・視点	講演内容	時刻
110	医療の質向上委員長	医療の質向上	9:00 / 10:50
10		休憩	
60	病院経営（理事長）	病院組織概論　基本事項　組織概論 病院組織の特性（一般企業と異なる点）	11:00 / 12:00
60		昼食休憩	
110	品質管理	人間信頼性工学	13:00 / 14:50
10		休憩	
50	看護部長	病院組織概論　院内組織の活性化　職員および患者・家族に対する支援体制 院内暴力への対応と職員教育　警察・行政への対応	15:00 / 15:50
10		休憩	
90	社会医療／政策学	医療安全管理の基本的考え方	16:00 / 17:30

7月6日（金）

分	講師の立場・視点	講演内容	時刻
140	医療情報管理	基本統計の理解	9:30 / 11:50
60		昼食休憩	
130	品質管理	質マネジメント概論　基本的な概念　TQMの概要 質マネジメントの歴史　TQMにおける主要な管理方式	12:50 / 15:00
10		休憩	
60	病院経営・質保証	院内事故調査委員会設置・運営とその課題	15:10 / 16:10
10		休憩	
70	社会医療／政策学	心理学・労働衛生など	16:20 / 17:30

7月7日（土）

分	講師の立場・視点	講演内容	時刻
120	品質管理	質マネジメント概論 質管理（QC）手法／技法　その他の手法	9:00 / 11:00
10		休憩	
60	品質管理推進者（医師）	医療の質向上活動推進・改善体制	11:10 / 12:10
60		昼食休憩	
60	品質管理推進者（薬剤師）	インシデント事例報告の活用方法	13:10 / 14:10
10		休憩	
60	病院経営（院長）	安全管理の組織作りとその運営 対策実施対象の選定　MQI活動事例報告	14:20 / 15:20
10		休憩	
50	病院経営（事務長）	物の管理	15:30
40		情報の管理・伝達	17:00
10	医療の質向上委員長	全体のまとめ	17:00
5	会長	受講証授与・閉会挨拶	17:10

表 5.4　医療安全管理者養成講習会　演習プログラム

RCA		FMEA	
時　間	演習内容	時　間	演習内容
10:00～10:20	RCA演習の目的	9:00～9:15	FMEAに関して
10:20～10:40	RCAの概略に関して	9:15～9:40	FMEAのおさらい
10:40～11:30	できごと流れ図の作成	9:40～9:45	演習概要説明
11:30～11:50	発表	9:45～10:25	(A)単位業務の記載
11:50～11:55	最終できごと流れ図の提示	10:25～10:35	発表
11:55～12:40	要因の抽出（なぜなぜ分析）	10:35～10:45	［休　憩］
12:40～13:40	［昼食休憩］	10:45～11:45	(B)FM（不具合様式）の記載
13:40～14:10	要因の抽出　途中経過発表	11:45～12:10	発表　および(B)の修正
14:10～15:20	要因の抽出　継続	12:10～13:10	［昼食休憩］
15:20～15:40	発表	13:10～14:40	(C)FMの影響の記載
15:40～15:50	［休　憩］	14:40～15:25	発表
15:50～16:20	因果図作成	15:25～15:35	［休憩］および(C)の修正
16:20～17:10	原因と結果の要約・対策・まとめ	15:35～16:15	(D)FMの影響の評価
17:10～17:40	発表	16:15～16:30	発表
17:40～18:00	本日のまとめ	16:30～16:40	FMEAのまとめ
		16:40～16:55	講習会（講義・演習）のまとめ
		16:55～17:00	閉会挨拶

療界と品質管理界の協力が緊密に進んでいることの現れである．品質管理の実務者・研究者，病院経営実務者・研究者と研究会，シンポジウム，講演会等の活動を行った成果でもある．

5.8.6　質管理及び信頼性手法の導入の意義

　医療機関の多くは事故対策委員会を設置しているが，事故発生後の対応や処理に追われている．すなわち，リスクマネジメントの一部としての，ヒヤリ・ハット報告収集，事故防止対策委員会設置，訴訟対策，賠償責任対策等，マイナスを解消するという消極的な取組みである．医療安全確保というプラスを増大する視点での検討が少ない．

　医療機関が事故防止・安全対策を実施しても，その実効があがらない理由は，①医療事故防止対策委員会設置という形式主義，②個別の問題としての対応，③一部の職員あるいは一部の部署の努力に終始していること，④具体的な改善の手法を知らない等である．医療安全確保の成果をあげるためには，継続的な質向上の取組みが必須である．これらの問題を解決するためには，問題解決手法すなわち一般産業界で確立された質管理の考え方や手法を導入することが有効である．

　医療関係者の多くは，質管理や信頼性の考え方や手法について，製造業や一般企業には適用できるが，医療は特殊であり導入は難しいと考えている．また，専門的すぎて難しく理解できないと忌避する傾向がある．しかし，物事の本質は変わらない．特に，組織管理という観点では，医療界も工業界などの一般産業もほとんど同じである．

　そこで，筆者は，練馬総合病院における実践をもとに，医療機関に質管理の考え方と手法を導入し，事故対策や安全確保を推進することを目的に，本講習を企画・運営している．

講習会の反響

　受講者に対するアンケート結果はおおむね好評である．しかし，講義4日間・演習2日間は，短いという声と，長いという声の両方がある．また，内容が盛りだくさんでついていくのが大変だ，難しく理解しがたい部分がある，自院に帰って運営すると自分自身がわかっていないことに気づいた，具体的な事例がほしい，事前にテキストがほしい，という意見もあった．

カリキュラム企画段階でも議論百出したが，安全確保のためには最低限ここまでは必須という範囲である．むしろ，これでよしとするのではなく，本講習会は導入編であり，これを契機に，各医療機関での実践を通して，各医療機関に適合した安全管理を確立していただきたい．

受講生の意見や要望，そして，筆者らの経験を入れて，2年間の本講習会の講義資料をもとに『医療安全管理者養成講習テキスト[135)]』(2005，日本規格協会)，3年間の演習の経験をもとに『医療安全確保の考え方と手法 1．RCA の基礎知識と活用事例[136)]』(2006，日本規格協会)，翌年『医療安全確保の考え方と手法 2．FMEA の基礎知識と活用事例[137)]』(2007，日本規格協会) を出版した．四病院団体協議会（四病協）主催の医療安全管理者養成講習（本講習会）は，5年間に極めて大きな成果があがった．

2006（平成 18）年の診療報酬改訂で医療安全対策加算の要件が規定されたが，本講習会はその要件に適合している．日本医療機能評価機構の医療安全医療事故防止センターの総合評価部会でも，本講習のプログラムが基本となっている．

2008（平成 20）年からは，医療安全管理者養成講習会は全日本病院協会と日本医療法人協会の共催で，講師とプログラムを改定して実施している．講義と演習の成果を，『新版医療安全管理テキスト[138)]』(2010，日本規格協会) と『医療安全確保の考え方と手法 2．FMEA の基礎知識と活用事例　第 2 版[139)]』(2010，日本規格協会) として出版した．

さらに，講習会において受講生が理解困難な事項やその理由を検討し，解説を新たに加えて，『医療安全確保の考え方と手法 1．RCA の基礎知識と活用事例　第 2 版[140)]』(2011，日本規格協会) として出版した．

北は北海道から，南は沖縄まで，文字どおり全国の病院の 2 000 名以上が，同一のカリキュラムで研修し，自院でそれを活かして実践したことの意義は極めて大きい．

本講習会を契機に，安全文化・質重視の文化が醸成され，各医療機関が提供する医療の質が向上し，安全が確保されれば幸いである．すなわち，総合的質経営の実践を通して，安全が確保され，医療者と国民・患者との信頼の創造が促進され，日本の医療が変わることを期待する．

今後の課題

今後の課題は，東京だけではなく，全国のいくつかの拠点で講習会を開催できるように，講師を養成することである．筆者はその目的で，OJT で講師を育成する努力をしている．特に，演習の講師，指導者の育成が急務である．また，本講習会の次の段階のアドバンスコースを企画・実施している．

第6章　推進の考え方，実施手順及び技術

6.1　品質管理体制（QMS）構築の意義

　組織運営において，品質管理体制（QMS）の構築は重要であるが，その意義（目的）や推進の考え方はそれぞれの組織の理念や方針，あるいは，立場によって多様である．

　医療の質向上（MQI）活動において，推進委員，活動メンバーを含む職員が考える品質管理体制（QMS）構築の意義は以下のとおりである．

6.1.1　病院にとっての意義

　病院にとって品質管理体制（QMS）を構築することの意義は，以下のとおりである．
　① 病院理念の具体的実践
　　　理念の明示・周知徹底
　　　品質管理体制（QMS）構築による仕組み作り
　② 価値観の共有
　　　病院の理念への共感
　　　多様な価値観の尊重
　③ 良質の医療提供
　　　患者満足
　　　経営の安定
　④ 業務革新・業務改革
　　　体質改善と発展
　　　業務の標準化
　　　業務の効率化（ムリ・ムラ・ムダをなくす）
　⑤ 職員定着の職場作り
　　　活き活きとした組織作り
　　　働き甲斐のある組織作り

6.1.2　各部署の業務や職員本人への意義

　各部署の業務や職員本人にとって品質管理体制（QMS）を構築することの意義は，以下のとおりである．
　① 管理能力の養成
　② 経営感覚の体得
　③ 職場の活性化
　④ 意識改革をする
　⑤ 前向きの姿勢を作る
　⑥ 仕事に満足感を得る

⑦　医療の質向上は，診療部だけでなく，全体の課題であるという認識
⑧　変化をおそれず，喜びを感じる
⑨　相互啓発をする
⑩　人間として成長する
⑪　仕事に誇りをもつ
⑫　楽しく仕事をする
⑬　相手の立場で考える
⑭　専門職の役割・機能を自分に問いかける

6.2　質管理推進の考え方

6.2.1　質管理推進の考え方

それぞれの組織の理念や方針に応じて品質管理体制（QMS）構築の考え方は異なり，質管理推進の考え方も一様ではない．練馬総合病院における医療の質向上（MQI）活動の考え方は以下のとおりである．

①　質管理推進の目的は，質向上，業務革新であり，組織変革である．
②　"全員参加の自主的"な改善活動ではなく，全組織をあげた"管理者主導"の質向上活動（TQMの一環）である．
③　活動は目的ではなく，手段である．
④　品質管理・経営管理手法を医療に適合させて利用する．
⑤　形式ではなく，活動の実態，実務への活用を重視する（発表大会が目的ではない）．
⑥　活動の目的・経緯・結果・効果を活動の関係者以外にも理解できるようにする．
⑦　日常業務の中でできることはMQI活動を待たずに解決する．
⑧　他施設の活動は参考になるが，そのまま導入せず，自院に適した活動とする．
⑨　統一主題（活動の切り口）を設定する．全組織的活動とするためである．
⑩　統一主題にそっていれば，チームの活動テーマ選定は自由である．

6.2.2　質管理推進担当者（委員）の役割

質管理の考え方と手法の使い方を理解している質管理推進担当者（委員）を配置することが必要である[141]．質管理推進担当者（委員）は，活動チームと密接に情報を交換し，要望に応じた支援をする．

質管理推進担当者（委員）の役割は以下のとおりである．

①　各活動チームの進捗管理・支援
②　年間活動計画策定
③　推進委員の資質向上
④　全職員を対象とした改善活動の考え方・手法の教育研修
⑤　内外への情報発信
⑥　職員の意欲・士気の向上
⑦　チーム内外の意見調整
⑧　その他

6.3 質管理の体制構築と実施手順

　質管理の体制構築の手順は以下の①〜⑤，質管理の実施手順は⑥〜⑩であり，いわゆる問題解決の手順と同様である．

6.3.1 質管理の体制構築の手順
① 組織の理念や目的を達成するために，質管理体制の構築・実施を，職員に明示する．
② 業務遂行能力のある職員（個人あるいはグループ）に，
③ 職務，役割，責任を認識させ，
④ 権限と必要な資源や場を提供し，
⑤ 安全かつ効率的に実施できるような，作業の仕組みを準備（体制を構築）する．

6.3.2 質管理の実施手順
⑥ 担当者に担当業務を遂行させ，
⑦ 担当業務の円滑かつ効率的な遂行及び関係部署との調整等を支援し，
⑧ 中間あるいは最終結果を評価し，
⑨ 不具合や問題があれば解決を支援し，
⑩ 教育する．

6.4 職員への説明・周知徹底

　活動開始に先駆けて，組織として質管理体制を構築し，実施することを，職員に明示することが重要である．種々の院内文書，役職者会議，職員組合などを通じて，活動の趣旨を全職員に繰り返し伝達する．

　全職員を何回かに分けて，活動の目的，意義等に関して説明会を開催する必要がある．
　職員への説明・周知徹底する内容は，以下のとおりである．
① 理念・目的の理解：質向上が目的であり，医療の質向上活動は業務革新である．
② 問題解決の考え方が重要：その第一は問題発見である．
③ 手法は目的に応じて使う：QC七つ道具・新QC七つ道具，医療のTQM七つ道具のすべてを使わなくてもよい．
④ 活動の実態が重要：形式に流されないように注意
⑤ 活動を利用して問題解決する：日常業務でできることは解決する．
⑥ 発表大会が目的ではない：まとめる契機であり，成果を共有する場であり，他者の評価を受けることに意味がある．

6.5 問題解決の考え方

　推進委員及びチームに対して，問題解決とは何かを解説することが重要である．問題とは食い違いである．現実と理想，自分の考え方と病院の考え方，自分の考え方と患者の考え方などがある．どちらがよいか悪いかではなく，食い違い，すなわち，問題があることを認識するこ

とが重要である．食い違いは正さなければならない．必ずしも同じにする必要はないが，少なくとも，相手の考え方を知ること，食い違いがあること，なぜ食い違うのかを知ることが必要である．

皮肉ではあるが，問題解決をするための医療の質向上活動自体に問題が生じる場合もある．すなわち，医療の質向上活動に対する認識と実践との食い違い，推進委員とチーム，病院と推進委員やチームとの認識の食い違いなどである．その調整役が推進委員であり，管理職である．

6.6 問題解決手法の研修

MQI活動は，問題解決の場である．MQI活動を実施するためには，まず，問題解決手法を具体的に研修することが必要である（第9章7節参照）．問題解決方法としてのTQC，TQMの手法（QC手法），QFD（品質機能展開），FMEA（故障モード影響解析），シックスシグマ，バランストスコアカード等様々なツールがある．

6.7 MQI活動の教育的意義

MQI活動は，改善も重要であるが，教育・研修（OJT）の手段としての意義が大きい．質管理推進担当者（委員），チームリーダー，チームメンバーなどが，活動を通して，調査，分析，統計手法，論理的思考を体得することができる．PDCA（Plan–Do–Check–Act）のいわゆる管理サイクルの習得である．経営学の教科書を読むのではなく，MQI活動を実践する過程で，問題発見・問題解決とは何か，管理とは何か，リーダーシップとは何か，いかに難しいことであるかを，おのずから体得できる（OJT）．情報がいかに伝わりにくいか，なぜ思いどおりにいかないのか，他人を納得させることの困難性などである．管理職のみならず，管理職候補者教育・リーダー教育である．

特に，質管理推進担当者（委員）には，病院本来の業務の中心的役割を担うことの意味を理解させる必要があるため，医療の質向上活動の意義，目的，運営方法などを学習させる．例えば，書籍講読，院外のTQC・TQM発表大会への参加，外来講師の研修などである．

6.8 活動の留意点・問題点

6.8.1 MQI活動の流れ

MQI活動は，活動→発表大会→標準化→活動，と循環するものである．しかし，実際には，発表大会が終了すると，ほっとして，そのまま終わりがちである．歯止め，標準化は，"言うは易く，行うは難し"である．

活動は，大きく次の10段階からなる．

①テーマの選定，②チームの結成，③活動テーマの登録，④推進委員会審査，
⑤病院検収・承認，⑥活動実施，⑦完了報告書提出，⑧推進委員会・病院審査，
⑨発表大会，⑩歯止め・標準化

各段階にあわせて，推進委員会及び委員が多様な支援をする．

活動の流れは図 6.1 に示すとおりである．流れの各段階で，種々の問題が発生する．

①テーマの選定 ⇒ ②チームの結成 ⇒ ③活動テーマの登録 ⇒ ④推進委員会審査 ⇒ ⑤病院検収・承認 ⇒ ⑥活動実施 ⇒ ⑦完了報告書提出 ⇒ ⑧推進委員会・病院審査 ⇒ ⑨発表大会 ⇒ ⑩歯止め・標準化

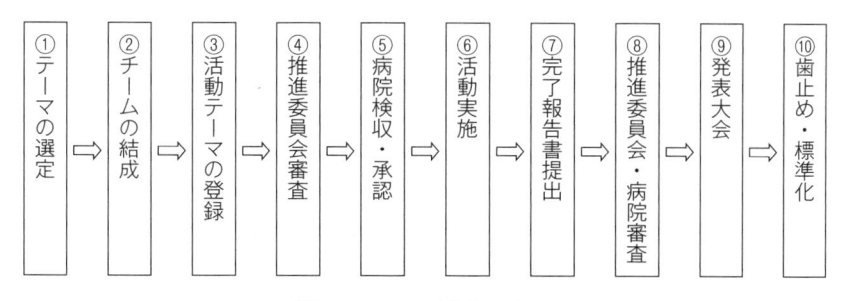

図 6.1 MQI 活動の流れ

6.8.2 MQI 活動の開始
6.8.2.1 テーマ登録と審査
テーマ選定，登録の段階から推進委員がチームの相談に応じる．

統一主題は切り口である．活動テーマが活動趣旨に適合しているか，目的や方法は妥当かなどを推進委員会が審査する．

6.8.2.2 活動の意義を確認
医療の質向上活動では，医療とは何か，質とは何か，医療の質とは何か，どうしたら質を向上させられるか，を考えて実践しなければならない．医療とは，診断・治療だけではなく，病院の業務すべてである．医療の質とはすべての職員の質である．

6.8.2.3 活動開始後の調整と連携
チームと担当推進委員は密接に情報交換を行い，段階的に勉強を重ねながら進める．進捗状況，課題や問題点の早期解決など円滑な活動の実施を図る．担当推進委員のかかわり方，特に医師のかかわり方の違いが大きく影響する．各チームの活動状況は病院に報告する．

6.8.3 活動の問題点
6.8.3.1 活動開始当初の問題
新しい活動を作ろうという気概よりも，初めての活動に対する戸惑いがある．

課題は決定したが，活動方法の決定に時間がかかり，活動開始が遅れたり，活動を開始した後の進捗が遅れたり，方向がずれるなど種々の状況がある．

職場横断的なチーム構成が要件であるので，他部署との連携が必要であり，交代勤務をする部署・職種は，課題や検討方法が決定しても，協力して活動時間が作りにくい．

活動の目標が，病院の方針や業務の目的・意義と微妙に食い違うチームがある．関係部署との相談や調整が不十分なチームもある．担当推進委員だけでは，調整ができず，方向修正がきかないまま，活動が進むチームがある．

連絡を密にして，意思の疎通を図ったチームは順調に進行する．

自分や自部署の都合に患者や他部署をあわせたいと考えているようなチームもある．あるいは，問題の原因は，自分や自部署ではなく，他部署にあるといわんばかりの課題設定もある．

改善活動を始める前の調査検討ができていない場合が多い．まとめの段階でデータの不備に

気づいたときには，データを取り直すことはできない．

アンケート調査とマニュアル作りを安易にする傾向がある．アンケート調査をすれば原因が把握でき，マニュアルを作れば解決するという考えである．

アンケートの目的が明確でないために，質問項目が不適当であったり，対象が明確でない場合がある．

課題設定，あるいは，解決方法や分析方法に問題があると，予定どおりの結果が出ないチームがある．結果の意味づけや原因の分析に苦労する．

TQM の考え方や QC 手法の習熟度に個人差があることも大きな要因である．

6.8.3.2 推進の問題

TQM の考え方や QC 手法の習熟度に個人差があるために，進捗管理にチームの差が大きく出る．

活動の各段階で推進委員会からの進捗報告を受け，あるいは話合いをするが，進捗管理の難しさを実感する．

推進委員会・推進委員は進捗管理とチーム指導をするが，職種横断的な活動が前提であるので，多くの専門職種が勤務時間帯の違いを乗り越えて活動することの困難がある．

活動の方向が，途中で趣旨からはずれたり，明確でないことがある．チームのメンバー間や担当推進委員との連携や意思の疎通が不十分である．

活動開始数年後に，進捗管理と質の数量化を学ぶために，シックスシグマを勉強し，タウンミーティング手法を参考に，レビューを行った，その成果は不十分であった．

6.8.4 推進委員による調整

推進委員会は，毎週1時間，定例会を開催する．それ以外にも，臨時の推進委員会や，分科会，各チームとの話合いをする．

推進委員の役割は，情報を交換し，進捗状況，課題や問題点の早期解決などを支援することである．推進委員は広報，教育などを分担する．

各チームの課題報告書に対する指摘事項に基づいて，推進委員が調整役としてチームとともに活動方向を修正する．活動が順調にいかない場合には，担当推進委員が，活動そのものに参加しがちであるが，相談にのる程度にする．

病院の方針や戦略とは異なる趣旨で活動を開始するチームもある．担当推進委員による調整が困難な場合もある．自主的な活動をしたいという考えか，あるいは，趣旨の食い違いに気づかないからである．

推進委員が各チームに対して，QC 七つ道具の使い方や活動方法などを指導する．必ずしも，七つ道具すべてを使う必要はない．さらに，アンケート調査の協力や，まとめ方の相談も受ける．

6.9 発表に関する留意事項

6.9.1 発表大会準備
6.9.1.1 推進委員

推進委員は，担当する活動チームの進捗を管理し，発表に向けてまとめを支援する．この段階になって，改善前及び活動中の現状把握，データ収集の不備に気づくことがある．

データの統計的処理，発表用スライド（PPT：PowerPoint）作成の支援等をする．

発表大会直前には予演会を開催する．また，予稿集作成，会場確保，備品確保，案内状作成・郵送等をする．

6.9.1.2 発表チームの準備

発表大会に備えて，予定どおりにまとめるチームがある一方，まとめの段階に入ってからも，まとめられず，壁にぶつかるチームがある．

推進委員会の支援を受けて，データを整理し統計的処理をして，成果を評価し，発表用スライドを作成する．予演会では，講演時間の確認と投射したときの解像度によるずれや，見やすさ等も確認する．チーム内及び他のチームとの想定問答練習が重要である．

6.9.2 発表の注意事項
6.9.2.1 発表に関する要望と注意

発表に関して，留意すべき事項は，次の4点である．
① 発表時間は厳守する．
② 形式ではなく，内容を重視する．
③ 聴衆にわかりやすくする．
④ 質疑は発表者自身がする．

6.9.2.2 具体的な注意事項

① アドリブではなく，原稿を読む．300文字1分の計算で原稿を作成し，ゆっくり読む．時間内に終わることが重要である．初心者は特に注意する必要がある．
② スライドは必要最小限の枚数にする．枚数は，内容や文字数によるが，1分間に2枚までとする．細かい内容では，聴衆に理解できない．
③ スライドのアニメーションや色・模様は必要でない限り用いない．
④ 仮装，踊りや歌はしない．内容重視である．
⑤ 手書きではなく，パソコン（PowerPoint）を使用し，わかりやすい言葉を使う．
⑥ 質問には必ず発表者が答える．わからなければ，チームメンバーが応援してもよい．

6.10 練馬総合病院における医療の質向上（MQI）活動推進事例

6.10.1 医療の質向上活動発足

練馬総合病院では，MQI活動を開始して16年を経過した．紆余曲折の16年であったが，根底に流れる基本的な考え方は発足当初と何も変わらない．その背景には，困難があろうと継

続して実践するという強い信念がある．
　MQI活動発足・導入とその経緯を概観する．

6.10.1.1　背　　景
　病院は，専門分化・機能分化による縦割り・横割りの壁が厚く，標準化や情報共有がしにくい組織である．また，医療の特徴は，複雑性・不確実性・緊急性・個別対応・非定型業務が多く，極めて危険である．
　また，価値観の多様化，顧客要求水準の限りない上昇がある．これに応えるには，経営者だけではなく，全職員が臨機応変に柔軟に業務を遂行しなければならない．組織は，継続的質向上の努力，すなわち，組織革新を避けることができない．"言うは易く，行うは難し"であり，実践がなければ意味がない．
　組織革新を行うには，質重視の経営，総合的質経営（TQM：Total Quality Management）の導入が必要である．TQMは，単なる，QCサークル活動（QCC：Quality Control Circle）の集積ではなく，組織の責任者が率先垂範して，組織をあげて行う活動である．

6.10.1.2　医療の質向上（MQI）活動発足
　伊香保温泉における役職者有志懇談会（1996年2月）の自由討議で，"社会制度改革が進む中，質向上が重要であり，質の評価が必要である．懇談会参加者が中心（推進委員）となり，職員が一丸となって質向上の取組みをしなければならない．独自の考え方と方法で，医療の質向上活動を開始しよう"と決議した．

6.10.1.3　医療の質向上（MQI）活動と命名
　医療の質向上には，品質管理手法が有用である．総合的質経営（TQM）を目指すが，誤解され間違って実施されているTQC，TQMやCQI（Continuous Quality Improvement）と区別して，医療の質向上活動（MQI：Medical Quality Improvement）と命名した．
　MQIは"管理者主導の，全組織をあげての活性化"であり，"全員参加の自主的な業務改善活動の集積"ではない．病院の理念達成に必要な，経営戦略の重要な一部である．MQI活動自体あるいは成果に意義があるのではなく，活動を通しての教育研修訓練・自己啓発の場としての意義が大きい．

6.10.1.4　推進委員の配置
　推進委員の職種構成は，医師，看護師，薬剤師，管理栄養士，臨床検査技師，放射線技師，理学療法士，事務職員である．推進委員長を推薦するように推進委員会に指示した．推進委員会は，有志役職者懇談会には参加しなかった外科医師を推進委員長に推薦した．多職種との連携がよく，改善の意欲があると認定されたことの現れであろう．
　各チーム担当制で，1チーム2名の担当推進委員を配置している．担当推進委員は，チームメンバーと密接に情報を交換し，要望に応じた支援をする．
　チームごとに進捗が様々であり，計画どおりには進まない．

6.10.2 MQI活動の基本的考え方

　MQI活動の基本的考え方は，品質管理の基本的考え方に基づいたうえで，さらに，以下の事項を強調している．当院独自の活動である（他に参考になる手法はあるが，参考になる考え方はない）．

6.10.3 活動及び活動チームの必要条件

　組織的活動とするために，活動チームの必要条件を以下のとおり課している．

① 毎年統一主題にそって活動する（組織をあげた活動である）．
② 統一主題にそっていれば，活動テーマは自由である（業務で困っていること，改善したいことを取りあげる）．
③ 活動メンバー，活動部署を固定しない（マンネリ化を防ぐ，組織活性化のため）．
④ 活動チームの構成は多職種・多部署とし，医師を1名以上とする（組織横断的活動とするため，医師は論理的・科学的思考ができるため）．

6.10.4 MQI活動の流れ・年間計画

　MQI活動の流れは図6.1に示すとおりであり，MQIストーリーと呼んでいる．年間計画もこれにそって，また，進捗管理を円滑にするために，各段階ごとに，推進委員会及び推進委員が多様な支援をするプログラムを導入して年間活動計画を策定している．

6.10.5 活動支援プログラム

6.10.5.1 支援プログラムの問題

　支援プログラムは有効であるが，それでも，進捗管理が悪いチームが複数ある．この原因は，計画の段階に問題があることがわかった．活動の途中から，計画の段階で明確な目標，評価指標，評価基準を設定していないために，目的や目標を変えたり，活動が停滞することがある．また，活動前の客観的データを把握していないと，前後の比較ができない．

6.10.5.2 一日で計画を立てる会

　そこで，2007（平成19）年から，5月末の土曜日に"一日で計画を立てる会"を開催している．休日であるが，全チームが集まって検討する．他チームの活動計画策定にも関与するので，自チームの活動の参考にできる．すなわち，自分のチームのノウハウを公開する，いろいろな立場の職員から意見を聞く，他のチームのよい点を参考にする，病院全体でどんなことをやっているのか多くの職員が情報共有する，等が目的である．

　この結果，活動開始後に大きく変更を加えることがなくなり，進捗管理が良好になった．一日で活動計画を立てる会で，最初にチームの目的を明確にし，目標を具体的にし，成果を測る変数を少なくとも一つ以上決める．

6.10.6 活動の経緯

　組織をあげた活動であることを意識させるために，最初から，年間統一主題を設定した．3年目から教育研修の主題と共通の統一主題とした．職員に，病院組織をあげて年間の方針・目標を達成するという意識をもたせるためである．

表 6.1　活動支援プログラム

	プログラム	内　容	内容の詳細
1	助け合いの会 ※年3回以上	チームメンバー以外の職員と活動内容を意見交換する．	現状認識や対策の有効性について職員間で共通理解・合意を得るのに有用． 進捗管理の機能も果たす．
2	チーム別相談会 ※年4回以上	有効な活動にするために，チーム別に委員長・副委員長が相談にのる． 手厳しい指摘もある．最少人数で行う．	活動自体の向上に有用． 進捗管理の機能も果たす．
3	継続フォローの会 ※年度末	前年度の活動を継続できるか，どんな支援が必要かを，チームメンバー，担当推進委員，委員長・副委員長で話しあう．	活動継続・発展の促進・阻害要因を見出し，阻害要因への具体策を講じるのに有用． 特に，チームでは継続が困難なとき，水平展開をする際に有用．
4	各種勉強会	統計，表・グラフ作成，エクセル（Excel）・ワード（Word）・パワーポイント（PowerPoint）	基本統計，有意差，t検定，χ^2検定 目的にあった表・グラフの選択と作り方 Officeソフトウェアの使い方
5	予演会	発表大会会場で演者が口演し，推進委員とともに確認する．	内容，スライドの見やすさ，発表のわかりやすさ等を確認する． 他チームの発表を参考にする．
6	計画を一日で立てる会	活動定義書に基づいて，計画を再確認する．	全活動チームが一堂に会して，活動目的，評価指標，計画を発表し，全チームで質疑し，計画を再検討する．

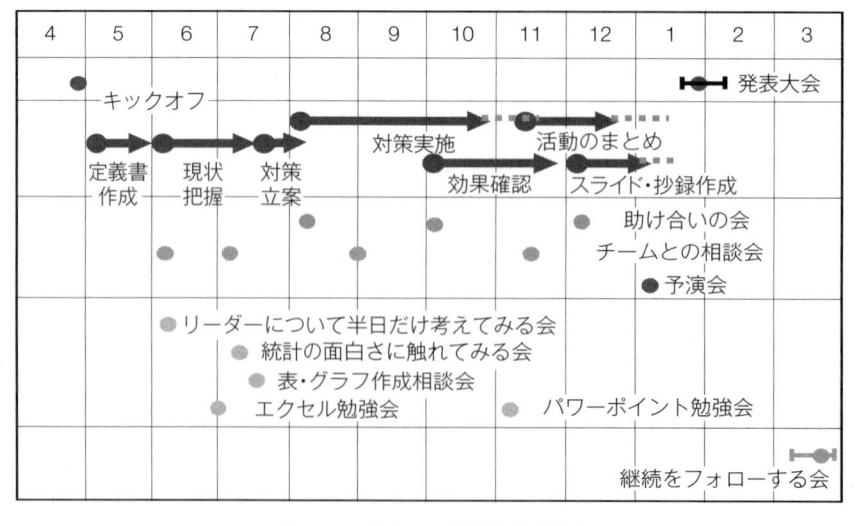

図 6.2　平成17年度活動計画

表 6.2 一日で活動計画を立てる会のプログラム

9:00～9:05	院長　講話
9:05～9:15	本日の会の目的説明
9:15～9:30	目的，目標，変数の決め方についての説明
9:30～10:30	グループ討議(1)
10:30～12:00	全体発表および講評
	昼休み
13:00～13:05	目標から変数へ　説明
13:05～14:05	グループ討議(2)
14:05～15:35	全体発表および講評
15:35～15:40	活動全体計画表と分担表についての説明
15:40～16:40	グループ討議(3)
16:40～17:00	一部のグループの発表および講評
17:00～17:05	院長　講評
17:05～17:10	推進委員長　講評

表 6.3 一日で活動計画を立てる会参加者アンケート結果

参加者数 63 名　総回答件数：　49 枚

設問	設問内容	回答項目	回答数
①	あなたは，今までに MQI 活動に参加したことがありますか	1　はい，MQI 経験者です	19
		2　MQI は初めての参加です	13
②	グループ討論の時間に関して	1　長い	2
		2　適当である	19
		3　短い	11
③	他のチームの発表を聞いて	1　参考になった	30
		2　参考にならなかった	2
④	自チーム発表に対する意見や質問に関して	1　参考になった	32
		2　参考にならなかった	0
⑤	グループワークに入る前全体説明に関して	1　十分である	29
		2　不十分である	3
⑥	来年もこのような会を開催する場合	1　このままでよい	26
		2　もっと改善してほしい	6

6.10.6.1　教育研修と MQI の年間統一主題

1998（平成 10）年から，教育研修と MQI の共通の年間統一主題を決めて活動している．年間統一主題の一覧を表 6.4 に示す．

6.10.6.2　活動経緯

過去 17 年間の活動経緯は以下のとおりである．

初年度（平成 8 年）は，主題を，切り口として取り組みやすい "時間" とした．推進委員，各チームも，五里霧中の状況であり，品質管理手法の理解と，活用に苦労した．"独自の活動

表 6.4 教育研修と MQI の年間統一主題

平成年	教育研修	MQI
4	コミュニケーション	
5	共感	
6	医療における信頼の創造	
7	気づき，新しい自分	
8	自分で考え，実践する	時間
9	つながり	情報
10	ながれ	ながれ　パス
11	しくみ	教育研修と共通
12	標準化	教育研修と共通
13	安全	教育研修と共通
14	評価	教育研修と共通
15	5S	教育研修と共通
16	5S	教育研修と共通
17	創る―新病院建築に向けて―	教育研修と共通
18	造る―手作りの病院―	教育研修と共通
19	再生	教育研修と共通
20	発展の芽を育てる	教育研修と共通
21	伸芽―自分ができること―	教育研修と共通
22	効率化―ムリ・ムラ・ムダを省く―	教育研修と共通
23	見直す	教育研修と共通
24	自分で考え，実践する	教育研修と共通

をせよ，自分で考えよ"という難問を与えたが，筆者自身にとっても試行錯誤の連続であった．しかし，自組織（病院）をどうするか，どうあるべきかは，明確であったので，不安は全くなかった．総合的質経営として取り組む病院がないので，自由に活動することができた．

当初は試行錯誤の繰り返しであった．白紙から独自の活動をさせたので当然の帰結であった．"自分で考え，実践する"という練馬総合病院の基本的考え方（平成 8 年の教育研修の主題とした）を，MQI を通して体験させた．

2 年目（平成 9 年）は，主題を"情報"とした．病院は，組織の規模に比し多職種が多部署で業務を遂行しているので，情報の共有がしにくい特徴がある．

活動 2 年目から，"MQI を MQI せよ（MQI^2）"，すなわち，MQI 活動自体を標準化し継続的改善をせよと推進委員会に指示した．しかし，推進委員は，各チームの活動維持に精一杯であった．

3 年目（平成 10 年）は教育研修と共通の統一主題を"ながれ"とした．ながれとは，業務の流れであり，医師の参加ではなく，参画を求めるために，医師の業務及び思考過程に合致しやすいクリニカル・パスを導入した．医師（専門技術職）は，診療以外にはあまり興味がない．パス（クリニカル・パス）とは，疾患ごとに，一連の医療行為と時間軸をマトリックスで表現した工程表である．

マンネリ化や手段の目的化を回避するためには，常に，新しい考え方や方法の導入が必要である．MQI 活動に慣れて，活動内容の質も高まったが，進捗管理に，多くの問題が見られた．

4年目（平成11年）は，統一主題を"しくみ"とした．病院運営・業務のすべての仕組みを再構築する．MQI推進の仕組みを再確認する意味も含む．MQIの進捗管理と質の数量化を目的に，シックスシグマのワークアウトと品質機能展開（QFD）の考え方を導入した．それぞれの専門家に指導をお願いした．

しかし，進捗管理は円滑にはいかないので，活動のモデルを作らせることにした．MQIチーム活動開始前の4か月間，管理会議構成員（副院長，看護部長・副部長，事務長・次長）とMQI推進委員合同で三つのプロジェクト活動を実施した．その経験をMQI活動全体に展開した．

5年目（平成12年）は，4年間の活動を総括するために，統一主題を"標準化"とした．進捗管理の徹底を目的に，シックスシグマ・ワークアウトを参考に，毎月，レビュー（品質管理の用語では院長診断に相当する）を導入した．しかし，レビューが，チームの負担（感）になった．多職種，多部署のチーム編成による限界である．チームの負担（感）を軽減する方策を検討した．QFDを用いて，推進委員・チームリーダー・チームメンバーの潜在要求を抽出した．

6年目（平成13年）は，統一主題を"安全確保"とした．また，プロジェクトを総括し，推進委員やチームリーダーの意見を取り入れて，活動方法を変更した．"すべてを新たに見直す"という，平成13年度の経営方針にそって，MQI活動自体の変革を試行した．推進委員会とチームの権限と責任を拡大し，院長の各チームに対する定期的なレビューを廃止した．推進委員と各チームが相談し，なお疑問点や相談があれば，適宜，院長と面談することとした．

7年目（平成14年）は，病院機能評価認定後5年が経過し，再受審を予定しており，"評価"を統一主題とした．各チームは，具体的目標を設定しやすくなり，また，診療に直接かかわるテーマが多くなった．病院機能評価の再受審を準備した．"あるべき姿の実現"という，平成14年度の経営方針にそって，MQI活動のあり方を再検討した．質向上が目的であることを再確認し，手法・道具を再検討し，推進・運営を再検討した．MQI活動の変革の一環として，極めて大きな実験として，1年間の時限で，推進委員に運営を任せた．職員を信じて，清水の舞台から飛び降りてみた．多少のけがは覚悟したが，蛇行しつつも進捗した．

8年目（平成15年）は，基本に立ち返り，統一主題を"5S"とした．5Sとは，整理・整頓・清掃・清潔・躾をいう．道徳教育ではない．物理的なモノだけではなく，業務，仕組み，さらに，自分の頭の中を再編成することである．分別・層別・見える化・標準化・定着・徹底ができる．

9年目（平成16年）も，統一主題を引き続き"5S"とした．前年度は5Sを徹底できなかった反省からである．キックオフ説明会で，職員に次のように解説した．MQIをMQIしよう（MQI^2），MQI^2とは実証検討である．何の実証かといえば，組織変革及び継続的改善はいかに困難であるか，なぜ，徹底しなければならないか，どこまでやるか，を確認することである．自組織及び自分の存在価値が問われている．

10年目（平成17年）は，統一主題を"創る―新病院建築に向けて―"とした．新病院建築に向けて，プロジェクト活動を開始した．プロジェクトの一覧を表6.5に示す．

11年目（平成18年）は，統一主題を"造る―手作りの病院―"とした．運用を考慮した，設計・建築と情報システムの構築を目的とした．

12年目（平成19年）は，統一主題を"再生"とした．原点からの出発，ルネサンス，リ・

エンジニアリング（Reengineering，再構築）・BPR（Business Process Reengineering），初心忘るべからず・初志貫徹等の意味である．

13年目（平成20年）は，統一主題を"発展の芽を育てる"とした．新たな出発は，新入職員だけではない．病院の理念・目的の実現に向けて，病院方針・目標を各人が業務で具体的に実践する．

14年目（平成21年）は，統一主題を"伸芽―自分ができること―"とした．発展の芽を自らが伸ばすという意味である．

15年目（平成22年）は，"効率化―ムリ・ムラ・ムダを省く―"を統一主題とした．効率化の前提として，現在の業務を分析し，"見える化"するために，業務工程表，業務フロー図に落とし込むことを求めた．

16年目（平成23年）は，"見直す"を統一主題とした．

見直すの意味は，以下の五つである．
① 見る：関心を向ける
② 視る：子細に見る
③ 観る：見比べる
④ 看る：見守る
⑤ 診る：よく調べて，判断する

17年目（平成24年）は，統一主題を初年度（平成8年）の教育研修と同じ"自分で考え，実践する"とした．公益財団法人に移行し，新たな出発をするという意思表明である．

表6.5 新病院建築プロジェクト一覧

1	健康医学センターの基盤構築と円滑な運用
2	引越し
3	DPCを利用して経営・医療の質を管理する
4	外来におけるがん化学療法の標準化
5	新病院における効率的な物流管理（SPD）の構築
6	亜急性期病床
7	地域における医療機関等と真の連携体制を構築する
8	地域に信頼される救急システムの構築
9	情報システムの新病院移転
10	地域住民，医療機関に信頼され，新たな医療情報発信のできる糖尿病センター
11	内視鏡センターの確立
12	情報システムの整備　ペーパーレス化・フィルムレス化

6.10.7 推進委員の資質向上

チーム活動経験者から新しい推進委員を加えるので，推進委員自体の資質向上が必要である．推進委員の役割を果たすために活動する経過において，資質向上が果たせる．

推進委員の多くは，活動成果に対する病院の期待水準を認識しているため，期待と現実の乖離に苦しむことが多い．推進委員は，自分自身だけでなく，他者をも（ときにはやる気のない他者をも）鼓舞しなければならない．

"推進委員にはなりたくない"，"推進委員を辞めたい"という声もある．一方で，長く推進委員を続けている職員もいる．長く続けた職員は，"MQIは，いかに人を動かすか，いかに他部署・他部門を巻き込むかで悩み苦しむが，それを乗り越えると，組織がよい方向に変わって

いく．誰かが成長している"と実感する．ある推進委員は，"推進委員をしていて最も苦しいのは，人間関係である．考えが違う人たちをまとめて成果に繋げなければならない．頑張っていると必ず誰かが助けてくれる．結果的には，一人では決してできないことができる．すごいことだと思う"という．

6.10.8　全職員を対象とした改善活動の考え方・手法の教育研修

推進委員会は，MQI活動メンバーだけでなく，全職員を対象に，品質管理や改善活動に関する考え方・手法について研修会を開催する役割がある．研修会の出席者の半数以上を，MQI活動メンバー以外の職員が占めることが多い．

当院の基本的考え方であるが，講義だけではなく，演習の割合を多くするようにしている．したがって，開催準備には多くの時間と労力を要する．

6.10.9　内外への情報発信

発行していたMQI活動の院内誌『みみよりMQI』を平成17年度より，再開した．年間で数号程度を発行する．これにより，MQI活動を直接実施していない職員も，活動の内容を理解し，必要に応じて支援することができる．年間予定，教育研修，発表大会の情報も掲載している．

6.10.10　職員の意欲・士気向上

医療を取り巻く環境が悪く，職員の意欲・士気の維持は難しい．特に，看護師の離職率は高く，定着化を促進するためにも職員にとって魅力のある職場作りが必要である．質を維持・向上するためには職員の定着化が必要である．

MQI活動は，"効果を評価し"，"効果を出す"ことを求めるため，活動メンバーには相応の負担がかかる．一方，その年に活動しない職員（活動メンバー以外）は，活動メンバーがMQI活動に注力できるよう肩代わりすることもあるため，活動メンバーは，活動メンバー以外の職員に遠慮することがある．

活動メンバーの意欲・士気の向上も推進委員の役割であるが，推進委員の負担も少なくなく，自分自身の意欲・士気の維持・向上も重要である．

6.10.11　チーム内外の意見調整

チームリーダー及び推進委員は，活動に関連する事項で意見の対立があれば調整する．計画どおり進んでいなければ，その原因を探り，ときにはメンバーに指摘しなければならない．作業が滞れば，本人に促すか，他のメンバーあるいは自身で代行しなければならない．また，チームは多職種で構成されているため，状況を熟知しない部署や職種を巻き込まなければならない．対策を立案する際には，他部署・他職種に，何かを依頼しなければならない．高い目標を掲げてそれを確実に達成しようとすればするほど，緊張は増大する．

6.10.12　成　　果
6.10.12.1　直接的成果と間接的成果

MQI活動の成果は極めて大きい．業務改善，患者サービス向上という直接的な成果のみな

らず，それらを実現するための基盤整備，仕組み作り，すなわち，間接的成果・波及効果もそれ以上に重要である．

6.10.12.2　院長から見た成果

当院では，MQIの他にも種々の仕組みや手法を併用しているので，MQI単独の成果はわからない．しかし，院長から見た考えられるMQIの成果を列挙する．

① 病院の理念や基本方針を徹底できた．
② "自分で考え，実践する"という当院の考え方を実践した．
③ 経営戦略の手段として，方針の徹底，意識改革の契機，組織内の連携，訓練・教育，自己啓発の場とした．役職者以外も，リーダーシップを発揮した．
④ 組織横断的な活動の結果，職種間，部署間の連帯感が醸成された．
⑤ 多くの職員が，成果を内外に情報発信した．医療界にTQMの考え方と意義を広めた．
⑥ 医療界と一般産業界・品質管理関係者との連携ができた．
⑦ 当院の評価が高まった．
⑧ MQI活動を理由に，就職を希望する職員もいる．
⑨ 経営基盤が安定した．
⑩ 職員の士気が向上した．
⑪ 当事者意識が生まれた．

6.10.12.3　新病院建設プロジェクトの成功

MQIの最大の成果は，新病院建設プロジェクトの成功[142]である．この経緯を"職員・患者・地域がよかったといえる病院を造る"として，2005（平成17）年5月から1年間，雑誌（『病院経営』）に連載した[143]〜[154]．この詳細は，平成22年度医療経営人材育成のケースとして作成した．

表6.6　"職員・患者・地域がよかったといえる病院を造る"連載タイトル

連載順	タイトル（プロジェクト名）	執筆者（役職・担当部署）
1	夢の実現に向けて	飯田修平（病院長）
2	新病院建築始末記	（建築準備室）
3	新病院建築に携わり	（施設課係長）
4	情報システムの病院新築移転報告	（企画情報推進室主任）
5	新病院開設に向けて：行政手続及び外部対応	（事務長代行）
6	糖尿病センター開設への取り組み	（臨床検査科係長）
7	内視鏡センター設立と今後の役割	（内視鏡室長）
8	物流管理におけるSPD構築を目指して	（中央材料室）
9	夢の実現に向けた看護部の取り組み	（看護師長）
10	ペーパーレス化・フイルムレス化への取り組み	（情報システム委員会委員長・診療技術部長）
11	健康医学センター設立の目的と目標	（健康医学センター長・副院長）
12	医療の再生に向けて	飯田修平（病院長）

6.10.12.4 公益財団法人への移行

練馬総合病院は財団法人東京都医療保健協会が運営する病院であったが,公益法人制度改革により2013(平成25)年11月までに,公益財団か一般財団かあるいは医療法人に移行しなければならなかった.医療は公益とはいえないという行政の解釈により,公益財団法人への移行は極めて困難であった.しかし,2012(平成24)年4月1日に公益財団法人に移行することができた.これは,当法人の今までの公益活動が評価されたためである.その中でも,質管理・総合的質経営を実践し医療にTQMを導入し,展開していることが評価されたものである.移行と同時に,医療の質向上研究所を併設した.法人の明確な目的として,今まで以上に,医療の質向上に努めるという意思表明である.

6.10.12.5 推進委員の評価

推進委員の評価は以下のとおりである.
① 16年間活動し続けていること
② MQI推進体制のPDCAサイクルをまわし続けていること

6.10.12.6 職員の評価

職員の納得ややる気がなければMQI活動の存続は難しい.MQIを推進するためには,活動メンバーとそれ以外の職員の評価が重要である.以下,推進体制を大きく改良した平成16年度末に実施した職員調査の結果を記す.
① MQIの活動は,医療の質向上に役立っているか
　　活動メンバーの9割が"役立っている",活動メンバー以外の職員の7割が"役立っている"と回答した.役立っている点として,自主的改善,意識改革の契機,実質的な業務改善があがった.
② MQI推進委員会による支援は適切だったか,今後期待することは何か
　　活動メンバーの6割強が"適切",活動メンバー以外の職員は半数が"わからない"と回答した.適切だと思う支援として,勉強会やオリエンテーション,適切でないと思う点として,勉強会の時間設定等が多くあげられた.
③ 活動は質向上に貢献できたか
　　活動メンバー全員が"貢献できた"と回答した.
④ 今回の活動を通じて,有益な学びはあったか
　　活動メンバーの8割が,有益な学びがあったと回答した(未回答は除く).

6.10.13 活動の継続・発展状況

MQI活動を継続しているが,最も留意しなければならないことは,改善のために作ったルールや仕組みが現場で活用されているか否かである.ルールや業務が増える一方であれば,それは職員の負担になる.一度作ったルールや業務も,常に,最適となるように見直し,改良する必要がある.

活動の継続・発展状況の調査結果を見ると,
① 6割の活動の成果物・仕組みが今でも活用されている(3割はそのまま引き続き活用され,3割はさらなる改良が加えられて活用されている).

② 2割の活動の成果は，部分的に活用されている．
③ 2割の活動の成果物・仕組みが全く活用されていない．そのうち1割は，電子カルテ導入など発展的理由による停止である．

6.10.14 MQI活動のPDCA

MQI自体にPDCAサイクルをまわす（MQI^2）契機となった例を示す（表6.7）．パスに関するPDCAは，MQIによってまわされていたこと，パス委員会の発足は平成16年度のMQI活動が契機になっていることがわかる．

その後は，MQI活動とは別に，パス委員会がパス改訂，新設を行っている．

6.10.15 継続・発展の要因

活動の成果・仕組みが，活動後も継続活用されるためには，次の2要因がある．
① 対策の内容

一つは，対策・改善策の内容である．問題の原因（原因追究）と改善策（対策立案）との対応関係が明確でない場合や，実行者に負荷がかかりすぎる場合は，継続されない．細かすぎるチェックリスト，人の裁量を必要とする対策，各部署や委員会の業務の中に収まらない対策は，後者の例である．

② 歯止め

もう一つは，強力かつ現実的な歯止めが，設定されているか否かである．コンピュータや機械などによる自動化・代替化が可能になる対策は別だが，人間の作業を変更する対策である場合，実際に遂行されたかをチェックし，遂行に責任をもつ者が必要である．責任者が，機能し続けられる仕組みが必要である．

6.10.16 MQIに関する意見

"初めてMQI活動にかかわったとき，驚いた．新技術の導入にあたって，パスやホームページを作成しなければならなかったとき，MQIで取り組んだら，あっという間に完成した．MQIでなかったら，あれほどの質のものを，あれほど効率的に完成できなかっただろう．あのとき，MQIの威力を知った"とある医師がいった．

当院でこれだけ多くのPDCAが常にまわり続けているのは，MQIが機能しているからである．しかし，一方で，"MQIは，職員の負担が大きいから，廃止したほうがよい．廃止しても，自分たちは業務改善する"という声があった．"改善すること自体はよいことだが，効果の確認と発表がいやだ"，"効果があったかなかったかは現場にいる自分たちが一番わかる．いちいち指標を使って，データをとる暇があったら，もっと業務をしたい"，"発表会のために，スライド・図表を作ったり，日本語にするのが大変．自分たちの本来の業務は，スライド・図表作りじゃないのに，それに費やす負担が大きい"という声があった．

本当に，MQIがなくても，これだけのスピードで，これだけ多くのPDCAをまわし続けられるか．改善が今より遅くなったとき，多様で変化し続ける顧客の要求に応えられるか．データをとらずに，効果の有無を判定（例えば，患者の反応を客観的に把握）できるか．スライド・図表作りは無駄な作業か．いずれの答えも"No"である．

MQIの年間スケジュールで動いているからこそ，これだけ速いスピードで改善し続けてい

6.10 練馬総合病院における医療の質向上（MQI）活動推進事例

表 6.7 MQI 活動における PDCA（MQI^2） パスの改訂

活動主体	活動年（平成）	活動内容	活動成果	
放射線科	11 （第4回MQI）	血管造影，IVR療法の前処置から検査，安静解除までのパス作成	①血管造影パス ②TAE，TAIパスシート ③放射線科用パスシート ④患者用検査手順書 ⑤出血傾向チェックリスト ⑥バリアンスシート	
薬剤科	10 （第3回MQI）	前立腺手術決定時より患者情報を各部署で共有できるような流れを作る	①自己血貯血TUR-Pパス（患者用・医療者） ②TUR-Pバリアンスシート	改訂
	11 （第4回MQI）	入院，外来白内障手術パスの作成と実施―日帰り手術の実施に向けて	①入院白内障手術パス ②日帰り白内障手術パス ③薬の説明書，生活の留意点 ④げんこつ法，バリアンスシート	
理学診療科	10 （第3回MQI）	急性期から理学療法を導入し，身体の機能低下を最小限にとどめ，起立・歩行への展開を円滑にする	①胸・腰椎圧迫骨折パス（医療者用・患者用） ②リハビリテーション訓練経過進行表	
臨床検査科	10 （第3回MQI）	糖尿病教育入院のパスを作成し，患者に計画的に指導・支援する仕組みを作る	①糖尿病教育入院パス（医療者用・患者用）	
3階病棟	10 （第3回MQI）	子宮全摘出術が適応される良性疾患を取りあげ，入院から退院までの流れを見直したパスを作る	①入院日程表 ②M（子宮筋腫）パス ③Mパスバリアンスシート	改訂
	11 （第4回MQI）	退院指導の不十分な点を調査し，必要な指導項目や内容，時期，方法を検討する	①Mパス ②腹式Gパス ③退院のしおり	
4階病棟	10 （第3回MQI）	経験年数などの個人差で医療内容に濃淡が出ないようパス法を用い，早期治療と信頼を得る	①Lap-Cパス ②下肢ストリッピングパス （いずれも医療者用・患者用）	改訂
	11 （第4回MQI）	腹腔鏡下胆嚢摘出術，下肢静脈瘤手術の既成パスの改訂と鼠径ヘルニア手術，虫垂炎パスの新たなパスの作成	①Lap-C（腹腔鏡下胆嚢摘出術）パス ②虫垂炎パス ③ヘルニア（マックベイ・メッシュプラグ）パス ④下肢静脈瘤パス ⑤胆石症（開腹胆摘）パス ⑥各パスのバリアンスシート ⑦運用法	
	12 （第5回MQI）	検査項目の全病棟共通のパスシートを作成する	①注腸パス ②ERCP（逆行性胆管膵管造影パス） ③MDL（X線胃透視造影）パス ④GIF（上部消化管内視鏡）パス ⑤CF（下部消化管内視鏡）パス	
5階病棟	10 （第3回MQI）	大腿骨頸部骨折，腰椎椎間板ヘルニアの患者を対象にした医療用，患者用パスを作成する	①大腿骨頸部骨折パス（医療者・患者） ②リハビリテーション連絡票 ③腰椎椎間板ヘルニアパス（医療者） ④ケア促進用ポスター	
	11 （第4回MQI）	経尿道的前立腺切除術のパスに指導内容，方法などを追加する	①TUR-Pパス	改訂
	12 （第5回MQI）	TUR-Pパスの運用状況を確認し，さらに効率的な運用を図る．新たに入院当日に手術になる症例のパスを作成する	①TUR-Pパス ②前立腺生検パス ③TUR-BTパス ④TULパス ⑤退院時のしおり ⑥手順書	
医局・看護部	14 （第7回MQI）	日帰りヘルニア手術の紹介パンフレット作成，診療手順の効率と運用方法を考慮したパスの作成と運用手順の作成をする	①日帰りヘルニアパス（いずれも0泊1日・1泊2日，医療者用・患者用） ②退院のしおり ③日帰り鼠径ヘルニア手術のご案内	改訂
外科・看護部	16 （第9回MQI）	アンケート結果をふまえ，既存の日帰りヘルニアパスとホームページを改良	①日帰り鼠径ヘルニアパス（医療者用・患者用，0泊1日・1泊2日） ※看護部MQIチームの運用規定に則り，患者アウトカムを盛り込んだもの ②改定された案内パンフレット・料金表，ホームページ	
看護部	16 （第9回MQI）	職員が使いやすいパスの開発・使用方法の統一 患者用パスがないものは患者パスを作成	①"患者アウトカム"と"適応除外基準"が盛り込まれた医療者用の検査パス（CF，アンギオ，注腸，ERCP） ②上記に対応する患者パス ③患者パスバリアンス評価シート ④当院のパス要件とパス運用規定	

る．効果の確認（データ収集・分析）やスライド・図表作りを通して，初めて自分たちの業務を客観的に眺めることができ，活動のあいまいさ，抜け，論理矛盾などに気づける．人は，自己を客観視できず，自己評価は甘くなり，一生懸命行動すればするほど，自己満足に陥りがちである．しかし，"見える化"することで，自身で改めて気づかされたり，他者に気づかされる．気づきがあるから，改善活動がさらに改良される．

PDCAをまわし続け，効果を確認し，発表することは，負担が大きい．負担が大きいことを，MQIがない中で，どれだけ多くの人が，実行し続けられるか．全組織をあげて，十数年にわたり実行できるだろうか．

病院組織を改善し続けるために，MQIは必須であること，効果の確認もその発表も必須であることは，MQIを開始して17年たった今も，職員に語り続けなければならない．

6.10.17 今後の課題

変革の時代においては，常に，変わり続けなければならない．環境の変化に応じて，あるいは，先取りして，質向上の努力をする．"継続的質向上"は"言うは易く，行うは難し"である．MQI活動では，これでよいという状態はなく，常に，問題意識をもって活動を続けなければならず，活動の成果を継続・発展させるためには多くの課題がある．

① 活動経過や内容に関して，進捗管理，推進方法，問題選定，調査方法，まとめ方，発表方法，職員の負担感など
② 職員が負担感なく活動できる体制や方法の開発
③ 変化を嫌う人，自分勝手にしたい人を，いかに動機づけるかは，人事労務管理の永遠の課題である．
④ 改善策，歯止めに注力する．
⑤ MQIを意識しなくても，継続的な質向上の活動を業務に落とし込む体制を構築する．

第7章 推進技術

7.1 推進活動

7.1.1 QCサークル

QCサークル（小集団改善）活動は，推進活動の中でも重要なものの一つである．

QCサークルとは，同じ職場内で品質管理活動を自主的に小グループで行う活動のことである．全社的品質管理活動の一環として自己啓発，相互啓発を行い，QC手法を活用して職場の管理，改善を継続的に行うものである．

7.1.2 QCサークル綱領

7.1.2.1 QCサークル活動の基本理念

QCサークル綱領によれば，QCサークル活動の基本理念は，以下のとおりである．

- 人間の能力を発揮し，無限の可能性を引き出す．
- 人間性を尊重して，生き甲斐のある明るい職場を作る．
- 企業の体質改善・発展に寄与する．

7.1.2.2 QCサークル活動とは

QCサークルの小グループは，運営を自主的に行い，QCの考え方，手法などを活用し，創造性を発揮し，自己啓発・相互啓発を図り，活動を進める．

この活動は，QCサークルメンバーの能力向上，自己実現，明るく活力に満ちた生き甲斐のある職場作り，お客様満足の向上及び社会への貢献を目指す．

経営者・管理者は，この活動を企業の体質改善・発展に寄与させるために，人材育成・職場活性化の重要な活動として位置づけ，自らTQMなどの全社的活動を実践するとともに，人間性を尊重し全員参加を目指した指導・支援を行う．

7.1.3 プロジェクト（活動）

7.1.3.1 プロジェクト（活動）とは

プロジェクト（活動）とは，特定の目的，範囲を設定して，期限を決めて実施する活動である．米国航空宇宙局（NASA：the National Aeronautics and Space Administration）は"相互に関連するタスクから構成され，多くの組織が参画して実施される3年以下程度の期間の活動"と定義している．プロジェクトマネジメント協会は"独自のプロダクト，サービス，所産を創造するために実施される有期性の業務である"（『PMBOKガイド第4版』）としている．

通常業務あるいは通常の組織では達成困難な目的や目標を達成することが目的である．通常業務あるいは通常の組織で可能であれば，プロジェクトを組む必要がない．

7.1.3.2 プロジェクト（活動）の範囲

プロジェクト（活動）の範囲は，プロジェクトごとに異なる．大きな範囲のプロジェクトでは，いくつかの単位（モジュール）に分けて検討し，実施しなければならない．また，同時並行的に活動できる場合と，段階的・逐次的に実施しなければならない場合がある．その際に留意すべきことは，単位間あるいは段階ごとの整合性であり，調整であり，総合的に管理・運営することが求められる．これができない場合に，死の行進プロジェクト（death march project）になる．

7.1.3.3 プロジェクトマネジメント

プロジェクトマネジメントとは，プロジェクトの目標を達成するために，経営資源（金・時間・人・物・情報）を調整し，全体の進捗状況を管理する手法をいう．

米国の非営利団体 PMI（Project Management Institute）が PMBOK（Project Management Body Of Knowledge）としてまとめた知識体系が世界標準として用いられている．

PMBOK では，プロジェクトを遂行する際に，スコープ（プロジェクトの目的と範囲），時間，コスト，品質，人的資源，コミュニケーション，リスク，調達，統合管理の九つの観点（"知識エリア"と呼ばれている）でマネジメントする必要がある．適用分野（業界）を超えた標準知識体系を定めて，プロジェクトマネジメントの共通概念・用語を設定している．

7.1.3.4 プロジェクト（活動）の特徴

プロジェクト（活動）には以下の特徴がある．

① 明確な目標を設定する．（日常業務では解決困難な目標であることが多い．）
② 活動の開始時点と終了時点がある．（期限を設定する．最終期日から逆算して，計画する必要がある．）
③ 特定のプロジェクト遂行を目的とする一時的な組織を設置する．（常設組織では解決困難な課題が多い．）
④ プロジェクトマネジャー（担当責任者）と複数の（プロジェクトに最適な）メンバーで構成する．
⑤ 目的達成のための経営資源（金・時間・人・物・情報）を準備する．（途中で，必要資源が変化することが多い．）
⑥ 多くは達成困難な目標が設定されるので，予期できない事態が発生する．（臨機応変の対応が必要である．代替案，選択肢を複数準備する必要がある．）

7.1.3.5 プロジェクト（活動）の事例

練馬総合病院におけるプロジェクト（活動）の例を紹介する．

① MQI 活動発足プロジェクト
② 病院機能評価受審準備プロジェクト
③ 個人情報保護法対応プロジェクト
④ DPC 対象病院準備プロジェクト
　情報システム構築と連動して活動した．
⑤ 臨床研修病院申請準備プロジェクト

⑥ 情報システム構築プロジェクト
情報システム構築の段階（stage）ごとに，逐次的に実施した．
・医事システム
・検査システム
・画像システム
・薬剤システム
・電子カルテ
・手術システム
・文書システム
・DPC分析システム
・照合システム
・地域医療情報連携システム
・DWH（Data Warehouse）システム
・電子カルテ更新（移行）
その他
⑦ 新築移転プロジェクト
新築移転プロジェクトでは，12のプロジェクトを並行して実施した．内容は表6.5参照．
⑧ 公益財団法人移行プロジェクト

7.1.4 委員会活動

　委員会は，法的規制によって設置が義務づけられているものとそれ以外のものに分けることができる．また，管理運営に関する委員会と診療業務に関する委員会に分けることができる．
　また，目的別・機能別に分けることができる．
　継続的改善活動
　クリニカルパス
　　　標準化
　　　情報共有
　　　プロセス管理……管理項目の設定
　　　PDCA……パス改訂の仕組み
　DPC・DRG/PPS・casemix（ケースミックス）
　標準化
　情報技術活用
　データの活用
　ベンチマーク
　　　標準化が必要
　　　管理指標が必要

7.2 道具・手法

道具や手法は使う目的にあわせて，道具の特性にあった使い方がある．道具があるなら使えばよい．使いにくければ使いやすいように改良し，使える道具がなければ作らなければならない．手法・技法に関しては，第8章で解説する．

個別の道具や手法の詳細に関しては本シリーズ"手法・技法編"で別に解説する．

7.3 医療における標準化

7.3.1 医学教育の標準化

医療の標準化は，医学教育の標準化から始めなければならない．

そこで，知識・技能・態度・適性に優れた良質の医師を養成するために，共用試験が試行されている．共通基準を設けて組織的評価をするために，教育内容ガイドライン（モデル・コア・カリキュラム）に基づき，全国各大学が参加して試験問題を作成している．知識の評価には，コンピュータによる評価（CBT：Computer Based Test）を，診察技能・態度の評価には客観的臨床能力試験（OSCE：Objective Structured Clinical Examination）を用いている．

また，診療記録の書き方も重要な標準化の要素であり，問題志向システム（POS：Problem Oriented System）すなわち，問題志向型診療記録（POMR：Problem Oriented Medical Record）の記載方法が推奨されている．これは，質管理の問題解決の手法である PDCA・PDSA と同様の考え方によるものである．

7.3.2 疾病分類

7.3.2.1 疾患名の標準化

評価するには基準（standard）が必要である．基準とは物差しであり，共通の言語である．基準とは，対象となるモノ，システム，運用などの最低限守るべき要求を定めたものである．測定すべき対象項目を指標という．その指標を物差しで計ったデータの善し悪しを判断する．

医療における基準とは，第一に疾患名・診断名である．WHO では，国際疾病分類（ICD：International Classification of Diseases）を定め，加盟各国に対して，その使用を勧告している．10年に一度改訂され，現在は第10版（ICD-10）が定められている．

ICD の当初の目的は，保健統計のための死因を分類することであったが，疾病の診断にまで拡大された．その後，さらに，症状や疾病に関する訴え，処置・手術方法，社会的環境についてまで分類が拡大されている．

7.3.2.2 ケースミックス（casemix）

病院ごとに，規模，診療科，患者の重症度などが異なる．質向上のためには，他の組織と比較することや，自院の時系列データの検討が重要である．診療の質や効率性を比較・検討するために考えられた手法がケースミックスである．

ケースミックスとは，目的にあわせて選択された指標と，それに関する一定の基準を用いてまとめられた患者群をいう．指標は，疾病の重症度，予後，処置の困難性，治療の必要性，医療資源の使用度などが考えられる．標準化され，層別化された指標単位で比較検討することが

できる.

以下に述べる DRG（Diagnosis Related Groups）や DPC（Diagnosis Procedure Combination）はケースミックスの一つである．DRG や DPC では医療資源の使用度が重要である．重症者では資源を多く使用し，また，入院期間は資源の利用量と相関するので，重症度と入院期間が重要な指標となる．

7.3.2.3　診断関連群（DRG）

DRG とは Diagnosis Related Groups の略で，エール大学のフェッター(Frank A. Fetter)教授が病院の運営を効率化して生産性をあげるために，一般企業の QC 管理手法を参考にして開発したものである．

DRG は，ICD で 1 万以上ある病名を人員，医薬品，医療材料などの医療資源の利用量で，統計上意味のある 500 程度の診断関連群に整理し，分類する方法をいう．具体的には，患者の診療に使用した①人員，②薬剤，③医療材料，④入院日数，⑤経費などのデータをできるだけ多くの病院から集め，一定の疾患群（ケースミックス）ごとに比較し分析することで，それぞれの病院の改善点を明確にすることである．

7.3.3　診療報酬支払い方式
7.3.3.1　DRG/PPS

米国の国民医療費は国内総生産の 15% を超えて極めて高く，医療費抑制の目的で DRG を支払い方式に用いたのが，DRG/PPS（PPS：Prospective Payment System，診断群別包括支払い方式）である．

支払い方式に用いるか否かではなく，医療の質の標準化・質の向上と効率的な医療のためには，共通言語としての ICD 分類とケースミックス分類（DRG 分類）が必要である．

DRG/PPS の導入後，米国の病院経営管理が，"いかに多くの患者を集め，請求漏れを防止するか"という収益管理（マーケティング）的発想から，"費用を削減したうえで，診療成績を向上し，患者の満足度を高めるか"という費用（コスト）管理中心に変わった．米国では，営利企業も非営利企業も病院を経営している．病院は，経営の効率化を図ることにより利益をあげ，組織を継続することを真剣に考えている．

7.3.3.2　DPC

日本では，2002（平成 14）年に，特定機能病院など急性期入院医療を専門とした大病院を対象に，DPC（Diagnosis Procedure Combination，診断群分類別包括評価）による支払いを適用する病院の診療報酬体系を定め，2003（平成 15）年 4 月から導入された．

日本版の診断群分類を作成，暫定的に病院ごとの実績に応じた疾病別の 1 日あたり定額の医療費（この場合入院期間によって医療費総額が違ってくる）を採用する．

DPC は，日本独自の医療事情を考慮したもので，臨床の"思考過程"を反映させるため，①傷病名，②手術・処置の選択，③重症度や合併症により追加的な医療行為を実施する，の 3 層構造が最大の特徴で，14 桁で表す．最終的には疾病別の 1 入院あたりの定額を定めて，それによって医療費を支払う日本版 DRG/PPS を目指している．

DPC の特徴は包括払いと出来高払いの複合であることである．出来高の範囲はドクターフ

ィー的要素である．

　診断群分類ごとの1日あたり点数に，医療機関別係数と在院日数をかけたものが請求額である．医療機関別係数には機能評価係数と調整係数の2種類がある．機能評価係数とは，個別の病院の機能を評価する係数で，現行の診療報酬で評価されている機能的な加算点数の係数である．調整係数は，DPCへの制度変更に伴う財政状況の変化を緩和するために，従来と同様に診療した場合，同じ収入を保証するための移行期間の係数である．2010（平成22）年の診療報酬改定で，調整係数が廃止され，機能評価係数がⅠとⅡに区分された．

　1日定額とはいっても，疾病ごとに，入院期間を3段階で逓減制にしている．入院期間Ⅰは25パーセンタイル値，Ⅱは50パーセンタイル値，特定入院期間は平均値＋2 SDである．Ⅰまでの期間は，診断群分類ごとの平均点数＋15％加算，Ⅱまでは平均点数からⅠまでの患者の15％加算分の累積点数を引いた点数，Ⅱから特定入院期間までは，さらに，15％減算点数，特定入院期間以上では出来高となる．

7.3.4　パ ス 法
7.3.4.1　パス法の開発経緯

　医療の質向上と効率化の手法として，クリティカル・パス（臨界経路）という手法が取り入れられている．

　クリティカル・パスはもともと米国で発展したオペレーションズリサーチの工程管理の手法である．それをカレン・ザンダー（Karen Zander）が医療に導入し，"ケアマップ"として商標登録した．したがって，クリニカル・パス，クリニカル・プログレション，ケア・ガイドなど様々な名称で呼ばれている．米国ではDRG/PPSへの対応として，入院期間短縮を目的に採用された．日本でも，導入当初は，平均在院日数の短縮や医療従事者の業務の効率化が主たる目的として取りあげられた．しかし，近年，本来の目的である患者満足や質向上の視点から，パスの開発と，原価管理手法の確立が検討されている．

　米国では医師が病院の勤務医ではなく，主にレジデント医や病院の看護師が患者をみるので，医療チームの誰にでも治療計画が一目でわかるものが必要であるという体制を前提としている．したがって，米国の手法をそのまま機械的に，日本に適用することはできない．また，医療においてクリティカルは重篤な状態，危険な状態という意味で用いられるので，日本では，クリティカル・パスよりも，"クリニカル・パス"，"パス法"あるいは"パス"と呼ぶことが多い．

7.3.4.2　パス法の効果

　パス法の効果として次のような点がある．
　　　患者満足の向上　　　（患者・家族との情報共有，ばらつきの縮小）
　　　症例管理の改善　　　（標準化）
　　　職員教育　　　　　　（標準的作業手順として）
　　　診療情報の2次利用　（標準化によるデータベース構築）
　　　チーム医療の推進　　（内部での情報共有と連携）
　　　コストの削減　　　　（効率化）
　　　在院日数の短縮　　　（工程表）

7.3.5 臨床指標
7.3.5.1 臨床指標の意義

臨床指標（CI：Clinical Indicator）[155)～161)]は，医療の経過や結果を指標として設定し，医療の質を評価するものである．医療機関の質の評価指標であり，各疾患の診療結果（アウトカム）を表す指標をいう．具体的には治療内容，生存率，生存期間，合併症発生率，術後感染率，院内感染率，死亡率，入院期間，予定しない再入院率などを示す．

臨床指標を用いる目的は，各医療機関の成果を比較することにより，どこに，どの程度，改善の余地があるのかを明らかにすることである．

一般的には，入院期間が短くなれば，効率的であると評価されるので，入院期間が一つの指標となる．もちろん，その疾患の程度（重症度）や併発症・合併症の有無により，入院期間に差が出るので，疾患ごとに指標を設けて評価する必要がある．客観的に把握でき，容易に評価できる指標でなければならない．

7.3.5.2 指標の設定と測定

指標を設定するには，①測定したい概念を反映していること，②測定が実際上可能であること，③状態が変化した場合には，それを表すだけの感度を有していること，が重要である．また，④指標は世界共通のものであるが，結果の解釈，評価には地域性を考慮する必要がある．

例えば，在院日数は広く用いられる指標であるが，これは"臨床経過が順調で合併症などを生じなければ，早期に回復・退院できる"という考えに基づき設定された指標であり，測定したい概念は"順調な臨床経過"である．測定は容易であり，パスの導入，感染管理の改善などにより，より順調な臨床経過が得られた場合には，在院日数の短縮として，その効果が表される．同一地域・国での同じような機能を有する医療機関では，同一疾患に対する在院日数の比較は医療のパフォーマンスを測定し評価するのに有効な方法である．しかし，医療状況，文化的背景の異なる2か国での在院日数を単に比較することはあまり意味がない．同様に，死亡率も広く用いられる指標であるが，これは急性心筋梗塞，脳血管障害などの一定以上の死亡率を呈する疾患では有効な指標であるが，白内障，急性虫垂炎のような，そもそも死亡しない疾患で用いてもあまり意味がない．このような死亡しない病態での死亡は，指標としてではなく，sentinel event（警鐘事例）として別途詳細な調査・検討の対象とすべきである．

データは，患者単位で収集されることが重要である．例えば，"予定しない再入院率"は，当該疾患について，（再入院患者／退院患者）で計算される．予定しない再入院率の異常高値が認められた場合には，①不十分な治療のままの退院，②より重症の患者の治療を行った，③単なる偶然，が考えられる．もし，データとして分母，分子の数値のみしか得られないのであれば，原因の究明は困難である．原因の究明には，どのような患者に，どのような治療を行い，その結果がどのようなものであったかを，再入院した患者としない患者で，患者レベルで検討を行う必要がある．異常値は，危険管理対策のみならず，病院として改善すべき領域を示すことが多いという点で，貴重な情報を病院にもたらす．異常を感知できることは重要であるが，さらに原因究明を可能にするデータの精度と構造を有することが必要であり，患者単位でのリンクされた情報は必須の条件である．

7.3.5.3　標準化された臨床指標の意義

標準化された臨床指標の意義は以下のとおりである．
　①　個別の医療機関が経時的にデータを収集することにより，改善の成果を容易に判断できる．
　②　特定の集団のデータと比較することにより，自組織の位置づけができる．
　③　ベンチマーキングすべき，優良な医療機関のデータと比較できる．

7.3.5.4　臨床指標を用いたアウトカム評価事業

臨床指標を用いたアウトカム評価事業としては，米国の，JCAHO の IMSystem (Indicator Measurement System)，HEDIS (Health Plan and Employer Data Information Set)，オーストラリアの，ACHS (Australian Council on Health Standards) 等がある．

米国メリーランド病院協会（MHA）では，病院機能のモジュール（急性期病院，慢性期病院，救急外来など）ごとに臨床指標を設定し，世界中から約2 000病院が参加して，病院機能の評価事業を行っていたが，2011年，Press Ganey 社がこの事業を引き継いでいる．同様の試みはオーストラリア ACHS でも行われている．日本でも全日本病院協会，東京都病院協会がアウトカム評価事業を実施している．

7.3.5.5　病院団体によるアウトカム評価事業の意義 [155)〜161)]

病院団体によるアウトカム評価事業の意義は，多数の病院から得られたデータを集計・解析し，参加病院及び一般に対して統計データを開示することにより，医療の質の向上を図ることにある．しかし，評価結果を病院の順位づけに用いることは，データの信頼性・再現性，疾患や医療機関の層別化，集積データ数等の問題があり，改善のためのデータとしてのみ用いるべきである．診療ガイドライン，EBM を代表とするプロセスアプローチが重要視されているが，その限界も認められており，アウトカムアプローチの重要性が再認識されている．E. Codman（1914）は，外科手術成績の評価（End Result System）を提唱した．A. Donabedian（1966）は，医療の質の要素は，構造（structure），過程（process），結果（outcome）であるとした．このように，多面的なアプローチが必要である．

7.3.5.6　有用な臨床指標の条件

有用な臨床指標の条件は，①医療機関の医療の質を評価する代表的な指標であること，②数値化あるいは層別が容易であること，③データの収集が比較的容易であること，④容易に評価できること，すなわち，標準化できる指標である．特に，③の条件が重要である．一時的なデータ収集ではなく，継続的にデータを収集するためには，データ収集のための負荷が小さいことが必須である．このためには，病院の情報システムの構築が有用である．

7.3.5.7　期待される効果

　①　全体の診療水準が明らかになり，インフォームドコンセントを行う際の基本的な資料になる．
　②　自院の診療パフォーマンスを知ることにより，医療サービスの質向上のインセンティブとなる．

③ 診療水準や診療費の比較は効率的経営の一助となる．

あらかじめ定められた指標に基づいてデータの提供を受け，全日本病院協会が集計したうえで参加病院に情報を還元し，その一部を一般にも公開する．この事業により，

① 医療の透明性と説明責任の促進：現在の医療の実態を社会に広く示すことができる．
② インフォームドコンセントの充実：参加病院や自院のものなど，実際のデータを示して説明し，患者が治療法を選択することが可能になる．
③ 改善へのインセンティブの付与：参加病院の中での自院の改善すべき点，優れている点など，位置づけが明らかになる．

などの効果が期待される．

7.3.5.8 パフォーマンス・インディケーター

臨床指標の他に，効率性や公平性等の経営指標を組み合わせて，多面的な評価をする指標として，パフォーマンス・インディケーター（Performance Indicator）がある．

7.3.5.9 医療界に問われる説明責任と透明性

社会の医療に対する要求の変化は，最近，著しく，特に医療の質と安全については，従来に比較してより高い水準が要求されている．高水準のニーズに対応するには医療システムの再構築が必要であるが，いまだ方向性を模索している状況の医療界との間で，種々の問題が生じている．医療訴訟の増加，質と安全を確保するための適切な人員の教育と配置，診療情報の取扱いと IT 技術の導入，これらに伴う費用負担などがその代表的な事例である．米国では，Institute of Medicine が 2001 年に報告書 Crossing the Quality Chasm：A New Health System for the 21st Century（日本語訳：医療の質―谷間を越えて 21 世紀システムへ，日本評論社）を公表した．当然，受けられると考える医療と実際に提供される医療に大きな食い違いがあり，今後，その差異は拡大すると考えられること，これに対応するには IT 技術を基盤とした医療供給体制の改革が必要であることを明らかにした．

医療におけるデータの構造は，どのような患者に，何を行ったかが，治療結果，費用とともに患者単位でリンクした形で明らかにされる必要がある．先進国の多くは，断片的なデータは存在するものの，これらのデータがリンクしておらず活用の妨げになっていることがしばしばあり，いかにしてリンクした形でデータを構築するかが問題となっている．

医療の質を検証し，医療界としての説明責任と透明性を確保するために，このデータが果たす役割は極めて大きい．

7.3.6 科学的根拠に基づいた医療 EBM

EBM（Evidence Based Medicine）とは科学的根拠に基づいた医療のことである．1992 年にカナダのマックマスター大学の医師たちが初めて用いた．EBM は"診断や治療を長年の臨床経験に頼らず，臨床研究で得られた事実を根拠に判断する方法"と定義されている．患者の自己決定権を背景に，患者の理解と納得を得るためには，過去の経験に頼るだけでなく，なぜその治療が必要なのか，明確な根拠を示して，患者にわかるように説明することが求められている．看護領域では，EBN（Evidence Based Nursing）がいわれている．

7.3.7 診療ガイドライン

診療ガイドライン（Clinical Practice Guideline）は，予防から診断，治療，リハビリテーションまで診療内容と様式について専門的に要約した指針である．指針とは参考とするものであり，絶対的なものではない．

世界各国の様々な機関から診療ガイドラインが公表されている．特に，英国では NHS が，米国では Managed Care が作成し，利用している．

東京都病院協会診療録検討特別委員会が 1999（平成 11）年に全国調査したときには，日本では診療ガイドラインを策定している学会・研究会はわずかであった．その後，EBM が重視されるようになり，厚生労働省や学会などがガイドラインを策定している．

日本医療機能評価機構は厚生労働科学研究費補助金の補助を受けて，平成 14 年度から準備し，平成 15 年度から医療技術評価総合研究医療情報サービス事業（通称 Minds）を開始した．

しかし，ガイドラインに基づく医療が必ずしも EBM ではなく，ガイドラインや臨床研究の成果を参考にして，個々の患者の診療を行うことが EBM であるという批判もある．Minds でも，"診療ガイドラインは，医療従事者の経験を否定するものではない．またガイドラインに示す治療方法は一般的な治療方法であるため，個々の患者の状況により必ずしもあてはまるとは限らない．使用にあたっては上記の点を十分に注意してください．臨床の現場においての最終的な判断は，主治医が行わなければならないことを十分ご理解ください"と記載している．

7.3.8 ケースミックスは医療の標準化の道具

DRG や DPC 等のケースミックスは，医療の標準化の道具である．他施設，あるいは，自施設の時系列での比較検討が可能となり，質の評価に用いることができる．共通の物差し（基準）という意味で，DRG や DPC は医療の標準化に有用である．

標準化とは，ばらつきの縮減であり，質管理（Quality Management, Quality Control）の基本である．全日本病院協会（全日病）の活動として，DRG の考え方の導入が医療の標準化と医療経営に必須であるとの考えで，1996（平成 8）年から定期的にオーストラリアを訪問し，調査・研究を続けた．日本にケースミックスとして導入された DPC には種々の問題があるが，診療の標準化とともに，病院経営の標準化を推進する点でも，大きな役割を果たしている．急性期のみならず，長期療養施設や介護施設にも，ケースミックスを用いた標準化が行われつつある．

7.3.9 DPC データ分析事業
7.3.9.1 MEDI-TARGET の開発

DPC は急性期病院の標準的な支払方法となり，DPC データ分析ソフトの導入が必要であった．全日病として，数社の DPC データ分析ソフトを検証した．DPC 請求のみでなく，システム開発能力，すなわち，診療アウトカム評価及び将来のオンライン請求に対応可能であるかを検討し，ニッセイ情報テクノロジー（NIT）の DPC データ分析ソフトである MEDI-ARROWS を選定した．しかし，MEDI-ARROWS はスタンドアローン型であるので，全日病の考えるベンチマークを可能とする ASP（Application Service Provider）方式の MEDI-TARGET を 2008（平成 20）年に協同で開発した．MEDI-ARROWS と同等以上の機能を有

し，全日病独自の定型画面（パネル）を付加した．ASPにすることにより，導入費用，維持費用を大幅に低減し，また，中小規模病院においても，専任SEやサーバーを設置する必要がなくなった．

　DPCデータ（D, E, Fファイル，様式1, 3, 4）の提出はDPC病院であれば特別な労力は必要ない．本事業に参加する全病院で母集団データセットを形成し，これとのベンチマークが可能である．また，新規加入病院でも，過去のDPCデータの取込みは可能であり，時系列の経営分析が可能である．

　MEDI-TARGETの最大の特徴は，開発会社と個別病院の契約ではなく，全日病が契約主体になっていることにある．各ユーザーの要望を集約し全日病としての戦略も入れて，システムの改善を要望し，大幅な改善を実施している．例示すれば，全日病パネル設置，自由分析の機能向上と迅速化，外来・入院を通したパス形式の分析等である．

7.3.9.2　DPCデータ分析事業の目的

　DPCデータは，請求に使用するだけではなく，該当病院の経営や質の向上の分析に利用できるという利点がある．本事業では複数の参加病院からDPCデータを収集し，ベンチマーク分析（分析結果を自院ばかりでなく他院もしくは，その平均値との比較）を行う．

　さらに，全日病独自の要望による柔軟な分析パターンが提供されるので，医療の質，医療経営の質を向上させることができる．

　今後の，DPC改訂や，DRG/PPSが導入された場合にも対応する．データは蓄積され，分析されて初めて価値がある．病院団体として，独自のデータに基づく政策提言をすることで社会的発言力をもつことができる．

　厚生労働省に提出するD, E, Fファイル，様式1, 3, 4のデータを全日病が集約し，各施設ごとの分析にあわせてベンチマーク分析も行う．

7.3.10　診療アウトカム評価事業
7.3.10.1　診療アウトカム評価事業の概要

　医療の質の評価には，人員配置，施設，設備などのストラクチャー，パス法・診療ガイドラインなどのプロセス及び臨床指標を用いたアウトカムの視点がある．

　全日病では，診療アウトカム評価事業を，DPCデータ分析を行うMEDI-TARGET，診療情報を付加した分析を可能とする診療アウトカム評価事業，国際比較を目的とするIQIPの3段階で構成している．

　質や満足度を評価するためには，科学的方法及び信頼し得るデータに基づいた評価が必要である．日本で唯一のアウトカム評価事業を2002（平成）年から東京都病院協会が開始し，2004（平成16）年から全日病が全国展開している．

　会員病院の自発的な参加により，あらかじめ定められた指標に基づいてデータの提供を受け，事務局で集計して，これらの結果は，統計的データの一部を全日病ニュースやホームページに公表するとともに，参加病院及び全日病の活動に活用している．

　主要24疾患（186頁参照）で入院治療を受けた患者のデータの他に，病院全般の指標として転倒・転落，入院後発症感染症，抑制のデータを収集・分析し，参加病院へデータを継続的にフィードバックして病院医療の質向上に寄与し，統計データをウェブサイトに掲載して医療

全般について国民の理解の促進に寄与している．

　診療アウトカム評価事業の目的は，参加病院全体と当該病院のデータを還元し，参加病院がそれを参考にして，医療の質向上に資することである．ランキングを目的としているのではなく，結果や成果を医療及び医療経営の改善・質向上に用いることが目的である．

7.3.10.2 診療アウトカム評価事業の意義
　本事業の意義は，以下のとおりである．
① 医療の透明性と説明責任の推進：現在の医療の実態を社会に広く示すことができる．
② インフォームドコンセントの充実：参加病院や自院の統計的データ及び実際のデータに基づいた説明を行い，患者が治療法を選択することが可能になる．
③ 改善への動機づけ：自院の改善すべき点，優れている点などの，参加病院の中での位置づけが明らかになる．

などの効果が期待される．

収集データ
収集するデータは，以下の2種類である．
① 主要24疾患について全退院患者の，医療内容・結果・費用などの個別データ
　　主要な24疾患は以下のとおりである．

　　　胃の悪性新生物，結腸の悪性新生物，気管支及び肺の悪性新生物，急性心筋梗塞，肺炎，喘息，脳梗塞，脳出血（くも膜下出血，脳内出血），糖尿病［インスリン依存性糖尿病（Ⅰ型），インスリン依存性糖尿病（Ⅱ型）］，大腿骨骨折，胃潰瘍，急性腸炎，急性虫垂炎，胆石症，前立腺肥大症，白内障，痔核，子宮筋腫，狭心症，腎結石及び尿管結石，乳房の悪性新生物，膝関節症，鼠径ヘルニア

② 転倒・転落，院内感染，抑制，医療機器使用などは，医療機関全体の分母・分子の数値による集計データである．

7.3.11 診療アウトカム評価事業とDPCデータ分析事業の一元化
　診療アウトカム評価事業参加病院の多くがDPCを導入したため，DPCデータ作成に人員などの院内資源がとられ，事業への継続参加が困難な病院が出てきた．これに対応するためにDPCデータを変換して，最小の労力で診療アウトカム評価事業用のデータが作成できるようシステム変更を行った．しかし，DPC分析ソフトがなかったので，次の段階として，上記のとおり検証の結果，新システムMEDI-TARGETを開発し，アウトカム評価事業もMEDI-TARGETに移行して一元化した．これにより，アウトカム評価事業に必要な数個の診療情報を付加的に入力するだけですむように簡素化した．

7.3.12 IQIP事業
　米国メリーランド病院協会が運営するIQIP（International Quality Indicator Project）には，世界11か国の約500病院が参加している．全日病は2006（平成18）年7月からIQIPに参加し，現在は8病院が参加している．IQIP参加国の調整者会議で各国の状況を明らかにするとともに，臨床指標の検証をしている．システムの改善，データの信頼性確保を図るため，全日病の参加会員病院の担当者を対象にした研修を実施している．

7.3.13 医療の質の評価・公表等推進事業
7.3.13.1 医療の質の評価・公表等推進事業の継続的改善

平成 22 年度，厚生労働省の"医療の質の評価・公表等推進事業"の募集があった．全日病は上述のとおり 3 階層構造の質評価事業を実施しているので，応募し，採択された．

推進事業は，全日病の診療アウトカム評価事業をもとに実施した．主要 24 疾患の DPC データに加え臨床データ，病院全体の 3 指標から構成されるデータセットである．データ項目数は 1 患者について 89 項目であり，四半期ごとに集計される．専門家パネルにより，症例数，四半期ごとのデータの安定性等から，対象疾患及び臨床指標を選定した．平均在院日数，予定しない再入院率，肺炎に対する抗生物質使用は病院名を公開し，その他の指標は病院名を明示しない形で公開した．また，患者満足度，病院推奨度等の，患者満足度調査票については，標準的な質問項目と，調査手法を明らかにし，個別病院ごとに実施の有無，結果の概要を公開する．公開データについては，ウェブサイトを利用して利用頻度，有用性などについて利用者調査を実施した．

平成 24 年度にも，厚生労働省の"医療の質の評価・公表等推進事業"の募集があり，全日病は上述のとおり平成 22 年度の事業を実施した成果を認められて，再度，採択された．前回の事業では，参加病院の負担が大きく，全国規模に展開することが困難であるので，DPC 請求データに，患者満足度，病院推奨度調査を追加するだけで可能な仕組みを構築した．

7.3.13.2 期待される効果

本事業により，①現行の質評価事業の内容の一層の充実，②参加病院ではデータを利用した医療サービスの改善を含む経営の改善，③患者，一般には同種の事業を含むデータを利用した医療機関の選択を可能にすることが期待される．さらには，本事業の延長として，米国保健省 Hospital Compare，英国 National Health Service などのような政府による病院情報（主要疾患別症例数，治療成績，患者満足度，医療事故発生頻度等）のウェブサイトを介した公開，医療の質に基づく診療報酬支払いの検討が可能となる．

7.3.14 質評価事業の最近の動向

2009（平成 21）年，某社 DPC データ分析ソフトの根本的問題が露呈し業務を停止した．当該ソフトウェアを使用している多くの病院と当該ソフトウェアを推奨した病院団体に混乱が起きた．全日病として支援することになり，公的病院を含めて全日病の DPC データ分析事業（MEDT-TARGET）への参加病院数が増加した．

MEDI-TARGET は団体としての契約であるので，リスクが少ない．データ規模が格段に大きくなり，病院機能・規模別等に層別化した集計も可能になり，より精度の高い分析が可能となる．これらのデータ分析をもとに，各病院の経営の質向上とともに，政策提言することが重要である．

MEDT-TARGET の機能アップにより，前述のとおり，DPC 請求データで，臨床の質，経営の質評価が可能となっている．

7.3.15 質評価事業の今後の課題

収集データの信頼性確保が重要であり，診療情報管理・医事課担当者を対象とした，説明会

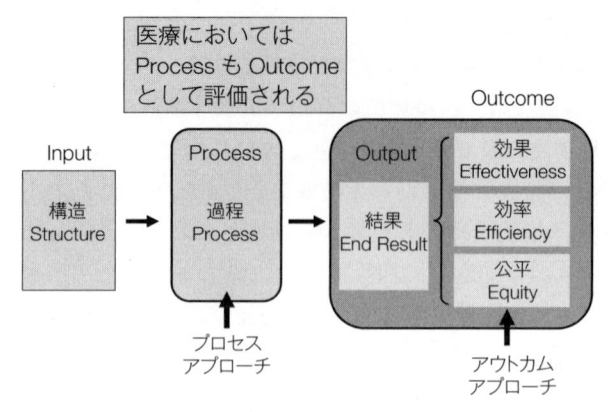

図7.1 質の要素

や講演会等の継続研修を実施している．ノウハウの提供など病院団体がなし得る支援体制の検討を進める必要がある．

個別病院のデータの公開を求める声や質問があるが，従来は，個別病院名は公開していなかった．"医療の質の評価・公表等推進事業"における個別病院名やデータの公開が試金石となり，今後の方向性が示されるであろう．

7.3.16 第三者評価
7.3.16.1 第三者評価と医療の標準化

医療機関が，地域，患者の要望に応え，質の高い医療を提供するためには，組織としての機能の充実と向上が求められる．

受診を希望する医療機関の情報を知りたいという国民の要求が高まっている．国民の信頼を得るためには，医療機関が積極的，継続的に改善を進めて，自らの質を評価する必要がある．さらに公正性，客観性を保証するためには，第三者による評価が必要である．

第三者評価をするためには，医療の標準化が必要である．すなわち，①医療提供体制，②医療内容，③評価指標・評価基準の標準化である．

7.3.16.2 第三者病院機能評価

第三者評価を目的として，1995（平成7）年に財団法人日本医療機能評価機構が設立された．2年間の運用調査を経て，1997（平成9）年から本格的に病院機能評価が実施され，2012（平成24）年8月現在，2 428病院に認定証が交付されている．2001（平成13）年，医療法改正により，認定を受けたことを広告できるようになった．また，2002（平成14）年9月から，認定病院の承諾を受けて，審査内容を機構のホームページで公開している．

審査は，書面審査と訪問調査により行われる．訪問調査には診療・看護・事務管理担当の評価調査者（サーベイヤー）が4名ないし7名訪問する．評価調査者には，院長，看護部長，事務長などの病院の管理職，または，医療管理などの研究者で一定の経験のある人から，日本医療機能評価機構が実施する研修を経て委託される．第三者による医療機能評価には次の効果

が期待できる.
① 医療機関が自らの位置づけを客観的に把握でき，改善すべき目標がより具体的，現実的なものとなる．
② 医療機能について，幅広い視点から，また蓄積された情報を踏まえて，具体的な改善策の相談，助言を受けることができる．
③ 地域住民・患者，就職を希望する人材，連携をしようとする他の医療機関などへの提供情報の内容が保証される．
④ 職員の自覚と意欲の一層の向上が図られるとともに，経営の効率化が推進される．
⑤ 患者が安心して受診できる医療機関を増やすことになり，地域における医療の信頼を高めることができる．

評価領域は以下のとおりある．
① 病院組織の運営と地域における役割
② 患者の権利と医療の質及び安全の確保
③ 療養環境と患者サービス
④ 医療提供の組織と運営
⑤ 医療の質と安全のためのケアプロセス
⑥ 病院運営管理の合理性
⑦ 精神科に特有な病院機能・療養病床に特有な病院機能

7.4 情報システム活用

第3章の，"3.6.3 情報の活用と情報システム"で述べたように，情報活用のためには，情報システムを活用する必要がある．

情報システムには，オーダリングシステム，電子カルテシステム，検査システム，画像システムなどの診療支援システムと，医事システム，DPCデータ分析システム，勤怠管理システム，経営分析システムなどの経営管理に必要なシステムがある．

また，情報収集，通信にインターネットを利用し，情報伝達，情報共有，情報収集，簡易データベースにイントラネットを利用する．

また，情報管理として，情報共有，情報開示・情報公開，情報保護が重要である．

7.5 情 報 管 理

7.5.1 変革の時代における情報管理

変革の時代，すなわち，急速，大規模かつ予測困難な変化に対応するためには，情報技術を用いて情報を活用すること，すなわち，適切な情報管理をしなければ組織は生き残ることが困難である．適時，的確に情報を選別，収集，分析，評価，判断，意思決定し，最適の行動をとることが必須である．

情報管理は，運営主体，規模，地域，機能にかかわらず，すべての組織の最重要事項である．個別の対応あるいは形式主義では，適切に情報管理を行うことは困難である．品質管理（Quality Management），安全管理（Safety Management）と同様に，経営者・管理者主導

の組織的取組みが不可欠である．総合的質経営（TQM：Total Quality Management）の一環として，取り組むべきである[162]．

7.5.2 情報の活用と情報システム

情報化社会においては，情報とは何か，情報化社会とは何か，を考察し，経営における情報活用の重要性を再認識しなければならない．

氾濫する情報の海に溺れることなく，情報を取捨選択して，有効活用することは簡単ではない．情報の氾濫とは，情報量だけではなく，情報（信号）に雑音（ノイズ）が混入しているという意味である．信号と雑音の判別が困難である．これらに対応するためには，適切に構築・運用された情報システム，収集・蓄積・標準化・正規化されたデータ及びデータベースが必要である．

情報システムとは，必ずしも情報機器を指すのではなく，情報活用の仕組み全体をいう．

個々の病院が独自の情報システムを構築することは，技術的にも経済的にも困難であるので，関係機関が協力して，情報システムの共通基盤を整備することが必要である[99]．

7.5.3 情報・データの重要性

情報化社会では，情報機器の進歩により大量のデータを高速かつ広範囲に，同時に伝送できる．時間的，空間的，物理的制限がなくなったともいえる．

情報システムでは，従来は，ハードウェアが重視された．しかし，費用対効果（経済性）の問題も急速に改善され，極めて安価に情報機器システムを構築できるようになり，ソフトウェアの価値が重視されている．さらに最近では，アプリケーションも標準化されつつある．機器やソフトウェアは交換可能であるが，データやノウハウは代替できないので，データやノウハウこそ価値があると認識されている．

データを蓄積・保管する仕組み，DWH（Data Warehouse）が重要であり，データを活用する仕組み（システム）が重視されている．知識発見（未知かつ潜在的に有用な知識を，データから引き出す方法，KDD：Knowledge Discovery in Database）とデータマイニング（発見の段階）が注目されている．特に診療情報の2次活用を目的としてCDR（Clinical Data Repository）が構築されている．

7.5.4 情報システム管理
7.5.4.1 医療情報管理に関する法令・ガイドラインの整備

医療情報管理に関する法令・ガイドラインの整備の概要を以下に示す．

　1999（平成11）年4月通知"診療録等の電子媒体による保存について"
　2002（平成14）年3月通知"診療録等の保存を行う場所について"
　2004（平成16）年9月，厚生労働省"医療情報ネットワーク基盤検討会"最終報告
　2004（平成16）年11月"民間事業者等が行う書面の保存等における情報通信の技術の利用に関する法律"（e-文書法）

これらにより法令等で作成または保存が義務づけられた書面の電子的取扱いが可能となった．医療情報も

　2004（平成16）年12月"医療・介護関係事業者における個人情報の適切な取扱いのた

めのガイドライン"

2005（平成17）年3月 "厚生労働省の所管する法令の規定に基づく民間事業者等が行う書面の保存等における情報通信の技術の利用に関する省令"
により，診療録等の電子保存及び保存場所に関する要件等が明確化された．

7.5.4.2 医療情報システムの安全管理に関するガイドライン

従来の"法令に保存義務が規定されている診療録及び診療諸記録の電子媒体による保存に関するガイドライン"，"診療録等の外部保存に関するガイドライン"を見直し，個人情報保護に資する情報システムの運用管理にかかわる指針とe-文書法に適切に対応するための指針を統合的に作成することとした．

2005（平成17）年4月 "個人情報の保護に関する法律"全面実施に向けた指針が示され，情報システムの導入及びそれに伴う外部保存に関しては"医療情報システムの安全管理に関するガイドライン"で示すとされた．時間の経過とともに"医療情報システムの安全管理に関するガイドライン"が改訂され，第4.1版（2010年2月）が最新である．

病院，診療所，薬局，助産所等（医療機関等）における診療録等の電子保存にかかわる責任者を対象とし，現状で選択可能な技術にも具体的に言及している．管理者の管理責任と内容が明確に記載されている．管理者や情報管理責任者は，経済産業省"情報セキュリティガバナンス導入ガイダンス"（2009年6月）と厚生労働省"医療情報システムの安全管理に関するガイドライン第4.1版に関するQ&A"（2010年2月）を参考にするとよい．

個人情報保護は情報システムにかかわる対策だけでは達成されず，情報システムにかかわらない部分も対策を実施する必要がある．

7.5.4.3 情報システムの運用

情報を収集，保管，活用するためには，情報システム（ハードウェア，ファームウェア，ソフトウェア）を構築し，情報システムを管理しなければならない．情報管理の基本は情報システムの適切な運用に尽きる．運用では，業務の流れが適切であり，必要な機能があり，簡潔で応答性がよく，使い勝手がよいことが必要である．

情報システムの運用の要件は，電子カルテ保存3原則，情報セキュリティの要素，文書の電磁的保存に関する4要件（e-文書法）で示されている（表7.1）．

情報セキュリティを確実にすることと運用の容易性とは相反することが多い．したがって，業務を円滑にするために，"まぁ，いいか"と考えて，諸規定や手順を遵守しない人が少なくない．世界的に，この対策が問題となっており，筆者らは医療のTQM七つ道具の一つとして

表7.1 情報セキュリティの要素

法令・規則等		情報セキュリティの要素			
JIS Q 27002 ISO/IEC 27002	要求事項	機密性	完全性	可用性	
	任意事項	真正性	責任追跡性	否認防止	信頼性
ISO/IEC JTC 1/SC 27		責任追跡性	真正性	信頼性	否認防止
電子カルテ保存3原則		真正性	見読性	保存性	
e-文書法		見読性	完全性	機密性	検索性

"まぁ，いいか防止メソッド"を検討している[163]．

7.5.4.4 情報セキュリティマネジメント

組織が活動を継続するためには，様々な活動の要素を包括的かつ体系的に評価し，管理（マネジメント）する必要がある．同様に，情報セキュリティの確保においても，組織の情報セキュリティに関する要素を包括的かつ体系的に評価し，対策を講じ，管理する必要がある．

情報セキュリティマネジメントシステム（ISMS：Information Security Management System）の新しい国際規格として，ISO/IEC 27001:2005 が規定されている．PDCA サイクルをまわすことが明記され，品質管理（QM）の一環として運用することが求められている．附属書に"A.14 事業継続管理"が規定され，情報セキュリティに関する事業継続マネジメントを組織の事業継続マネジメントに取り入れることを要求している．

7.5.5 リスク管理（リスクマネジメント）

7.5.5.1 脅威の把握

リスク管理において，第一に行わなければならない事項は，脅威を把握することである．脅威は，表 7.2 に示すとおり，人為的脅威，環境的脅威と故障・事故などがある．脅威の種類によって対応が異なる．

表 7.2 脅威の分類

脅威の分類		脅威者	例 示
人為的	意図的 組織外部	操作者	A：不正侵入，ウイルス，改ざん（削除，追記），盗聴，なりすまし，漏洩 など
		管理者	上記 A に加えて，情報システム（ハードウェア，ソフトウェア）不備，人事管理不備 規定を策定しない，規定不備，規定不遵守を指示 規定を周知徹底しない，情報管理教育をしない
	意図的 組織内部	操作者	上記 A に加えて，規定の意図的不遵守，不正利用（権限外参照・目的外利用），不許可機器接続
		管理者	上記 A に加えて，規定を策定しない，規定不備，規定不遵守を指示 規定を周知徹底しない，情報管理教育をしない
	偶発的 組織外部 組織内部	操作者	規定の不遵守 誤操作（参照，入力，保存，送信，削除），紛失，電源遮断（停電，電源スイッチオフ，コンセント抜去），機器落下損傷，誤接続 健康上の問題（疾病，体調不良）
		管理者	変更管理（制度変更や業務変更への対応）の不備 関連業務への影響，規定・周知・教育
環境的	環境		災害（地震，津波，洪水，台風，落雷，火事 など） 異常気候（高温・多湿）， サーバー室異常環境（エアコン故障，高温・多湿）
故障・事故	偶発的		機器故障，停電，事故（爆発，発火 など）

7.5.5.2 リスク分析・リスク評価

リスク管理の要素には，リスク分析，リスク評価，リスク対応，リスク情報共有がある（図7.2）．被害や損害があれば，対応しなければならない．

7.5.5.3 リスク対応

リスク対応には，リスク低減，リスク回避，リスク移転，リスク受容がある（図7.2）．

リスク対応の具体的方法として，①ウイルス対策ソフト，②USBソケットに外部記録媒体を接続禁止，③基幹システムをインターネットに接続しない，④インターネットに接続する場合には多重防護措置を図る，⑤業務に応じた権限付与，などがある．

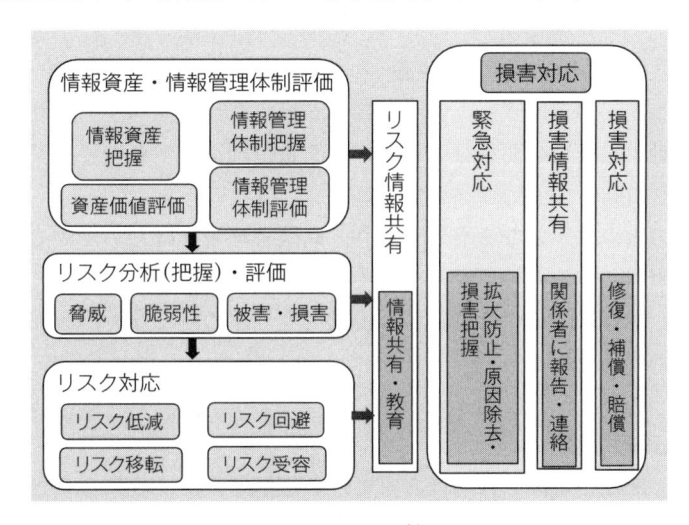

図 7.2 リスク管理

7.5.5.4 損害対応

被害や損害が発生したときには，事後の対応が必要になる（図7.2）．損害拡大防止，原因除去が最初に行うべき事項である．次いで，関係者に報告・連絡し，あわせて，修復，補償，賠償などを行う．

7.5.6 情報活用のための組織構築

情報を活用し質を向上するために，組織革新の一つとして，以下の機能をもつ部署を設置することが必要である．その業務は固定的ではなく，プロジェクト等ごとに，職種・部署横断的なチームを作って柔軟に対応させることが肝要である．また，常設の組織横断的な情報システム委員会を設置し，以下の部署と連動して活動することも重要である．

① 企画情報推進室：組織横断的なプロジェクトや医療の質向上活動（MQI），研究会事務局，非定型業務，職員への情報リテラシー教育・啓蒙活動を推進．
② 医療情報管理室：医療情報の整備と有効活用のため，医事・会計・人事情報だけではなく，医療情報を包括的に管理．
③ 質保証室：総合的質経営の基盤整備，内部顧客の支援，外部顧客の要求事項の把握と対応，質保証に関する包括的な業務を担当．

7.5.7 今後の課題

病院は，リスクの高い医療行為を，多部署・多職種で行っている．安全を確保しつつ，情報管理，個人情報保護に努めなければならない．組織をあげて総合的質経営（TQM）の観点から取り組む必要がある．病院団体としても，病院の体制構築を支援し，情報提供，相談に応じなければならない．練馬総合病院及び全日本病院協会（医療の質向上委員会，個人情報管理委員会）は，総合的質経営（TQM）の観点から，安全確保，個人情報保護，情報管理に関する各種研修会を実施している．多くの医療機関が参画することを期待する．

7.6 診療情報管理

7.6.1 質経営における診療情報管理の意義

医療提供の量的な側面が重視され，質的な側面が軽視される傾向があった．しかし，近年，医療の質や安全に対する社会の要請は強く多様である．国民や患者の要請に応え，信頼を得るためには，継続的な質向上の努力が必要である．

診療情報は医療の質の基本となるものであり，病院管理者をはじめとする病院職員は，診療情報管理が経営の根幹であるという認識をもたなければならない．

診療情報管理は，診療報酬上の評価という受動的な理由のみでなく，医療の質向上，医療経営の質向上に必須の業務である．

7.6.2 診療情報管理の意義

診療情報管理の，医療の質向上における重要性が理解されるようになった．しかし，専門資格職としては評価されておらず，2000（平成12）年，診療録管理体制加算としてわずかに評価されるのみで，医療制度としては適切な位置づけがなされていない．

診療情報管理の意義を一言で表現すれば，診療情報を蓄積することではなく，活用に資することである．情報を活用するためには，標準化と情報の共有が必須であり，情報システムはこれを可能にするために開発される必要がある．情報システムの導入により診療情報管理の考え方や運用が様変わりした．

診療情報管理体制構築の支援するために，診療録検討特別委員会（診療情報管理委員会の前身）は"診療情報管理立ち上げの手引き"としてまとめ，研修会，シンポジウム，東京都病院協会ニュース等を実施している．さらに，筆者らは『標準的診療録作成の手引き』[164]（2001，じほう），『標準的診療記録作成・管理の手引き』[165]（2004，じほう）を出版した．

7.6.3 社会の要請と診療情報管理

近年，にわかに診療情報管理の重要性が認識された背景に，質向上の要請とともに，医療費抑制政策としてのケースミックスの導入への対応という経営的要素がある．ケースミックスは患者の原疾患，処置内容，重症度，費用などに基づいて分類したものである．国，地域，病院単位で成果（患者数，治療成績など）や費用を比較することができ，標準化，効率化，質向上に資することができる．

医療費抑制は世界的な大きな課題であり，本来，質向上の目的で開発されたケースミックス分類が医療の成果測定，診療報酬支払いに用いられている．

2003（平成15）年，特定機能病院にケースミックス分類であるDPC（Diagnosis Procedure Combination）を用いた診療報酬支払いが実施され，2004（平成16）年，一般病院にも拡大された．病名・処置名は国際疾病分類（ICD-10，ICD-9 CM）が用いられている．

急性期医療を担う病院では，ICDコーディング，ケースミックスを用いた診療情報管理，成果の測定，コスト管理が病院経営上必須の事項である．

7.6.4 診療情報管理の目的

診療情報管理の目的は，以下への対応である．
① 診療情報の正確な記録と保管
② 臨床，教育，研究及び統計的調査の資料作成
③ 病院経営の管理資料作成
④ 法律上の訴訟資料作成
⑤ 患者の診療情報開示請求
⑥ 第三者（警察，行政，保険者，保険会社）の診療情報開示請求

7.6.5 診療情報管理士の業務（役割，機能）

診療情報管理士は，コーディングや診療記録の管理をするだけではなく，診療情報管理が医療の質向上に必要であるとの認識をもち，診療情報管理と経営管理との連携を図る役割を担っている．医療情報管理士の業務は以下のとおりである．

1) 診療記録の点検（量的チェック）・整理
  ① 記録やデータの収集と整理
  ② 病名・処置・ケースミックス分類などのコーディング
  ③ 各記録用紙を一定の順序に整理
  ④ 記載の不備，記録用紙や内容の欠如点検
  ⑤ 不備の診療記録は担当医師に訂正依頼
  ⑥ 正確な診療記録にまとめる
2) 診療記録の保管・管理
  ① 整理した診療記録を書架に正しくファイル
  ② 患者氏名，生年月日，疾病別に索引作成
3) 診療情報利用（閲覧・貸出し）の支援
4) 疾病統計作成
5) 医療統計，資料の作成

7.6.6 診療情報の電子化の意義

情報化の進展，特に，電子カルテの導入に伴い，診療情報管理の役割が大きく変わった．

情報技術活用の意義は，標準化と情報の共有である．電子化するためには，言語化，数値化，文書化が必須であり，その過程で，標準化が行われる．文書の標準化のみならず，その過程で業務が標準化されることに意義がある．その結果として，マネジメントシステムの標準化も行われる．

情報管理技術とは，情報へ接近・利用を図る能力，すなわちリテラシーを意味する．情報の

収集，分析，活用が目的である．情報技術を活用できる組織だけが変わることができ，提供する医療の質が向上して，結果として，生き残ることができる．

診療情報・診療記録の電子化とは，ペーパーレスを意味するものではない．運用によっては，一部紙媒体との併用も必要である．

電子カルテは，医療の質と効率性を向上させ，医療提供のあり方や方法を根本的に変える．電子カルテ導入による診療情報の2次利用が極めて重要である．医療安全確保，質向上，経営効率の向上，経営の羅針盤としての機能が期待される．

7.6.7　DPCへの対応による効果

前述のとおり，診療報酬包括支払い制度としてのDPCの導入により，経営の観点からも診療情報管理業務の再構築が求められている．その効果の概要は以下のとおりである．

① 共通データ様式（D, E, Fファイル，様式1, 3, 4）による情報共有が可能になり，医療情報の標準化が実現する．
② その結果として，他施設との比較や，自院の時系列の検討が行える．
③ 診療情報管理士だけではなく，医事課職員，医師，看護師等の関係職種の参画が必要である．結果として，情報共有と組織化が達成される．
④ 適時，即時のデータ参照が可能．病名・診断群分類等点検や診療内容の確認である．
⑤ 担当医別，診断群分類別，収支別，薬剤別等の分析が可能である．

7.6.8　診療情報管理士に求められる能力

診療情報管理士に求められる能力は，以下のとおりである．

① 診療記録の内容を読み取る能力が問われる．ICDやDPCについて医師は教育を受ける機会はほとんどなく，分類体系を知らないままに最終診断名，処置名を記載する．医師が記載した診療記録を鵜呑みすることなく，また，退院時までにサマリーや必要な記録がない場合でも，診療記録や検査結果などから，正しい分類ができなければならない．
② 医師，看護師などの医療職と協力して，また，診療情報管理・コーディングの重要性を理解させ，診療情報管理に関する規則を徹底させなければならない．指導・調整技術が必要である．
③ コーディングや診療記録の整理だけではなく，診療情報を整備し，医療の質向上，経営管理に活用できる形にする役割がある．
④ 電子カルテが導入されていれば，入力方法だけではなく，管理・運用方法も大きく変わることに留意しなければならない．

7.6.9　診療アウトカム評価事業と診療情報管理士の役割

東京都病院協会では，病院運営の質の評価を目的に，平成12年度より診療アウトカム評価の試行調査，平成14年度より評価事業を実施し，全国展開を契機に，平成17年度から事業を全日本病院協会に移行した．

また，米国メリーランド病院協会のアウトカム評価事業にも全日病の8病院が参加している．臨床指標（急性期入院医療）は，院内感染症発症率，ICUでのデバイスの使用率，手術

創の感染率，入院死亡率，新生児死亡率，周手術死亡率，予定しない再入院，外来処置後の予定しない入院，予定しないICUへの再転科，予定しない手術室への再入室，CABG (Coronary Artery Bypass Graft) による死亡率，抑制，転倒・転落，鎮静・麻酔に伴う合併症である．

　診療アウトカム評価事業の目的は，参加病院に全体の成果と当該病院の成果を明示して，データの還元を行い，参加病院がそれを参考にして，医療サービスの質向上への動機づけとすることである．順位づけ（ランキング）が目的ではない．

　アウトカム評価事業では，ICD分類に基づいた疾病分類や評価指標のデータ収集が必要である．診療情報管理士には，診療記録からこれらの情報を読み解く能力が求められる．

7.6.10　今後の課題

　診療情報管理士に課せられた今後の課題は，診療記録から適切に情報を収集・整理することである．データを情報として収集し整理し，分析してインテリジェンスとすることである．データの2次利用に貢献することが期待される．

7.7　安全管理・危険管理

7.7.1　安全確保は経営の重要課題である

　安全確保は，あらゆる分野，産業，企業，組織にとって，リスクマネジメントの最大かつ重要な課題である．安全第一（safety first）といわれるゆえんである．

　安全確保は，医療機関の機能，規模には関係なく重要である．また，医療機関内のすべての部署にかかわる事項である．医療提供のあり方が問われることになる．各医療機関の取組みが評価され，医療機関が生き残るために重要で深刻な問題である．

7.7.2　安全確保の取組み

　各病院，各病院団体及び医師会に，医療安全対策委員会が設置され，安全確保に向けて検討が進められている．東京都病院協会では，講演会，研修会などを実施し，また，医療従事者が職場で使えるように，『医療安全対策ノート』を出版した（平成13年）．

　多くの医療機関で，委員会を設置しているが，事故報告を収集するにとどまるところが大部分である．収集した報告書を分析して，改善にまで取り組む病院は少ないようである．

　組織横断的に，改善・質向上の努力をしない限り，根本的な解決にはなり得ない．品質管理の考え方や手法を導入することにより，改善と質向上がなされ，結果として事故の未然防止，安全の確保が達成される．全職員が柔軟な対応，発想の転換をしない限り，未然防止はできない．また，個人や部署ごとではなく，組織的取組みが必要である．総合的質経営（TQM）の重要な部分である．

　未然防止は，①危険・事故の予測及び予知（情報活動），②危険・事故の防止または回避，③危険・事故対処と拡大防止，④危険・事故の再発防止，の4段階のすべてを検討することで達成される．

　制度や個人に起因する事態を組織の問題とされる場合が多く見られる．組織管理はもちろん重要であるが，個人の認識，態度，技能，注意力，問題対応力も重要な課題である．ポカヨケの仕組みが必要であるが，高度化，自動化，機械化，分業化が進めば進むほど，人間の注意力

が必要になる．非定型処理，例外処理は人間にしかできないからである．

7.7.3 安全確保と質管理の導入

　安全確保には，質管理の考え方，つまり，重点志向，三現主義，5ゲン主義などが有用である．

　事故報告の収集も重要であるが，収集したデータをいかに活用するかのほうが重要である．しかし，多くの病院では，活用方法がわからず放置していたのが実情であった．そこで，病院団体として，講演会や講習会を開催している（5.8参照）．

第8章 手法・技法

8.1 手法・技法の意義

8.1.1 手法・技法とは

　手法とは，物事のやり方，特に芸術表現の方法・技巧（『岩波国語辞典第6版』）をいう．本書では，芸術表現を議論の範疇に入れない．しかし，医療提供においては，人間（患者，家族，職員）の感情の機微や対象（患者，家族，職員）の心身の変化を察知して，その変化に応じて，適切に業務，行為を遂行しなければならない．繊細な感覚が必要であり，まさに，芸術的ともいえる対応が求められている．

　技法とは，表現やデータ処理上の方法・手法（『岩波国語辞典第6版』）をいう．

　手法・技法・道具にはそれぞれの特徴（得失）があり，それぞれの特徴を理解して，目的にあわせて使うことが必要である．すなわち，①何を（解決）したいかを明確にし，②どの手法・技法・道具を用いたらよいか，③用いようとする手法・技法・道具の意義と特徴を理解し，④その手法・技法の使い方を知り，⑤実際に使って習熟し，⑥使い方のコツを会得しなければならない．

8.1.2 技術と道具

　技術を活かすために道具が開発され，新たな道具により技術が進歩してきた．技術は理論を実際に適用する手段である．

　例えば，家を建てるには，必要な材料と道具を揃え，それを使える人を確保しなければならない．そして，作業するときには，木を切るにはノコギリを使い，ハサミは使わない．金属を切るにはカナノコを使い，包丁は使わない．柱（木）を削るにはカンナを使い，メスは使わない．釘を打つにはカナヅチを使い，木槌は使わない．道具には，使う目的があり，使い方がある．

　道具とは，一般には，具体的なモノ（物体）を意味するが，手法・用法を意味して用いることがある．

　品質管理では，七つ道具とは手法を意味する．モノ（物体）と同様に，使う目的があり，使い方がある．

8.1.3 技と術

　技（わざ）と術（すべ・じゅつ）は人の能力・機能・動きを表す概念である．技は特定の目的を果たすための手段・手法である．技を体系的にまとめたものを術という．

　単独の手法・技法で解決できることは少なく，目的や対象によって，いくつかの手法・技法・道具を組み合わせて使う．

　品質管理で用いられている手法・技法のセットとして，QC七つ道具，新QC七つ道具，医療のTQM七つ道具などがある．それぞれに特徴と使い方がある．

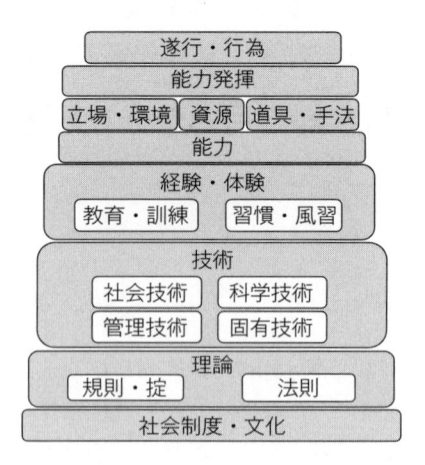

図8.1 技術・能力の発揮

8.1.4 技術・能力の発揮

技術・能力は段階的に獲得する必要があり，能力を発揮するには，それ相応の基盤整備と努力が必要である．

すなわち，理論・法則に基づいて，技術（管理技術，固有技術）を開発し，教育・訓練，実践において経験を積み，能力を獲得し，立場・環境に応じて，資源を利用し，適切な道具・手法を用いて，能力を発揮し，業務を遂行する．また，技術・能力を発揮するには，立場や環境を整備し，環境に応じて，適切な道具を，適切に使うことが必要である．

8.2 業務分析

8.2.1 業務分析の重要性

組織には目的があり，目標がある．その目的・目標を達成するために業務を遂行する．業務遂行には経営資源，すなわち，人，もの，金，情報（データ），時間が必要である．その業務に適したやり方がある．

業務とは，広義にはまとまった一連の仕事をいい，狭義には作業をいう．例えば，業務革新という場合には広義の意味であり，単位業務という場合には狭義の意味で用いる．

業務は，単独で行うものではない．特に，医療では，複数の職種が複数の場所で並行して作業する．また，業務は流れており，業務工程，業務フローという．

業務分析は，業務の流れを洗い出し，業務工程表，業務フロー図に記述することから始ま

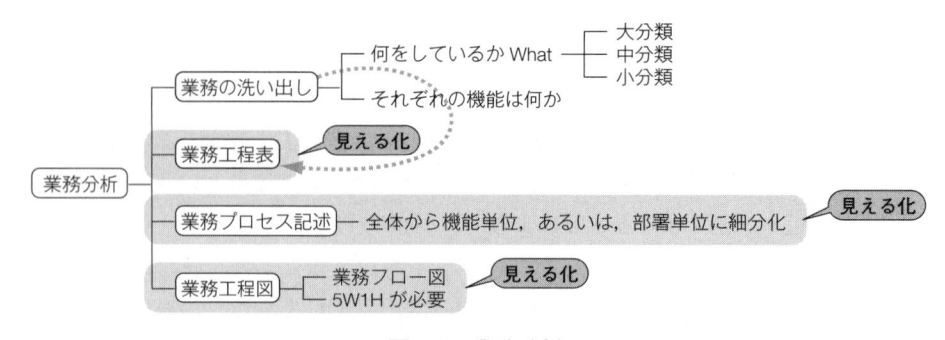

図8.2 業務分析

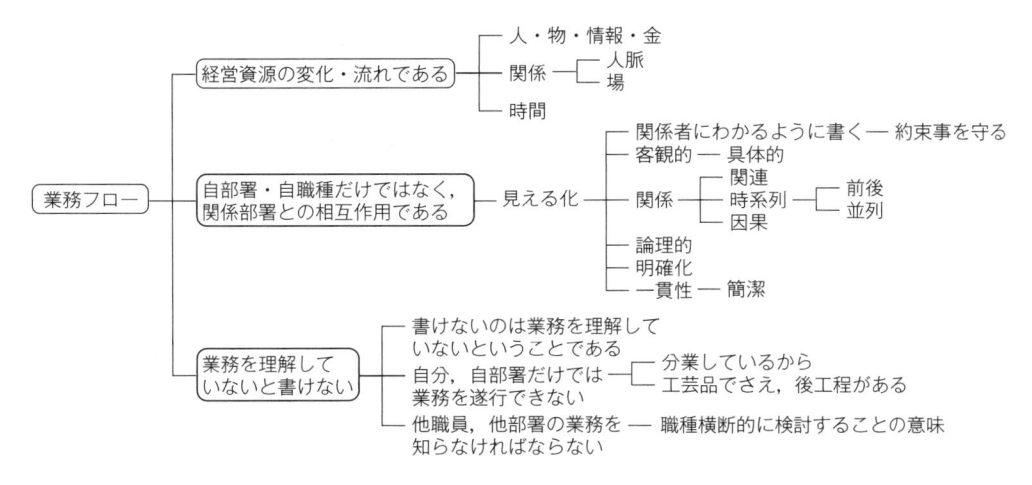

図8.3 業務フロー

る．業務構築，業務改善において，最初に行うべき事項である．

医療従事者は，真面目で仕事熱心な人が多いが，自分の仕事を十分に把握し，理解しているとはいえない．つまり，病院職員に，自部署，自分の仕事を記述させると，ほとんどの人が業務工程表，業務フロー図を書けない．書法を知らないからではない．教えても書けないのである．その理由は，明確に意識しなくても，業務が遂行できるからである．重要と考えていない業務あるいは作業を何となく遂行しているからである．

例えば，薬剤の棚から抗生物質を取り出すときに，どの棚のどこから（右から何番目で，上から何番目の箱）とったのかは認識していない．その場所に行けば特定できるが，文章に書くときには書けない．さらに，意識していない作業の記述が漏れることが多い．

8.2.2 業務の粒度

病院業務には，外来業務と入院業務がある．また，時間内業務と時間外・祝休日業務がある．機能別には，様々の業務がある．薬剤業務を例に，業務と作業の粒度を考えたい．

図8.4に示すとおり，入院・外来ともに大きく内服・外用業務と点滴・注射業務に分かれ

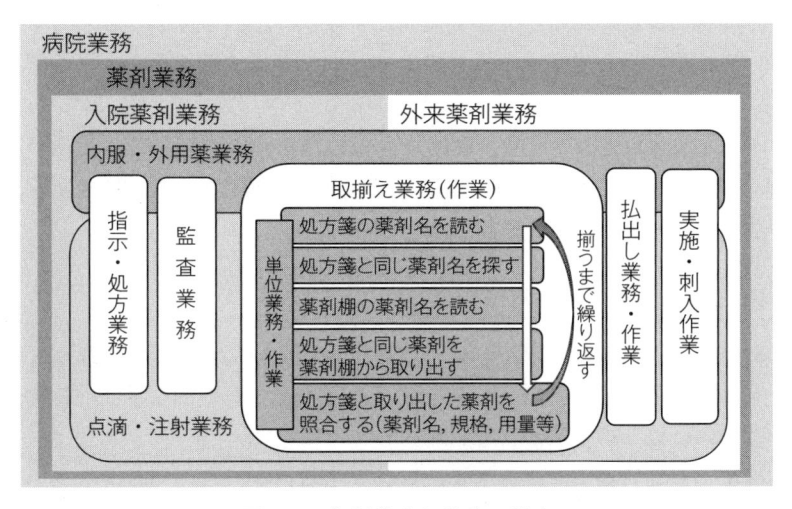

図8.4 薬剤業務と業務の粒度

る．それぞれが，医師の指示・処方，薬剤師の監査，薬剤師の取揃え，薬剤師の払出し，看護師の実施・刺入業務（作業）がある．

薬剤師の取揃え業務は，さらに，図に示すとおり，いくつかの単位業務・作業に分けられる．通常は，この作業レベルまで検討することで十分である．作業を動作レベルまで検討する必要はほとんどない．動作に問題がある場合には検討が必要になる．医療においては，大部分はヒューマンエラーが問題になる．

ただし，情報システム構築においては，動作レベルを考慮した検討が必要になる．情報システムは自分で判断，思考することはないので，詳細な指示が必要になる．

8.3 QC 手法——問題解決の方法

8.3.1 七つ道具

品質管理に活用される様々な手法を QC 手法という．品質管理において，一つの QC 手法を用いることは少なく，目的に応じて一連の QC 手法を用いることが多い．○○七つ道具と呼ぶ一連の QC 手法がいくつか開発されている．

8.3.2 QC 七つ道具

品質管理における問題解決において，多用される手法が QC 七つ道具である．これには以下の手法が含まれる．

　① チェックシート：データを容易に収集する．
　② パレート図：重点思考すべき問題を絞り込む．
　③ 管理図・グラフ：主にデータの時間的推移を把握する．様々なデータを視覚化する．
　④ ヒストグラム：データのばらつき方を把握する．
　⑤ 特性要因図：特性と要因の関係を整理する．
　⑥ 散布図：2 変量間の関係を把握する．
　⑦ 層別：データの共通点や特徴に着目してグループに分ける．

いずれの手法もデータを図示し，視覚化して情報を把握しやすくする．

層別の考え方は特に重要である．先にも述べたように，不良の原因はばらつきである．したがって，いろいろな視点から層別することにより違いを発見することが，問題解決の本質である．

QC 七つ道具は，統計的方法の最も基礎的なものである．これ以外にも種々の統計的方法が品質管理において用いられる．検定・推定，分散分析，実験計画法，回帰分析，多変量解析法，計数値の解析法，信頼性データ解析法などがある．

8.3.3 新 QC 七つ道具

品質管理においては，顧客の要求，クレーム，対策についてのアイデアなど，言語データを分析する場合も多い．主として言語データを取り扱う一連の基礎的な手法の総称が新 QC 七つ道具である．これには以下の手法が含まれる．

　① 親和図法：似た言語データをグルーピングする．
　② 連関図法：原因—結果，目的—手段などの関係を整理する．

③ 系統図法：ゴールに対する手段，方策などを系統的に展開する．
④ マトリックス図法：言語データを二元表の形に整理する．
⑤ アローダイアグラム法：作業の関連をネットワークで表現する．
⑥ PDPC法：事前に考えられる結果を予測し，方策を列挙する．
⑦ マトリックスデータ解析法（主成分分析法）：相関関係を利用してデータを縮約する．

この中でマトリックスデータ解析法だけは数値データに対する解析法であり，異質である．

8.3.4 戦略立案七つ道具

戦略立案の段階，製品企画の段階で役立つ手法をまとめたものとして，戦略立案七つ道具が最近提案されている．これには以下の手法が含まれる．

① 環境分析
② 製品分析
③ 市場分析
④ 製品・市場分析
⑤ プロダクト・ポートフォリオ分析
⑥ 戦略要因分析
⑦ 資源配分分析

8.3.5 商品企画七つ道具

商品企画七つ道具には以下の手法が含まれる．

① グループインタビュー
② アンケート調査
③ ポジショニング分析
④ 発想チェックリスト
⑤ 表現式発想法
⑥ コンジョイント分析
⑦ 品質表

これらは，新たに開発されたものではなく，既存の手法を戦略立案や製品企画の段階で役立てようとして整理したものである．

8.3.6 医療のTQM七つ道具

8.3.6.1 医療のTQM七つ道具の開発

医療従事者にもわかりやすく，使いやすい，重要な道具箱，すなわち，医療のTQM七つ道具（医療QC七つ道具）を開発し，提案した[163),166)〜173)]．

① 業務工程（フロー）図
② QFD（品質機能展開）
③ FMEA（故障モード影響解析）
④ 5W1Hメリット・デメリット表
⑤ RCA（根本原因分析）
⑥ 対策発想チェックリスト

⑦　まぁ，いいか（不遵守）防止メソッド

8.3.6.2　医療の TQM 七つ道具の要件

　TQM の導入に取り組んでいる医療経営の総合的質研究会会員の 6 病院の職員を対象にアンケート調査を実施した．アンケート調査から得た医療の TQM 七つ道具の要件は以下のとおりであった．

　① 　使用者は誰か（層別化して限定する必要があるか）
　② 　必要最低限の提案とする
　③ 　医師が使いたくなる
　④ 　病院のレベル，施設基準などにあわせる
　⑤ 　コーチング機能も具備する
　⑥ 　症例検討会，病理検討会，死亡事例検討会などもよい
　⑦ 　業務フローに関する道具も必要
　⑧ 　病院では体系的なデータの集積がないので，データをきちんととれるもの
　⑨ 　対策案が出ても実行されない事例が多いので，対策実行管理道具（手法）が必要
　⑩ 　病院では毎日が変更の連続であり，変更管理道具（手法）が必要

8.3.6.3　まぁ，いいか（不遵守）防止メソッド

　医療の TQM 七つ道具のうち，最初の六つは従来の道具を医療用に修正したものだが，七つ目の"まぁ，いいか（不遵守）防止メソッド"（手法）は独自に考案したものである．
　どのような対策を立てても，それを確実に実施しない限りよい結果は期待できない．しかし，人は間違えるものである．また，意図的に，標準や規定を遵守しないことがある．悪意や犯罪行為による意図的な不遵守は予防できないが，それ以外の意図的不遵守の防止対策を検討した．まず，悪意や犯罪行為ではない意図的な不遵守の実態を明らかにし，職場における改善に結びつける道具（手法）として，"まぁ，いいか防止メソッド"（手法）を検討した．

8.3.6.4　医療の TQM 七つ道具の関係

　医療の TQM 七つ道具の使用目的と見える化の対象の関係を表 8.1，図 8.5 に示す．

表 8.1　医療の TQM 七つ道具―使用目的と見える化の対象

医療の TQM 七つ道具	使用目的	見える化の対象
1 業務工程（フロー）図	業務分析（業務の見える化）	仕事の流れ（関連）
2 QFD（品質機能展開）	要求分析・業務分析	要求（潜在要求）・業務機能
3 FMEA（故障モード影響解析）	業務設計（未然防止）	不具合・業務機能
4 5W1H メリット・デメリット表	業務設計・問題発見	善し悪し（得失のバランス）
5 RCA（根本原因分析）	原因分析（事後対応）	出来事の流れ・真因(根本原因)
6 対策発想チェックリスト	対策策定（問題解決）	発想（考え方）
7 まぁ，いいか(不遵守)防止ツール	標準化・歯止め	まぁ，いいか（不遵守）

8.3.7　問題解決手法と課題達成手法

　品質管理においては，"改善"を重視する．そこで用いられる問題解決法も QC 手法の一つ

8.3 QC手法——問題解決の方法

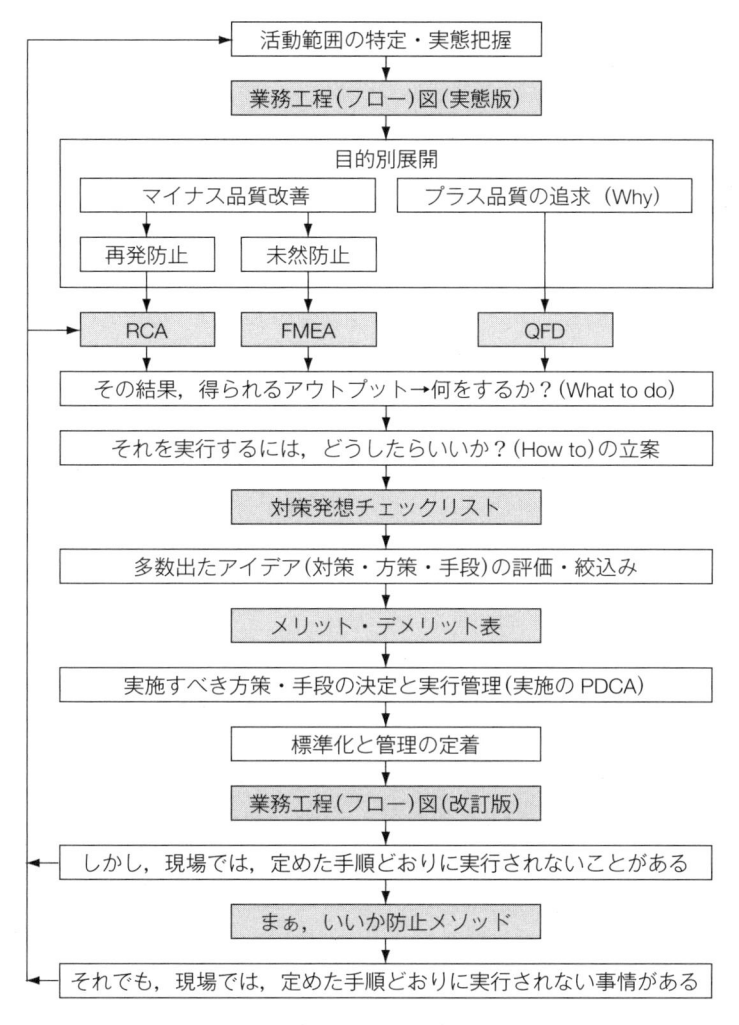

```
活動範囲の特定・実態把握
   ↓
業務工程(フロー)図(実態版)
   ↓
目的別展開
  ┌─ マイナス品質改善 ──┬── 再発防止
  │                    └── 未然防止
  └─ プラス品質の追求（Why）
       ↓        ↓        ↓
     RCA      FMEA      QFD
   ↓
その結果，得られるアウトプット→何をするか？(What to do)
   ↓
それを実行するには，どうしたらいいか？(How to)の立案
   ↓
対策発想チェックリスト
   ↓
多数出たアイデア(対策・方策・手段)の評価・絞込み
   ↓
メリット・デメリット表
   ↓
実施すべき方策・手段の決定と実行管理(実施のPDCA)
   ↓
標準化と管理の定着
   ↓
業務工程(フロー)図(改訂版)
   ↓
しかし，現場では，定めた手順どおりに実行されないことがある
   ↓
まぁ，いいか防止メソッド
   ↓
それでも，現場では，定めた手順どおりに実行されない事情がある
```

図 8.5 医療の TQM 七つ道具関係図

である．品質管理においては，QCストーリーと呼ばれる問題解決のステップがよく用いられる．これはテーマの選定から今後の課題をまとめるまでの8ステップで構成されている．QCストーリーは，不良発生などのように既に起きてしまった問題に対して特に有効である．しかし，新商品を開発するなどの，今存在しないものを作りあげるような問題にはややそぐわない面がある．そこで近年では，これに対し課題達成型QCストーリーという設計型の問題解決・課題達成手法が提案されている．課題達成型QCストーリーの登場に伴い，これまでのQCストーリーを問題解決型QCストーリーと呼ぶことがある．

以上がQC手法の主だったものであるが，特にQC手法がこれであるという境界は明確ではない．他の分野で発展してきたFMEA（Failure Mode and Effects Analysis），FTA（Fault Tree Analysis），OR（Operations Research），IE（Industrial Engineering），VE（Value Engineering）・VA（Value Analysis）などの手法も品質管理でよく用いられている．

8.4 統計的考え方の基本

8.4.1 品質管理における統計

科学的分析に基づいて問題解決を図る"事実に基づく管理（EBM*）"が強調されている．中でも，主に数値データを解析するために用いられる統計的方法が重要である．近代的な品質管理が，SQC（Statistical Quality Control）と呼ばれるのは，統計的方法の活用を重視してきたからである．

品質不良の一般的原因はばらつきである．品質管理の基礎はこのばらつきを縮減することにある．ばらつきを縮減することにより，結果として平均値が向上する．ばらつきを把握するための最良の道具は統計的方法であり，これが品質管理で統計的方法が重視される理由である．

8.4.2 統計的品質管理（SQC）

8.4.2.1 統計的方法の活用

20世紀初頭，工業生産による製品品質は工具による熟練の技と検査に依存していたが，1920年代に米国・ベル研究所のウォルター・A・シューハートが大量生産における製造品質を一定にする方法として，統計的方法の利用を発案した．しかし，第2次世界大戦に際して軍指導のもと，米軍需産業界において適応されるまで実施されなかった．

戦後，日本を占領した米軍（GHQ）は，無線使用ではソ連に通信を傍聴されることを懸念し，日本の有線通信インフラの品質を向上するため，軍事機密ともいえるSQC（Statistical Quality Control）の手法を日本の通信機器製造業者に移植することとした．一方，敗戦の原因を，米軍の物量作戦と科学技術によると捉えていた日本の産業界でも，エドワーズ・デミング博士らを招へいして，統計的手法に基づく品質管理に積極的に取り組んだ．やがてこれらの活動が日本型品質管理（TQC）へと発展した．

シューハートの流れとは別に，日本では1920年代に東京電気（現・東芝）の石田保士が，カール・ピアソン（Karl Pearson）の手法を電球製造に導入するという先駆的例があった．

8.4.2.2 統計的工程管理（SPC）

工程で質を作り込むという表現があるが，製造業，特に，大量生産においては工程管理に統計を用いることが有用である．製品の一つひとつの品質ではなく，生産工程全体（材料，機械装置，作業，製品）を対象として品質特性を測定し，その分布（ばらつき）を見て管理を行う．品質特性が規格に対する適合・不適合として設定されている場合は，良品率・不良率で表現される．統計的工程管理の基本的な考え方は，①工程のばらつきを管理図で管理することと，②工程能力指数で管理することである．工程能力は，工程が安定した管理状態にあるときに評価できる．その状態は，管理図で管理し，工程のばらつき方がランダムであり，工程が安定している必要がある．

---

* EBM（Evidence-based medicine）：通常行われている診療行為を科学的な視点で再評価（批判的吟味）したうえで，患者の問題を解決する手法であり，エビデンス（科学的根拠）から最適の治療法を患者に適用することである．

8.5 統計の基本的考え方

　統計の基本的考え方は，確率，ばらつき（分布，分散，誤差），ランダム（無作為），推定，検定である．そして，経験的確率と理論的確率が一致するという大数の法則がある（図 8.6）．

　全部（母集団，全体）の真の値を知ることは困難であり，部分（標本）を調査することになる．標本は，母集団全体をよく代表するものでなければならない．標本の抽出方法が重要になる．標本から推定するときには，誤差，過誤があることに留意しなければならない．

　科学的根拠に基づいた医療（EBM）[*]の実践が一般的になっている．この"科学的根拠"とは，正しい方法に基づいた観察や実験によって得た結果であり，したがって，批判的吟味に耐える結果をいう．その重要な要素として，標本の抽出の適切性，統計的に優位であることがある．

　統計の基本的考え方の概要は図 8.6 に示す．詳細は，本シリーズ"手法・技法編"で解説する．

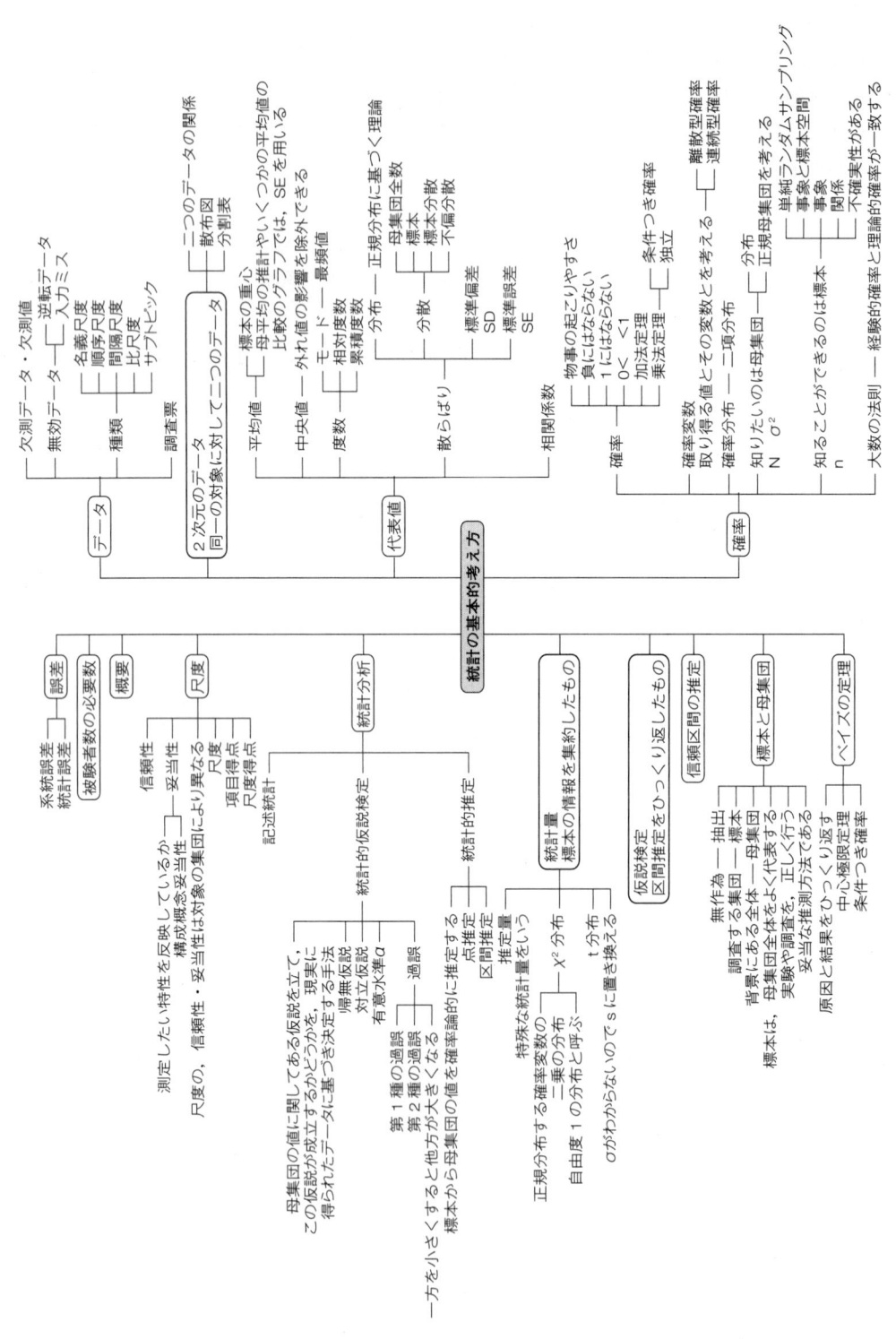

図 8.6 統計の基本的考え方

第9章 考える（思考）・考え方・発想法

9.1 考える・発想法

9.1.1 考えるとは

　考えるとは，対象に関する観念の過程であり，精神活動である．考えるとは，考える対象を認知し，思考することである．認知とは，対象を知覚，感覚，認識，理解することである．考える対象の理解とは，対象の存在を認識し，対象の意味を理解することである．

　考えるときの要素は，考える主体，対象，主体と対象の関係がある．

9.1.2 考える対象

　考える対象には，モノゴト（物事），すなわち，"もの（物・者）"と"こと（事象・出来事）"があり，それらの関係性がある．対象そのもの，複数の対象，考える自分と対象，すなわち，自と他の関係がある．考える対象とは，モノやコトの全体あるいは一連である場合と，その一部あるいは部分の場合がある．考える対象の範囲がある．また，物体と物理的変化・化学的変化，有形物と無形物，生物と無生物，出来事とコト（ながれ），自然現象と社会現象，身体と精神等対比あるいは関連して考えることが多い（図9.1）．

9.1.3 考える視点

　考える視点が重要である．考える視点とは，考える主体の視点，すなわち，観点，立場である．観点とは切り口である．補助線を引くことにより，新しい視野が広がる．てこの原理と類似している．立場とは，価値観，役割，責任，権限，利害関係である．

　考える視点により，事実の把握に関してさえ大きく異なる．それは，視点により，見える内容，意味が異なるからである．事実や真実といっても，あくまでも考える主体によって捉え方が異なる．

9.1.4 対象の理解

9.1.4.1 対象の理解とは

　対象の理解とは，対象の存在，意味，変化，関係等の認識（理解）である．

　考える対象が存在することを認識し，その対象が存在することの意味を理解する．意味とは，以下のとおりである．

　　存在（非存在）……物理的，意識
　　変化（非変化）……形状，性状，位置，機能，関係，意味
　　関係（無関係）……複数の対象の関係
　　意味（無意味）……内容，価値，関心

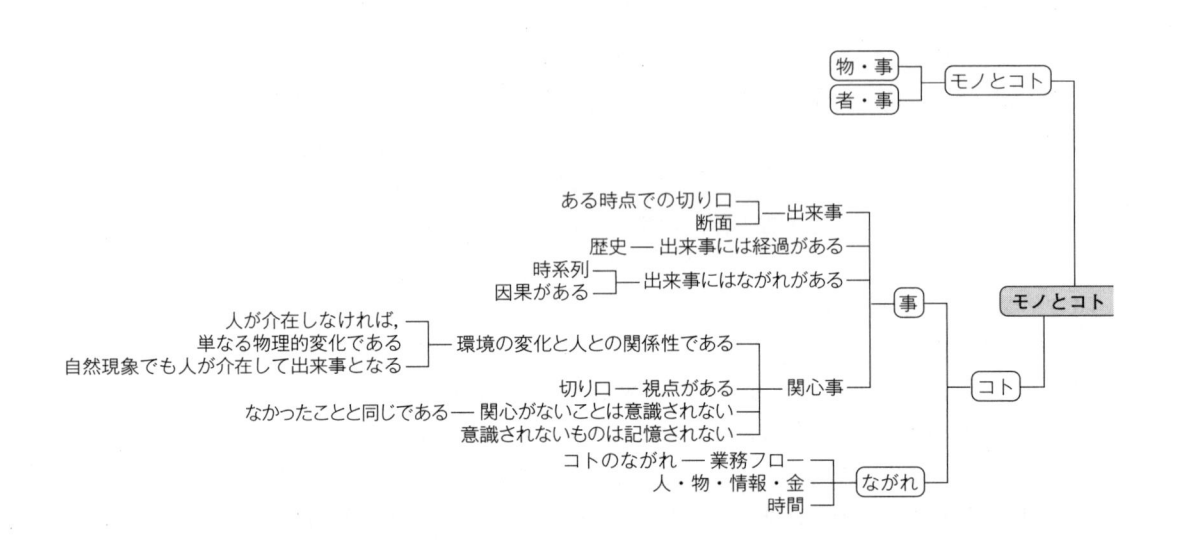

```
                                                    ┌物・事┐
                                                    │者・事├─ モノとコト
                                                    └────┘

                            ある時点での切り口┐
                                    断面├── 出来事┐
                            歴史 ── 出来事には経過がある┤
                              時系列┐         │
                              因果がある├── 出来事にはながれがある┤
                                              ├─事┐
    人が介在しなければ，┐                      │   │
    単なる物理的変化である├─ 環境の変化と人との関係性である┤   │
    自然現象でも人が介在して出来事となる┘              │   ├─ モノとコト
                            切り口 ── 視点がある┐    │   │
                                            ├── 関心事┤   │
            なかったことと同じである── 関心がないことは意識されない┤   │
                  意識されないものは記憶されない┘          │   │
                                                              ├─コト┘
                            コトのながれ── 業務フロー┐    │
                                    人・物・情報・金├── ながれ┘
                                                時間┘
```

図 9.1 モノと

9.1.4.2　視点と感性

　視点，立場の他にも理解が異なることがある．例えば，症例検討会で，同じレントゲン写真を読影しても，的確に診断できる医師と，診断できない医師がいる．また，患者の様態の変化を的確に把握できる看護師がいれば，様態の変化を見逃す看護師もいる．知識や経験の差があれば当然であるが，知識や経験が同等であっても，大きく異なる場合がある．能力の違いといえばそのとおりであるが，感性・センスというほうが近い．

　対象を見て，違和感，すなわち，不均衡，不調和，不連続，不合理，不整合，不自然，正常と異なる，普通と違う，何となくおかしい，しっくりしない，ちぐはぐに感じることである．感性・センスは，ある程度までは経験や訓練で獲得できるが，天性のものがあり，個人差が大きい（図 9.2）．

　感性で済ませてしまえば，それで終わりである．しかし，医療・実務は芸術ではないので，業務を洗い出し，分析し，目的や機能を明確にし，適材を適所に配置し，適切な方法と道具を用いて，起こり得る事態に対処できるように準備し，業務を簡素（単純）化して実施すれば，大きな不具合は発生しにくい．この行程・段取りは学習することができる．

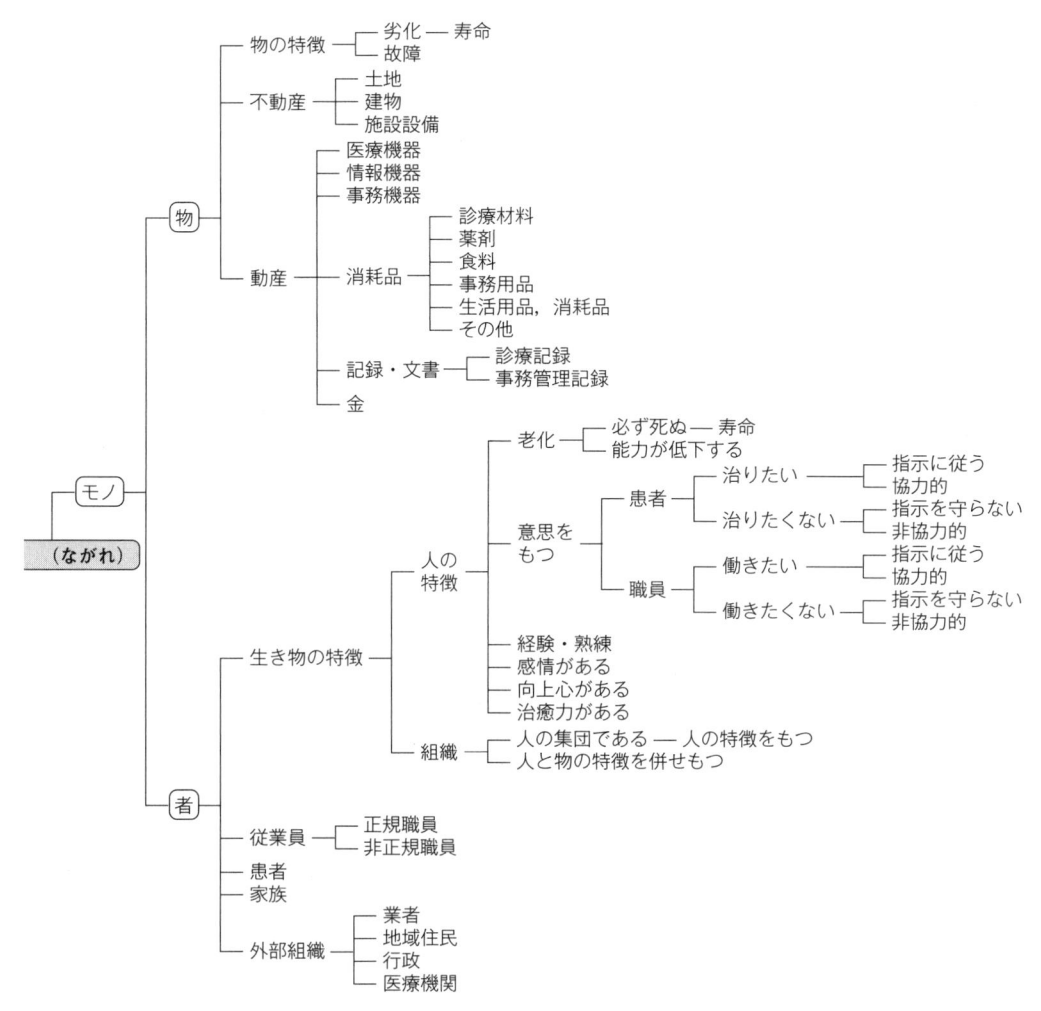

```
                    ┌─ 物の特徴 ─┬─ 劣化 ── 寿命
                    │           └─ 故障
                    ├─ 不動産 ─┬─ 土地
                    │         ├─ 建物
                    │         └─ 施設設備
                    │         ┌─ 医療機器
              ┌─ 物 ┤         ├─ 情報機器
              │    │         ├─ 事務機器
              │    ├─ 動産 ─┤         ┌─ 診療材料
              │    │         │         ├─ 薬剤
              │    │         └─ 消耗品 ┼─ 食料
              │    │                   ├─ 事務用品
              │    │                   ├─ 生活用品，消耗品
              │    │                   └─ その他
              │    ├─ 記録・文書 ─┬─ 診療記録
              │    │              └─ 事務管理記録
              │    └─ 金
   モノ ─┤
 (ながれ) │                          ┌─ 老化 ─┬─ 必ず死ぬ ── 寿命
              │                          │        └─ 能力が低下する
              │                          │                  ┌─ 治りたい ─┬─ 指示に従う
              │                          │                  │            └─ 協力的
              │                          │         ┌─ 患者 ─┤
              │                          │         │        └─ 治りたくない ─┬─ 指示を守らない
              │                          ├─ 意思を ┤                          └─ 非協力的
              │                          │   もつ  │        ┌─ 働きたい ─┬─ 指示に従う
              │              ┌─ 人の    │         │        │            └─ 協力的
              │              │   特徴 ─┤         └─ 職員 ─┤
              │              │         │                   └─ 働きたくない ─┬─ 指示を守らない
              │              │          │                                     └─ 非協力的
              │              │          ├─ 経験・熟練
              │              │          ├─ 感情がある
              │              │          ├─ 向上心がある
              │              │          └─ 治癒力がある
              │ ┌─ 生き物の特徴 ┤
              │ │            └─ 組織 ─┬─ 人の集団である ── 人の特徴をもつ
              │ │                     └─ 人と物の特徴を併せもつ
              └─ 者 ┤
                    ├─ 従業員 ─┬─ 正規職員
                    │          └─ 非正規職員
                    ├─ 患者
                    ├─ 家族
                    └─ 外部組織 ─┬─ 業者
                                 ├─ 地域住民
                                 ├─ 行政
                                 └─ 医療機関
```

コト（ながれ）

9.1.5 思考方法

思考方法には，演繹と帰納，還元（論）と全体（論）がある．

演繹とは，分析であり，仮説設定，仮説検証である．

帰納とは，積上げであり，疑問や課題に基づき，試行し，観察，経験によってデータを獲得し，結論を出すものである．

還元（論）とは，要素や部分に分けて理解するものである．

全体（論）（ホーリズム，Holism）とは，全体を部分や要素に還元することはできない，とする考え方である．

いずれが正しいかということではなく，物事を考える場合の立場・方法を示すものであり，どの立場で考えるかを明確にすることが重要である（図 9.3）．

9.1.6 思考過程

思考過程には，抽出，分析，比較，抽象，総括，総合がある．デューイ（John Dewey）は思考過程を，暗示，知性的整理，仮説（指導的観念），推理作用，仮説の検証の 5 段階を踏む

第 9 章　考える（思考）・考え方・発想法

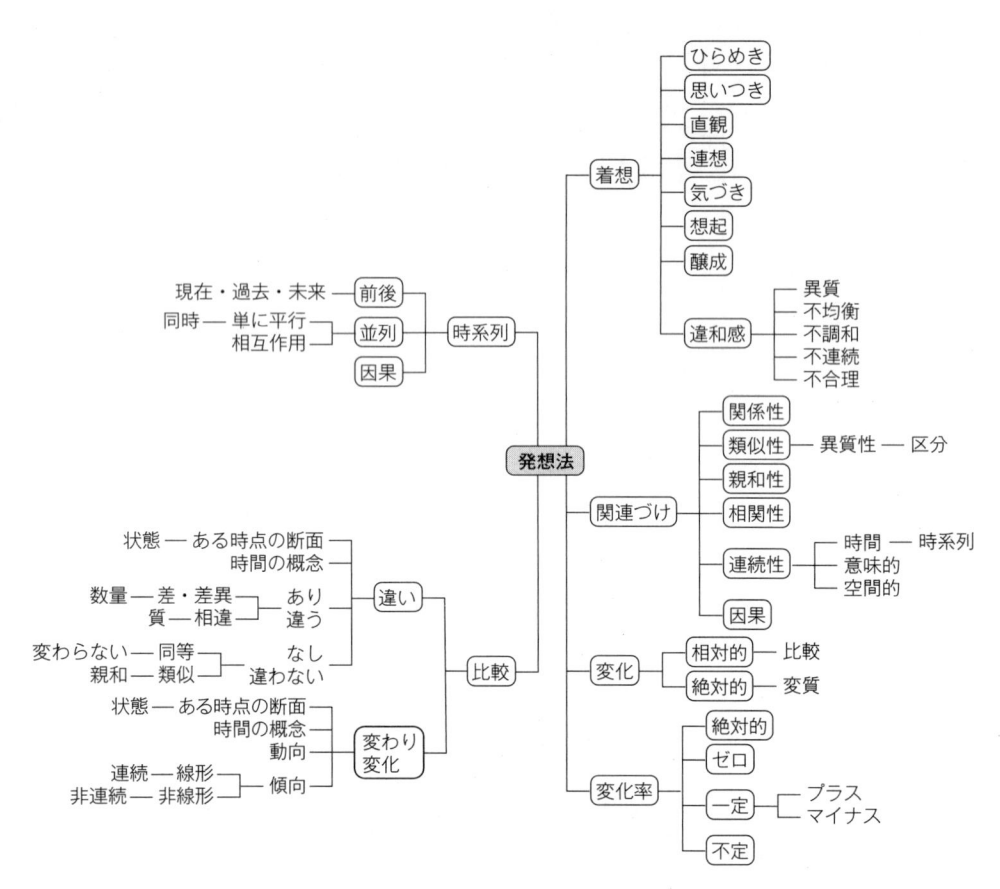

```
                                                    ┌ ひらめき
                                                    ├ 思いつき
                                                    ├ 直観
                                              ┌ 着想 ┼ 連想
                                              │     ├ 気づき
                                              │     ├ 想起
                                              │     └ 醸成
                                              │              ┌ 異質
                                              │              ├ 不均衡
                                              │     ┌ 違和感 ┼ 不調和
                                              │     │        ├ 不連続
                                              │     │        └ 不合理
        現在・過去・未来 ─ 前後                │
        同時 ── 単に平行    並列 ─ 時系列       │
                相互作用                       │
                          因果                 │
                                               │
                                       発想法 ─┤              ┌ 関係性
                                               │              ├ 類似性 ─ 異質性 ─ 区分
                                               │     ┌ 関連づけ┼ 親和性
                                               │     │        ├ 相関性
                                               │     │        │        ┌ 時間 ─ 時系列
                                               │     │        ├ 連続性 ┼ 意味的
                                               │     │        │        └ 空間的
                                               │     │        └ 因果
        状態 ─ ある時点の断面                  │     │
               時間の概念                      │     │        ┌ 相対的 ─ 比較
        数量 ─ 差・差異   ┌ あり               │     ├ 変化 ──┤
               質 ─ 相違  │   違う   ┌ 違い ───┤     │        └ 絶対的 ─ 変質
        変わらない ─ 同等 │ なし     │         │     │
               親和 ─ 類似└ 違わない │         │     │        ┌ 絶対的
                                     │  比較 ──┤     │        ├ ゼロ
        状態 ─ ある時点の断面        │         │     └ 変化率 ┼ 一定 ─┬ プラス
               時間の概念            │         │              │       └ マイナス
               動向          ┌ 変わり│         │              └ 不定
                             │ 変化  │         │
        連続 ─ 線形     ┌ 傾向┘      │
        非連続 ─ 非線形 ┘            │
```

図 9.2　発想法

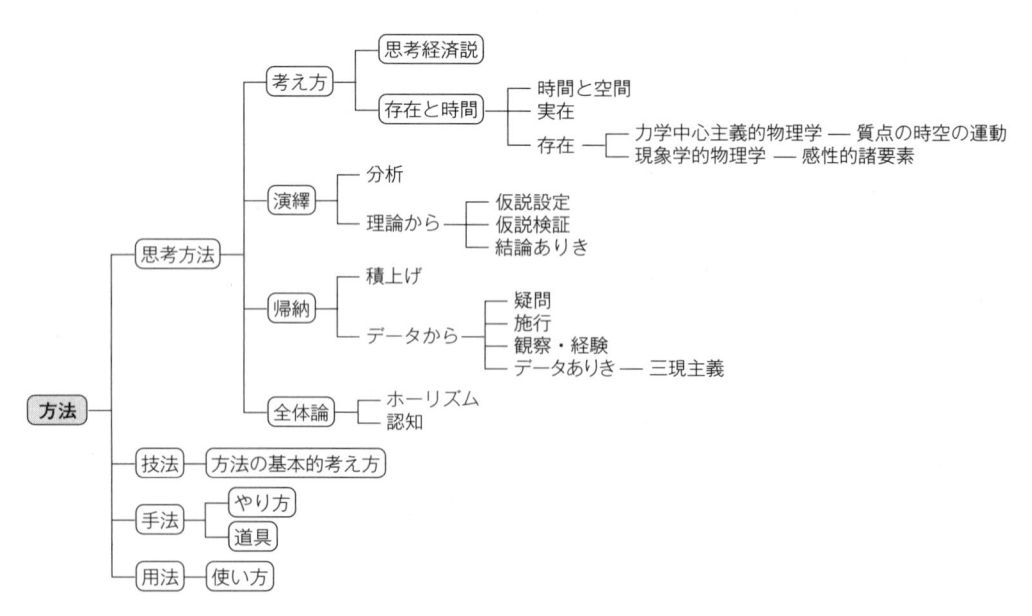

```
                            ┌ 思考経済説
                 ┌ 考え方 ──┤           ┌ 時間と空間
                 │          └ 存在と時間 ┤ 実在
                 │                      │       ┌ 力学中心主義的物理学 ─ 質点の時空の運動
                 │                      └ 存在 ─┤
                 │                              └ 現象学的物理学 ─ 感性的諸要素
                 │          ┌ 分析
                 │ ┌ 演繹 ──┤        ┌ 仮説設定
                 │ │        └ 理論から┤ 仮説検証
        ┌ 思考方法┤                   └ 結論ありき
        │        │          ┌ 積上げ
        │        │ ┌ 帰納 ──┤         ┌ 疑問
        │        │ │        │         ├ 施行
        │        │ │        └ データから┤ 観察・経験
 方法 ──┤        │ │                   └ データありき ─ 三現主義
        │        │ │        ┌ ホーリズム
        │        └ 全体論 ──┤
        │                    └ 認知
        ├ 技法 ─ 方法の基本的考え方
        │        ┌ やり方
        ├ 手法 ──┤
        │        └ 道具
        └ 用法 ─ 使い方
```

図 9.3　方法と思考方法

と提唱した．

9.1.7 発想法
9.1.7.1 発想
　物事を考えつく端緒を発想，着想という．着想には，ひらめき，思いつき，直観，連想，気づき，想記，醸成がある．

　考えつくきっかけとして，違和感，すなわち，不均衡，不調和，不連続，不合理，不整合，不自然がある．何となくおかしい，しっくりしない，ちぐはぐに感じることである（図9.3）．

　醸成は極めて重要な要素である．すなわち，発見や発明は突然生じるものではなく，それに行きつくまでの熟慮や作業があり，何らかの契機によってそれまで見えなかった視野が開けることがある．その例として，アルキメデスのユーレカ（eureka），ニュートンのリンゴの落下の逸話がある．

　同じ考え方や視点では，堂々巡りになるが，考え方，視点を移すことで新たな発見がある．幾何学における補助線の役割である．てこの原理でもある．

9.1.7.2 発想法の例
　一般に用いられる発想法を以下に提示する．

ブレーンストーミング
① 批判を排除
② 自由な発言
③ 多くのアイデアを出す
④ アイデア同士を結びつける
⑤ 問題を的確に定義する

ノミナルグループ法
① 初期の思考：個々に問題の現状診断と代替案を出す
② 発表：ブレーンストーミングと同様に
③ アイデアの再構成：すべてのアイデアの精度や具体性を等質化する．テーマ別にグルーピングし，サブテーマを設定する
④ 討議とアイデアの合成：すべてのアイデアの有効性を検証する
⑤ まとめ：合意形成．合意できないアイデアのすべてに望ましいものから順番をつける

KJ法
① テーマ設定
② 情報収集，単位データ化する
③ データを1行の見出しに圧縮してラベル化する
④ 主観的に類似したラベル同士を集める
⑤ ラベル群に，それらを凝縮したラベルをつける
⑥ ラベルをさらに上位の群にまとめる
⑦ 叙述化する
⑧ ①〜⑧のラウンドを，問題提起，現状把握など，観点を変えつつ何回か繰り返す場合がある

チェックリスト法
① 他への転用はできない
② 他のものを応用できないか
③ 一部変更できないか
④ 拡大したら
⑤ 縮小したら
⑥ 代用したら
⑦ 要素を並べ替えたら
⑧ 逆転したら
⑨ 結合したら

属性列挙法
① 課題とその解決目標を記述する．
② 開発したい製品にかかわりのある属性を列挙する．
③ 課題の解決目標に適合するよう，属性の修正を試みる．

9.1.8　5ゲン主義

5ゲン主義[35]とは，原理，原則に基づいて考え，現場，現実，現物で実践することをいう．前二者は，基本理論である原理に基づき，基本方針である原則に従って，筋道にそって考えること．後三者は，業務を行う現場で，実際に現実に，現物で実践することをいい，三現主義ともいう．基本方針は，論理的，合理的，合目的的，一貫性，継続性，納得性（公正性，透明性）があることである（1.1.6.1, 図1.6参照）．

9.2　違い（相違）に気づく

9.2.1　違　　い

違いには，静的違いと動的違いがある．静的違いとは，ある時点での差である．動的違いとは変化であり，時間的経過の中での差である．また，変化の速さ（変化率）がある．絶対的な違いと相対的な違いがある．

AとBとCの静的違い（または同一性）を認識（比較・照合）するといっても，それだけでは認識できない．具体的に，AとBとCのどの属性に関してかを規定しなければ認識できない（図9.4左）．例えば，患者Aと患者Bと患者Cがいたとして，患者の属性（性別，血

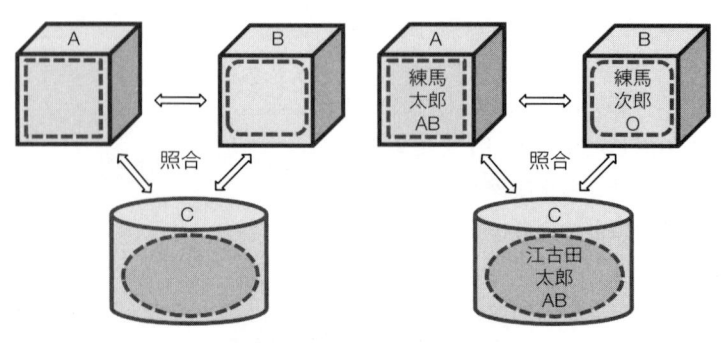

図9.4　複数のモノの違い

液型，体格等）の何を認識（比較・照合）するのかを規定しなければ認識（比較・照合）することはできない．図9.4右は患者A, B, Cの属性（血液型や体格）を示したものである．

9.2.2 差

差には，上下・左右・前後，方向・ベクトル等の空間的位置，大きさ・重量・色・音・硬度・角度・温度・湿度などの物理量，形態等がある．また，意味，内容，価格，価値等がある．

9.2.3 変化

変化には，傾向，動向がある．上記要素に関する変化である．変化の結果の静的な違いは差である．

変化があっても，変化していても，その中にいると気づかないことがある．ゆっくり，あるいは，定速で変化する場合には，その変化に気づかない．

変化している最中においても，ある時間（時刻）で切り取ってみれば，差として認識できる．

変化を感じるには，何らかの指標，比較する対象が必要である．指標は，変化する前の状態，基準である場合もあり，他（ベンチマーク）であることもある．

9.2.4 変化率

変化率は変化の加速度である．定速とは変化率，すなわち，加速度が変わらないことである．例えば，定速航行中の航空機では，速度は速いが，加速度はゼロなので，変化を感じることはない．これは，物理量だけではなく，意味的なことにも該当する．

"茹でガエル"のたとえがあるが，ぬるま湯につかって，ゆっくり熱せられると，熱湯になっても気づかないということである．定速航行していても，他の航空機を見れば，自他の差から，速度が出ていることがわかる．

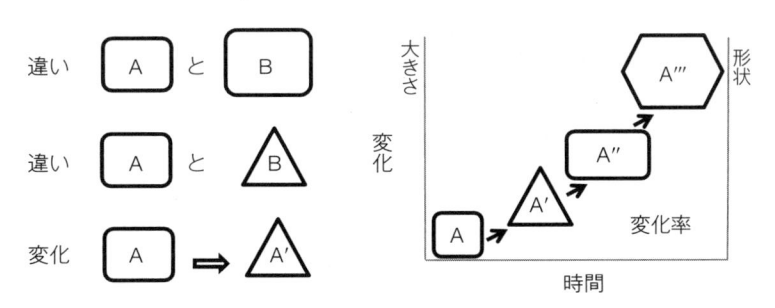

図 9.5 違いと変化

9.3 関係・関連

9.3.1 関係とは

事物には実体（存在）と関係がある．

関係とは，複数の事物（モノゴト）のかかわり，繋がりをいう．モノとモノ，コトとコト，モノとコト，コトとモノの関係がある．主体や繋がる対象，繋がり方により様々な関係が成り

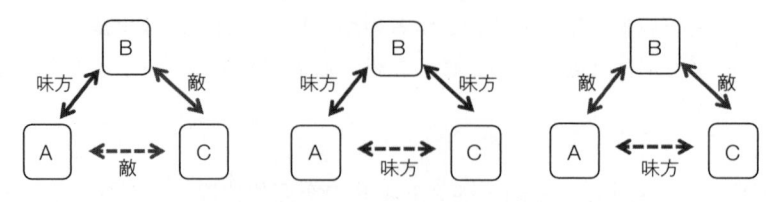

図 9.6 味方と敵の関係

立つ．モノゴトの関係には，包含，位置，時間，連続性，意味，因果，類似・相似，相違，排他，対，反対等がある．

直接的関係と間接的関係がある．間接的関係とは，何かを介しての関係である．

時間的前後関係が，必ずしも，因果関係ではない場合が多い．

9.3.2 関係の見える化

関係を見る場合に，見える化が重要である．見える化の方法として，視点・切り口を変える，また，表，図や絵を用いると関係が明らかになる．

9.4 比べる・比較する

9.4.1 比べる（比較する）とは

比べるとは，複数の事物の差あるいは違いを認識し，または，その程度（量あるいは性状）を定量的または定性的に認識することである．

9.4.2 比較する対象

比較する場合には，比較する対象，すなわち，何と何を比較するかを明確にしなければならない．複数の事物の比較，特定の事物の時間的変化の比較，変化の仕方（推移）を比較することができる．質保証には，業務の経過や結果と仕様，要求，当たり前，予定との比較が必要である．

比較するにも，どの属性を比べるのかを明確にしないと比較できない．

比較する対象としては以下がある．

　　　基準，標準，規格・規程，判定値，水準，時間（過去・未来），予定，特定の対象，
　　　理想・ありたい姿

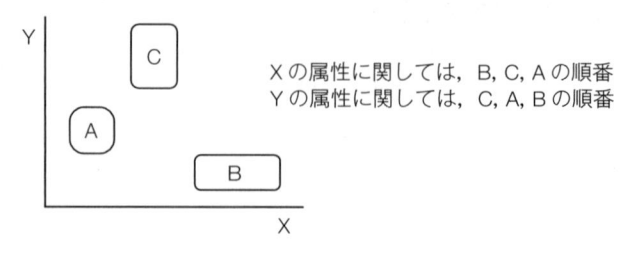

図 9.7 比較する属性を規定する

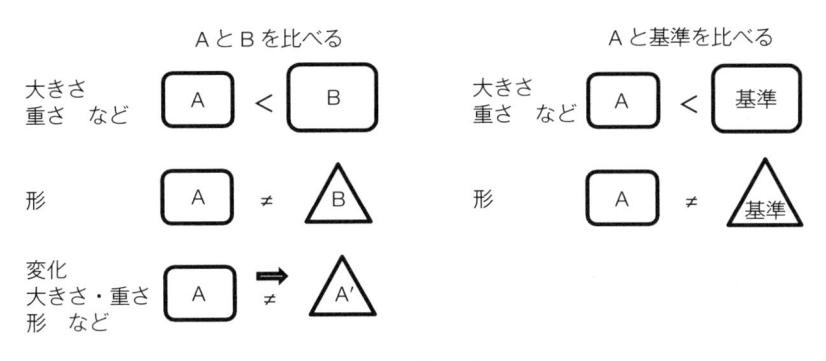

図 9.8 比べる

9.5 分　　類

9.5.1 分類とは

　分類とは，読んで字のごとしであり，類に分けること，あるいは，分けて類にすることある．また，分類は，"分ける"ことよりも，むしろ"似たもの同士を集める"ことに主眼があり，意味のあるグループを作ることである．分類は，差異あるいは類似性（同一性），時間あるいは空間，要素間の関係によって行われる．

　未知の対象に出会ったとき，それを分析・分解する（"分ける"）ことにより，既知の構成要素・部品の組合せとして把握することができたとき，"わかった"と感じられる．

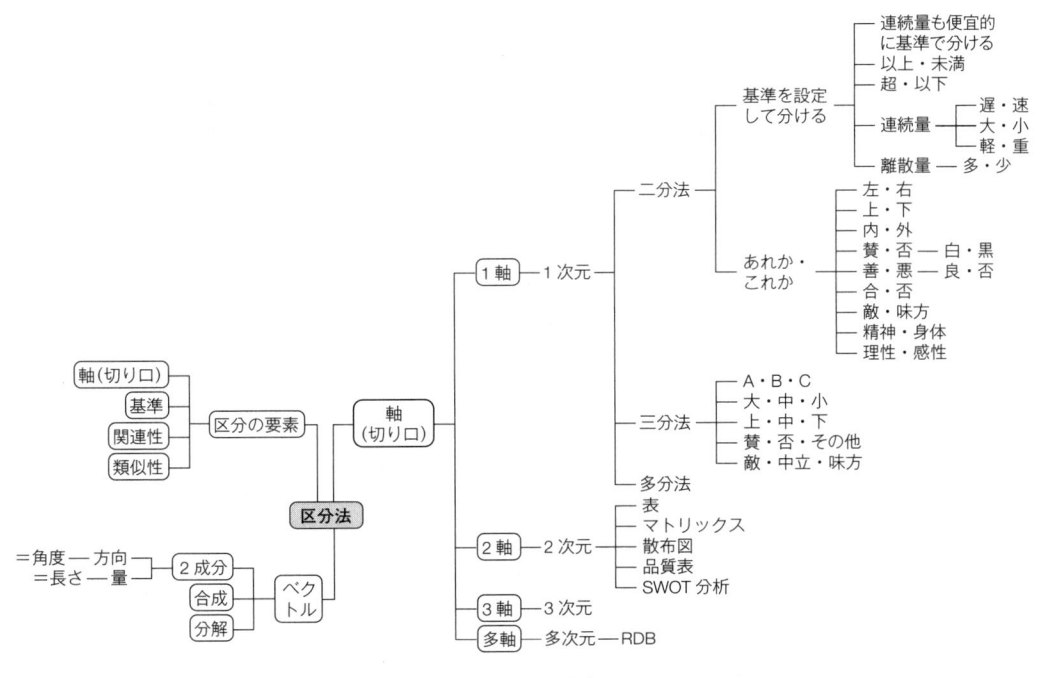

図 9.9 区分法

9.5.2 系統樹思考と分類思考

　物事の見方には，①その経緯・系譜という時間軸と，②ある時点の状況・状態という断面との二つがある．前者が系統樹思考[175]であり，後者が分類思考[176]である．

① "もの"にも，"こと"にも系統樹思考があてはまる．系統樹は多様性を系譜の観点から整理し，知識として体系づけるものである．広い意味で，進化を見る視点が系統樹思考である．

時間・経過とともに，生物も無生物も，自然物も人造物も，進化する．しかし，生物以外の進化は知られていない．進化の例示として，書体や書写がある．

樹というイコン（図像）の系譜は考古学的には紀元前のメソポタミア文明に始まる．生命の樹（the tree of life）という概念はメソポタミアで生まれたといわれている．

"ダーウィンの進化理論が後世に残した知的遺産の一つは，歴史が科学研究の対象になることを，具体例で立証したこと"という．

② 分類はある時点での断面を示すものであるが，植物分類学者の早田文蔵は動的分類学すなわち生物分類に関する一般理論を提起し，"動的分類学の根拠は，森羅万象の存在物が織りなす高次元のネットワークにある"とした．

9.5.3 科学の系譜と学派

科学やものの考え方の系譜が学派であり，流派である．家系図はDNAの系譜であり，文化は人類の知識の系譜である．言語，文字，書籍こそ，人類の財産であることを示すものである．

9.5.4 分類の分類

分類を分類するという考え方がある．ワインバーガー（David Weinberger）は，物理空間と情報空間の軸で，分類するものと分類されるものを3段階に分類している．ワインバーガーの説を参照した表を表9.1に示す．

情報活用をするためには，第3段階の情報空間をいかに取り扱うかが重要である．クラウドやDWH（Data Warehouse）はまさにこの範疇にある．

表9.1 分類の3段階の分類
（飯田：デビット・ワインバーガーの説を参照）

分類するもの＼分類されるもの	物理空間	情報空間
物理空間	第1段階 食器棚	
情報空間	第2段階 図書館	第3段階 タグ（クラウド）

9.6 創造的認知

創造的認知とは，人間の創造性の認知的アプローチをいう．認知アプローチとは，人間の様々な認知過程を情報処理過程として捉え，モデルを提案し検証する方法をいう．その代表的な研究として，フィンケ（Ronald A. Finke）の提唱した創造的認知アプローチがある．

認知的アプローチでは，認知心理学のパラダイムに基づいた実験的手法や，参与観察などの観察的手法を用いた創造プロセスの詳細な検討が行われている．

他のアプローチのほとんどが，人間の創造性を決める"要因"の同定を重視するのに対して，認知的アプローチでは，人間の創造のプロセスに着目している．プロセスの解明により，人間の創造的活動の支援や教育の問題へ展開していく．

創造的な問題解決の過程は以下の四つのプロセスをたどるとされている．
① 準備（preparation）
② あたため（incubation）
③ ひらめき（illumination）
④ 検証（verification）

9.7　問題解決

9.7.1　問題とは何か

問題とは，現状と法令・規定や，標準・基準・予定・計画との違いだけではなく，あるべき姿との違いも含む．

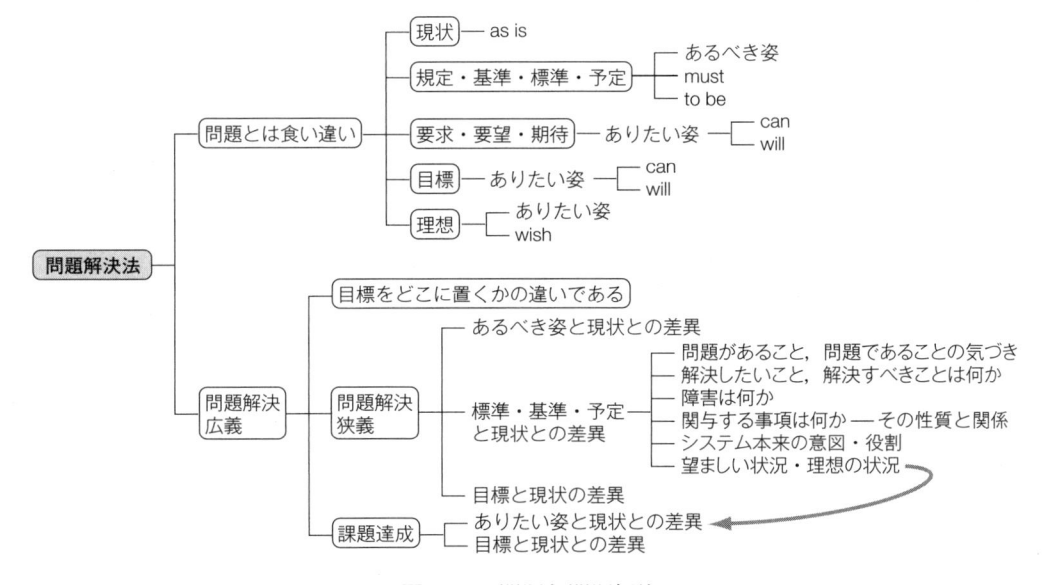

図 9.10　問題と問題解決

9.7.2　問題解決とは何か

改善活動の手法として，問題解決型（図 9.11 の問題解決 A）だけではなく，課題達成型（図 9.12 の課題達成 A）が提案されている．不具合が発生した場合にそれを問題と呼び，問題は発生していないが現状をよりよくする場合に現状と目標との差を課題（図 9.11 の課題 a）と呼ぶという．その考え方からすれば，図の課題 b は何と呼ぶのであろうか．図の問題 a 及び問題 a' を解決（図 9.11 の問題解決 A）した後に課題と呼ぶのであろうか．問題が発生した事後の対応と，未来に向かっての対応では異なることは事実である．すなわち，法令・規定，あるいは，標準・基準・予定・計画は明確であり，既知であり，問題解決の筋道が立てやすい．しかし，あるべき姿は，価値観，考え方により異なるので，必ずしも明確ではなく，達成の筋道も多様である．段階的に目標を設定して達成する場合が多い．また，状況が変われば，目指

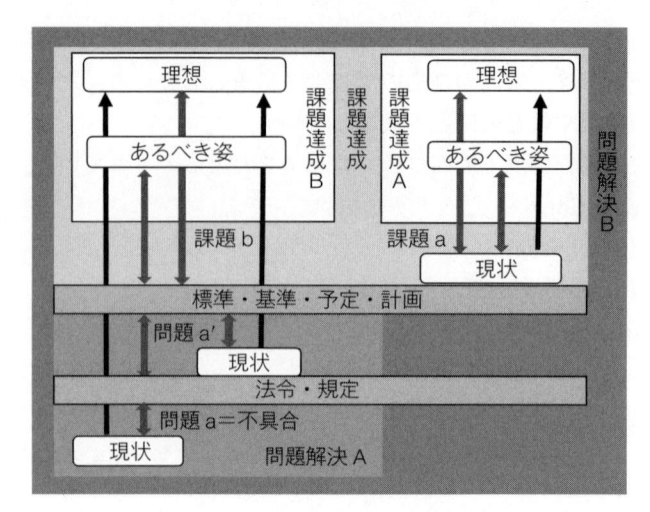

図 9.11　問題解決と課題達成

すべき目標を変えざるを得ない．

　現状を把握し，現状と達成したい状態との差，すなわち，食い違いを認識し，その差を埋めることが重要である．図9.11に示す問題a，問題a′，課題a，課題bの区別は全く意味がない．すべてを含めて解決すべき問題と考える．

　現状と達成したい状態との差を問題あるいは課題と称するにすぎない．考え方や手法に変わりはない．現状を把握し，現状と到達したい目標との差（図9.11の問題a，問題a′，問題a′＋課題b，課題a）を認識し，その差を生じさせる要因や原因を検討し，その差を埋める方策を検討し，対策を実施する過程には何ら変わりはない．問題や課題を発見あるいは認識すること，すなわち，問題を問題として認識することが最重要である．

9.7.3　問題解決の方法

　問題解決の段取り（プロセス）は，現状把握，問題認識，要因・原因抽出，解決策の立案，対策実施，結果の評価，標準化である．

9.7.3.1　現 状 認 識

現状把握

　現状を把握するために，事実に関する情報を収集し，対象の特徴・癖を見いだすために観察する．観察する場合には，目的すなわち観点が重要である．漫然と見るのではなく，目的や観点を定める必要がある．観点とは，目のつけ所である．観察するときには，モデルがありそれを基準にする．

　現状（ファクト）が見えないときには，見方，考え方を変えてみると，見えてくるものがある．

業務フローを考える

　業務フローを考える，すなわち，時系列で考えることが重要である．モノゴトは時系列に従って，推移するからである．業務は流れであり，常に動いているからである．時間軸でモノゴトを記述することが必要である．業務フロー（工程）を関係者ごとに，そして，関係者間の連携を図示するとよい．業務フローは業務担当者ごとの機能の連鎖，プロセスである．

9.7.3.2 問題認識

問題の存在を認識

問題があること・問題であることを認識する．すなわち，解決すべき問題や障害，解決したい問題や障害の存在に気づかなければ始まらない．そのためには，現状とあるべき姿，あるいは，ありたい姿との違いを認識しなければならない．

問題を分析

解決すべき問題や障害は何か，解決したい問題や障害は何か，換言すれば，何が求められているか，何をしなければならないかを分析し，把握しなければならない．

分析する場合には，関与する事項は何か，関与するものの性質とそれぞれの関係，システムの本来の意図・役割，望ましい状況・理想の状況を検討する．

9.7.3.3 要因・原因を抽出する

時系列は必ずしも因果律ではないが，因果を考えることは重要である．要因や原因が明確になる．要因や原因が解決すべき問題である．このときに，"なぜ・なぜ"と本質的な疑問を繰り返し問うことが重要である．単に，回数を多くすればよいというものではない．

9.7.3.4 解決策を考える

要因や原因が明確になれば，解決策を検討する．複数の対策案を立案し，手段によるリスク，実施者の能力，資金等を勘案して，実施する対策案を決定する．

対策を立案するときに留意すべき事項は以下のとおりである．

① 業務の本来の目的・機能を達成するにはどうすればよいか
② 不具合の原因・要因をなくすにはどうすればよいか
③ 望ましい状況・理想の状況にするには，どのような働きをするどのような性質のものを考えればよいか
④ 解決策を実施すると，状況はどう変化するか．他への影響は出ないか
⑤ 新たな問題が生じたら，どうすれば解決できるか

9.7.3.5 対策を実施する

実際の状況を改善するために解決策を試行・実行する．必要な資源を投入し，計画どおりに実行しても，計画どおりに進捗しない場合がある．対策実施状況及びその影響の把握と，状況の変化への柔軟な対応が必要である．

9.7.3.7 結果を評価する

対策実施後の影響を評価することが必要である．

9.7.3.8 標準化する

結果を評価して改善の効果があれば，改善した業務を定着させる必要がある．すなわち，改善した方法を標準とすることにより，業務を円滑にする．

9.8 総合・統合

9.8.1 分析と粒度

自然科学，科学技術は分析することから始まり，分析手法や理論の進歩により急速に発展した．

分析するためには，分析可能なレベル（粒度）まで，また，分析する目的のレベルまで，対象を分割しなければならない．このとき，粒度の概念は極めて重要である．粒度を揃えないと，整合ができなくなる．また，いきなり，微細な粒度に分割すると，相互の関係が見えなくなり，全体が把握できなくなる．粒度を細かくするには，段階的に行う必要がある．

自然科学，科学技術の対象は，ミクロ（原子，素粒子，遺伝子），生命，あるいは，ユニバース（宇宙）のレベルまで及んだ．しかし，多くの問題が発生し，解決できない事項が多い．

9.8.2 制御技術

その理由は，分析技術・製造技術，推進技術は進んだが，制御技術が追いついていないからである．車でいえば，エンジン・アクセルとハンドル・ブレーキの関係である．制御技術とは，計画・予定に対する実行・実際の過不足を修正・調整する技術である．過剰の場合には抑制（feed back），不足の場合には促進（feed forward）させる必要がある．図 9.12 は単純なプロセスの例であるが，実際にはプロセスは入れ子になり，また，他のプロセスと相互に関連している．思わぬ影響が発生することがしばしばである．両者のバランスがとれて初めて，問題の発生が少なくなり，仮に問題が発生しても対応が可能となり，許容範囲内（安全の定義）に収まるのである．

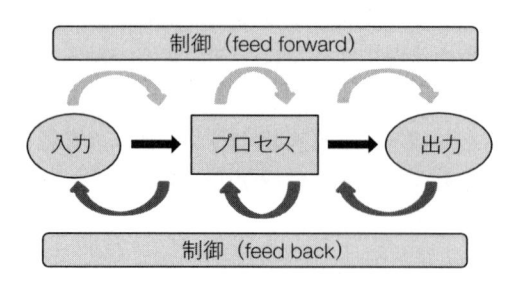

図 9.12 工程と制御

9.8.3 分析は抽象的（全体像）から具体的（個別）に

"分析する"というだけでは分析はできない．例えば，"手術室業務に関して分析する"ことはできない．何のために（目的），何を（対象のどの部分），誰が（分析の主体），どの視点で（状況，立場，価値観），どのように（方法・手法），分析するかを具体的に決めなければならない．抽象的なレベルでは検討できないし，対策は実施できない．

病院業務の中の，手術室業務（外来手術，入院手術）の中の，手術実施プロセス（腹腔鏡胆嚢摘出術）の中の，ポート挿入プロセスの中の，どのアクティビティ（行為）を分析し改善するかを具体的に検討しなければならない．行為レベルまで検討して，初めて，具体的な対策をとることができる．しかし，いきなり，行為のレベルで検討すると，全体像が把握できず，重大な問題が漏れることになる．段階的に検討しなければならない（図 9.13～図 9.16，表 9.2）．

9.8 総合・統合

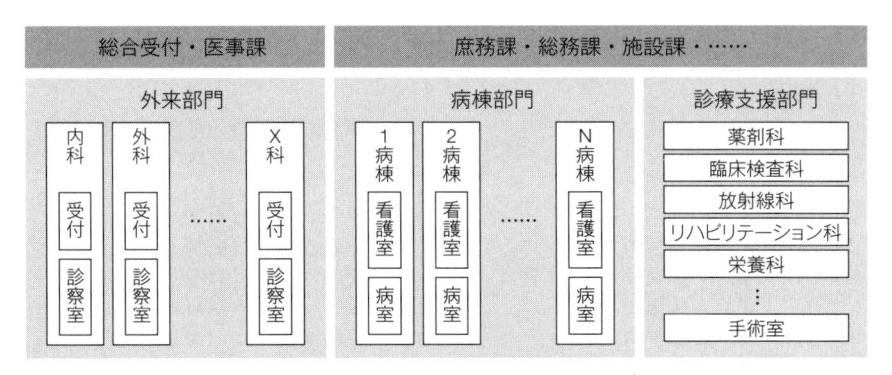

図9.13 病院の業務概要図

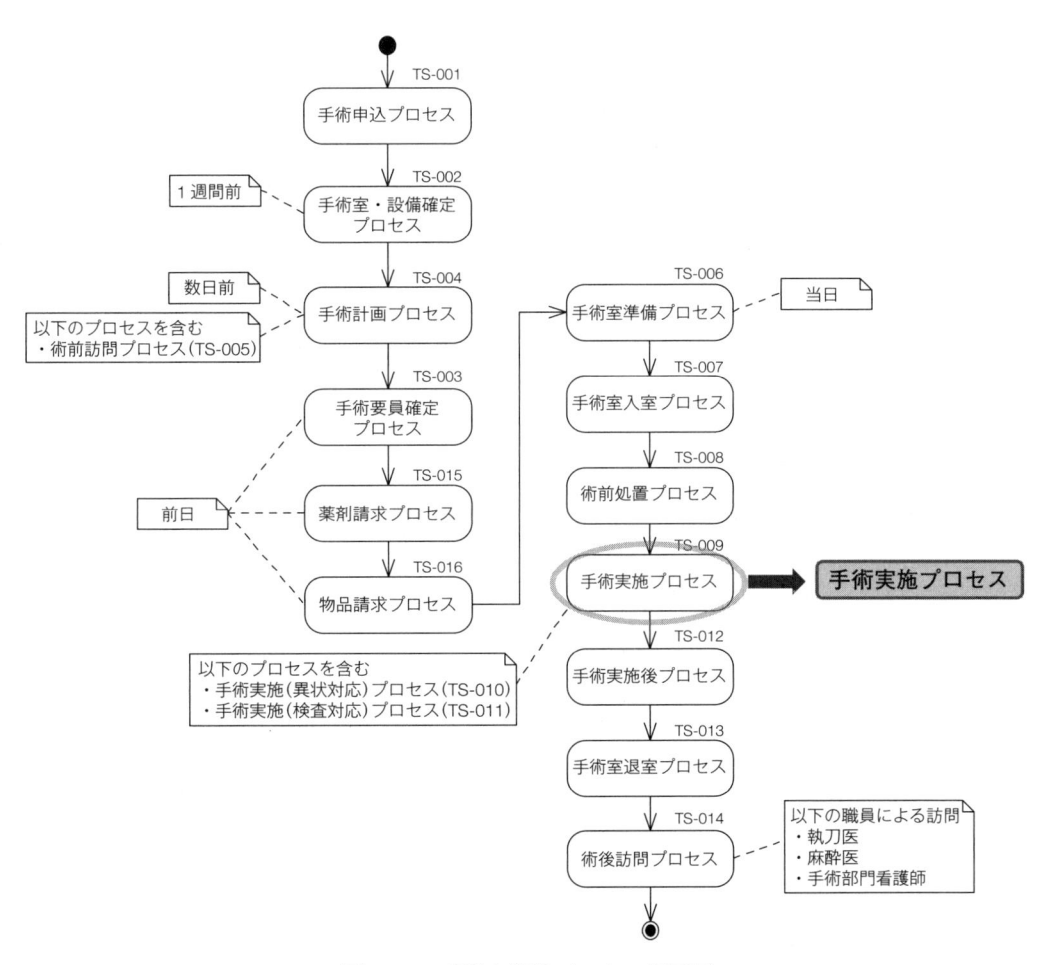

総合受付・医事課 / 庶務課・総務課・施設課・……

外来部門: 内科、外科、……X科（受付、診察室）
病棟部門: 1病棟、2病棟、……N病棟（看護室、病室）
診療支援部門: 薬剤科、臨床検査科、放射線科、リハビリテーション科、栄養科、…、手術室

図9.14 手術室業務プロセス概要図

- TS-001 手術申込プロセス
- TS-002 手術室・設備確定プロセス（1週間前）
- TS-004 手術計画プロセス（数日前）
  - 以下のプロセスを含む
  - ・術前訪問プロセス(TS-005)
- TS-003 手術要員確定プロセス
- TS-015 薬剤請求プロセス（前日）
- TS-016 物品請求プロセス
- TS-006 手術室準備プロセス（当日）
- TS-007 手術室入室プロセス
- TS-008 術前処置プロセス
- TS-009 手術実施プロセス → **手術実施プロセス**
  - 以下のプロセスを含む
  - ・手術実施(異状対応)プロセス(TS-010)
  - ・手術実施(検査対応)プロセス(TS-011)
- TS-012 手術実施後プロセス
- TS-013 手術室退室プロセス
- TS-014 術後訪問プロセス
  - 以下の職員による訪問
  - ・執刀医
  - ・麻酔医
  - ・手術部門看護師

表 9.2　手術実施プロセス一覧表（腹腔鏡下胆嚢摘出術）

No.	プロセス名	No.	プロセス名
1	ポート挿入プロセス*	12	胆嚢動脈剥離・切離プロセス
2	気腹プロセス	13	胆道造影プロセス
3	カメラ挿入プロセス	14	胆嚢管切離プロセス
4	腹腔内観察プロセス	15	胆嚢切除プロセス
5	癒着確認プロセス	16	胆嚢収納プロセス
6	ポート挿入プロセス**	17	腹腔内洗浄プロセス
7	手術台調整プロセス	18	ドレーン挿入プロセス
8	術野展開プロセス	19	胆嚢回収プロセス
9	癒着剥離プロセス	20	閉創プロセス
10	胆嚢周囲剥離プロセス	21	止血プロセス
11	胆嚢管剥離プロセス	22	鉗子挿入プロセス

*（臍部）　**（心か部，右李肋部，右側腹部）

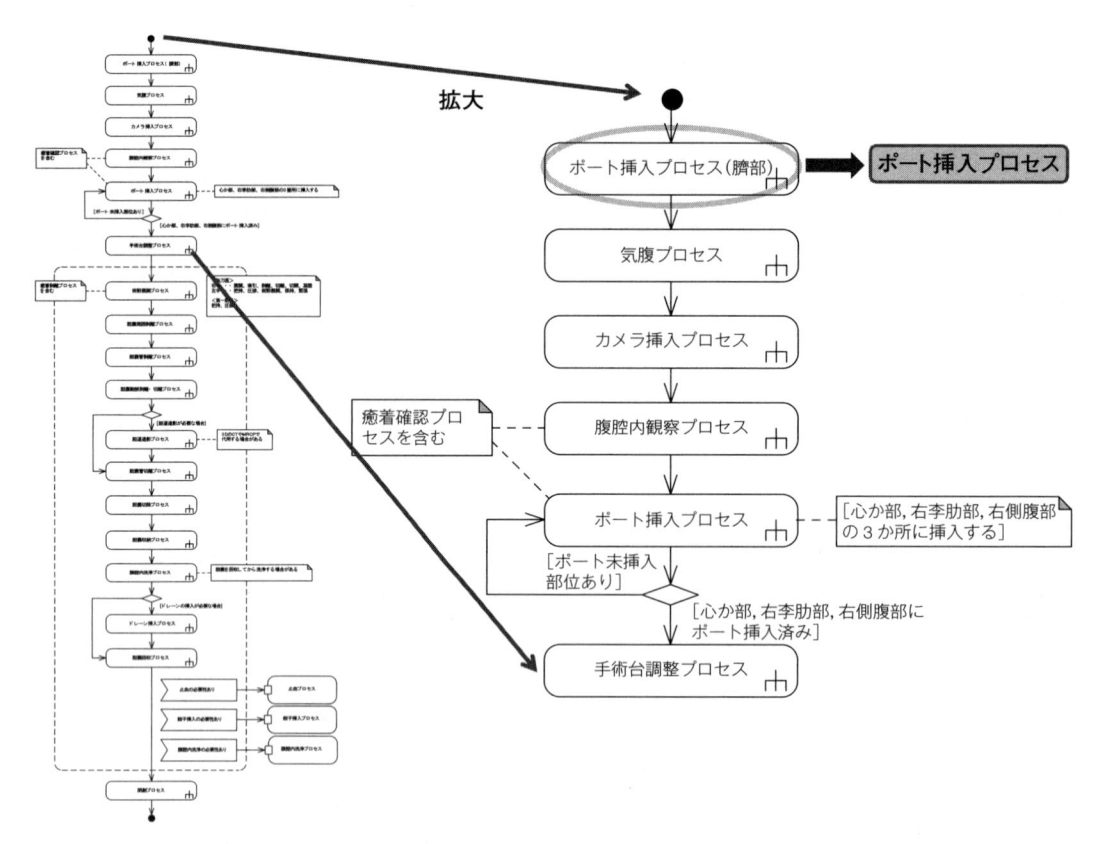

図 9.15　手術実施プロセス（腹腔鏡胆嚢摘出術）

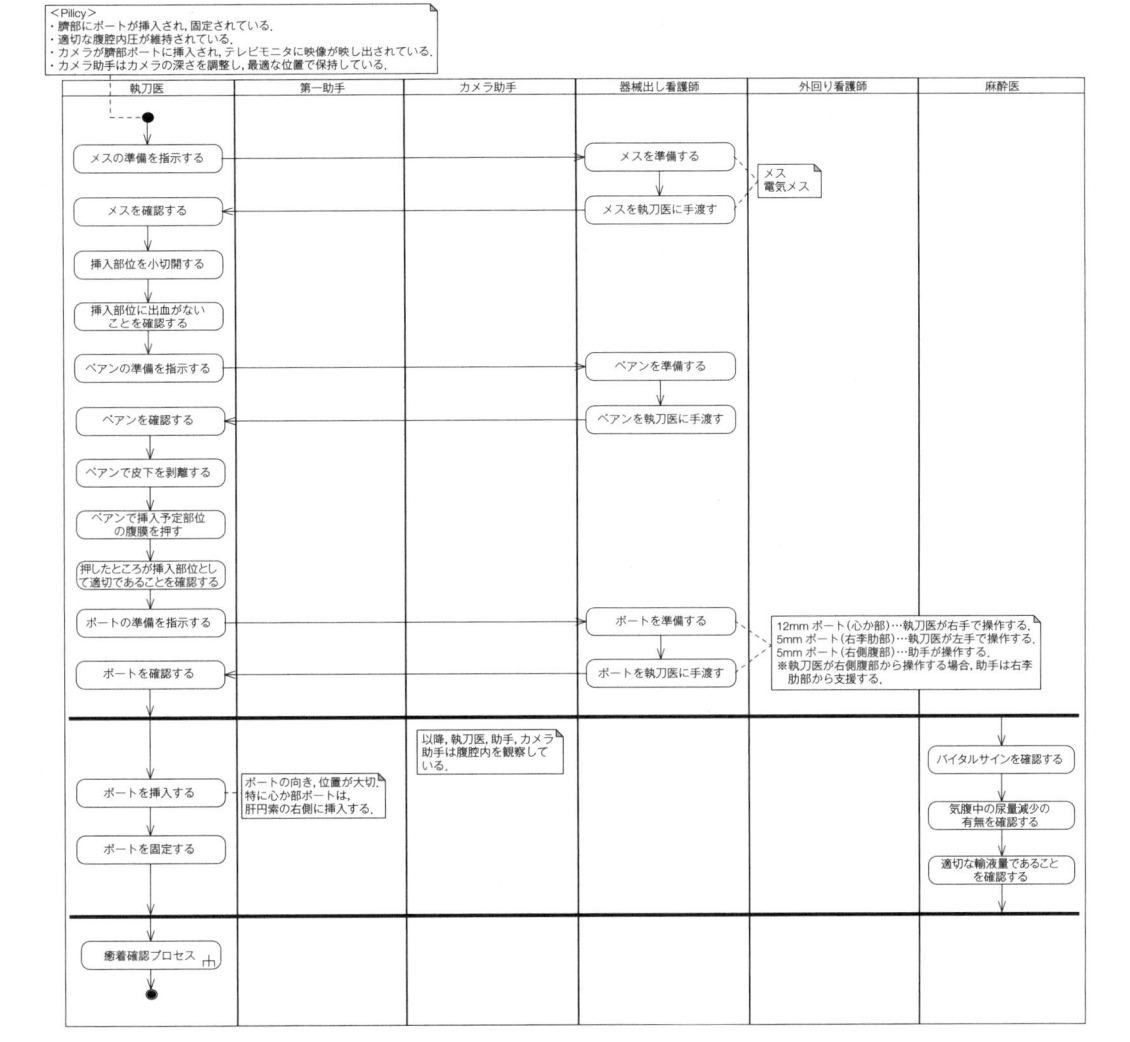

図 9.16 アクティビティ図（ポート挿入プロセス）

9.8.4 分析と再構成

モノゴトを分析するだけではなく，分析の結果を実務に活かさなければならない．分析（分解）したものを再構成する必要がある（図 9.17）．

9.8.5 総合と統合

部分と全体，要素と集合，分割と統合，分析と総合はそれぞれ一対であり，両者の視点を常にもたなければならない．バランスが重要である．それが破綻したときに，重大な問題が発生することになる．"鳥の目と虫の目"の喩えがある．

9.8.6 医療経営の総合的質

医療の質，経営の質，総合的質を検討してきた．本書の目的は，TQM を医療に展開して継続的に成果を得ることである．すなわち，医療経営の総合的質を維持・向上させることである．日本品質管理学会内に計画研究"医療経営の総合的質研究会"を設置して研究する理由で

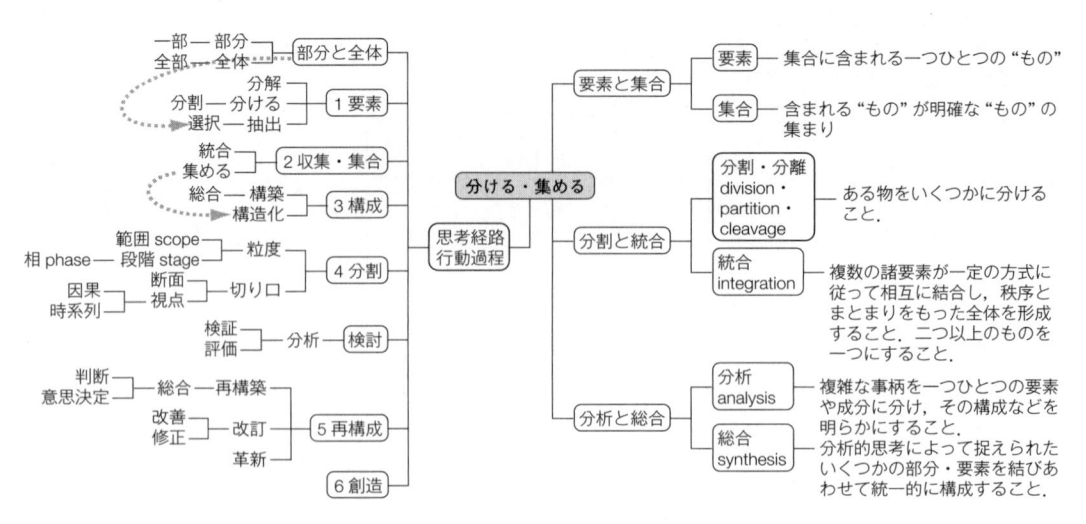

図 9.17　分ける・集める

ある．複雑な"医療経営の構造"を，図 9.18 に示した．"医療経営の総合的質"とは，構造の質，仕組みの質，すべての場面で行われる業務の質である．

9.9　思考の順序と 5W1H

品質管理の基本的考え方として，思考過程のすべてにおいて 5W1H が重要である．しかし，その意味を正確に理解している人は少ない．すなわち，多くの人は，表 9.3 の破線矢印に示すとおり，How・Where・When・Who・What・Why と，どうしたらよいか（How）を最初に考える傾向がある．行動ありきである．この方法は，繰り返し作業，定常作業には問題がないことが多いが，ばらつきのある対象あるいは作業，変更には対応できない．

しかし，何のために（目的），なぜか（理由）を先に考えるのが自然である．"考える"，"行動する"にはその目的がある．"何となく"，"無意識に"や"反射的に"ということもあろうが，それでも，意識にはあがらないが，隠された，習慣になった行動の目的や理由はある．特に，業務においては，目的や機能を明確にしなければならない．そして，Why・What・Who・When・Where・How と，表 9.3 の実線矢印の順番で考えるべきである．

表 9.3　思考の順序の逆転

どうするか	How to	方法・手段
どこでするか	Where	場所・現場
いつするか	When	時間・状況
誰がするか	Who	参画・当事者意識
何をするか	What	具体的行動
何のために	Why	目的・理由
5W1H		

9.9 思考の順序と5W1H

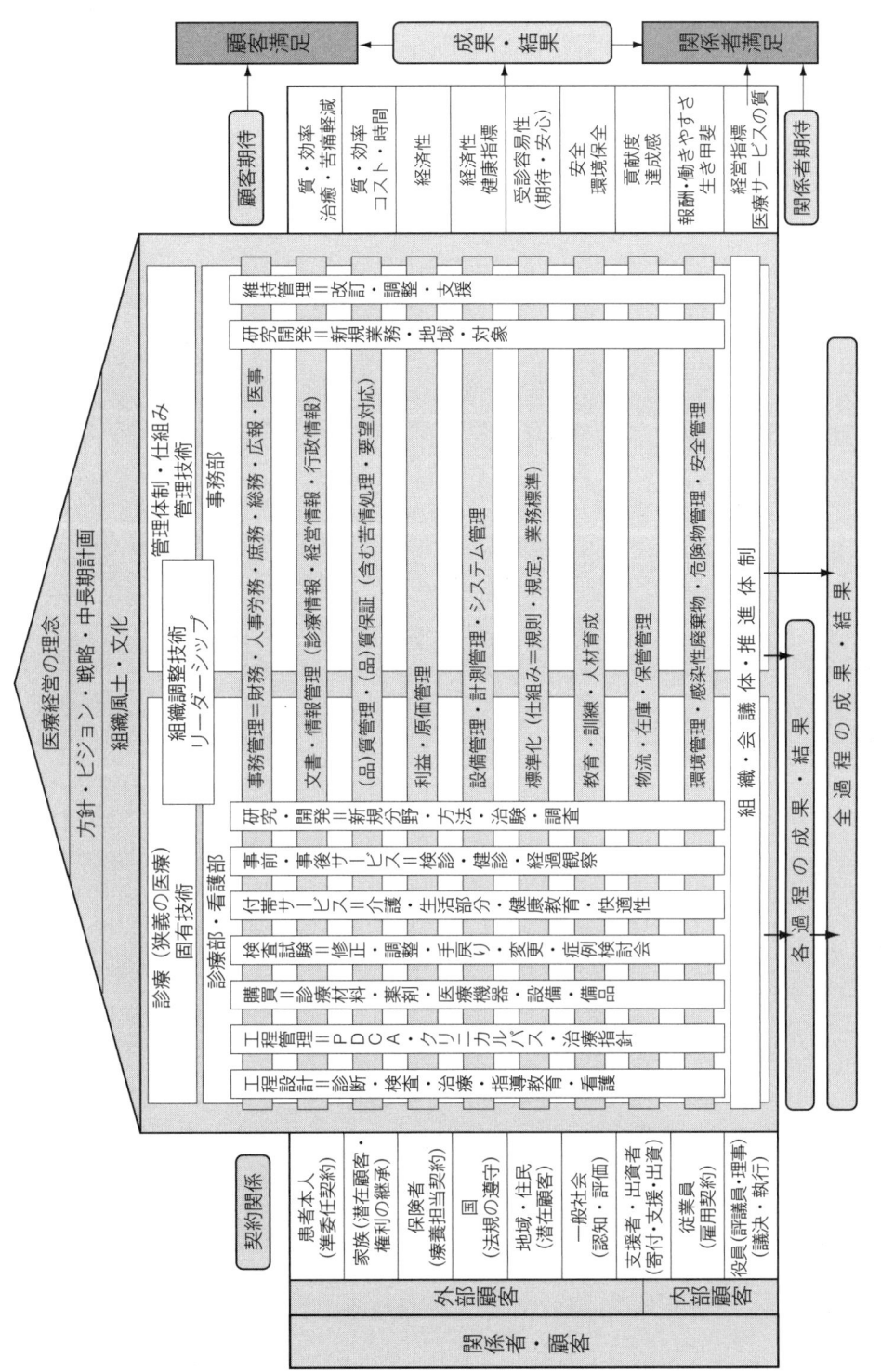

図 9.18 医療経営の構造

第 10 章　医療における信頼の創造への道

10.1　医療における問題解決への提言

10.1.1　問題を問題として認識する

　社会情勢の変化，国民の意識の変化に医療提供側は対応が困難あるいはできていない．その理由は，その変化が急激，甚大，複雑かつ不連続性，予測困難であるからだけではなく，我々医療提供側がその変化による現実との食い違い，すなわち，問題を問題として認識できないからである．問題を問題として認識することが最重要課題である．

10.1.2　立場による医療の問題への具体的対応

　医療における問題は第 1 章 2 節で述べた．表 1.2 で，立場の違いと医療における問題の捉え方を提示し，表 1.3 で，六つの問題の内容と具体的視点問題の内容と具体的視点を示した．
　六つの問題への具体的対応は以下のとおりである．

10.1.2.1　医療に関する認識への対応

　医療従事者も国民・患者も医療は特殊であると考えている人が多い．医療の特徴はあるが，他産業と同様の部分が多いという認識をもつことが必要である．医療は重要な社会基盤であり，健康投資であるという認識が必要である．医療の内容だけではなく，医療制度や院内の仕組みなどを，ホームページ・広報誌・講演会・教室・出版などを通して，国民や患者にわかりやすく説明する必要がある．

10.1.2.2　医療費の負担と世代間競争への対応

　経済財政の悪化により，ますます，医療費の負担と受益との関係が問われている．公共性，公益性はあるが，赤字の垂れ流しは許されず，応能か応益かは議論の余地があるにしても，すべての立場の人に一定の負担を求めるしかない．年金，国債償還の問題とあわせて，次世代につけをまわすことを避けなければならない．医療費は，税金，保険料，自己負担分の合計で賄われるが，前二者は，受益とは相関しないので，関心が低く，無駄を生じやすい．

10.1.2.3　保険者間競争への対応

　経済の停滞により，国民健康保険や協会健康保険だけではなく，社会保険も保険者機能が低下している．保険者間の格差が広がり，社会保障の役割を果たせない保険者もある．社会保障制度の役割を果たすためには，一定規模以上に再編することが急務である．

10.1.2.4　経済原則適用の一貫性欠如への対応

　医療に市場を導入するか否かの議論があるが，世界的には準市場*を導入する動向にある．経済原則（市場原理）の適用と，公共政策**のバランスが極めて重要であるが，解決を見た

国はない．

10.1.2.5　組織的管理手法導入の遅れへの対応

　組織的管理導入の意義の理解をいかに支援し，推進するかが課題である．この 10 年間に，医療への組織的管理導入の意義の理解が大きく進んでいることは事実であるが，まだ，十分とはいえない．他産業の考え方や成果を，医療に導入し成果をあげることができるという事実を提示する必要がある．本書を著す理由でもある．

10.1.2.6　医療不信への具体的な対応

　医療不信への対応として，第 1 章 3 節で解説したように，適切な医療を提供することだけではなく，以下の 3 点を徹底することが重要である．
　　① 専門家でない患者や家族にわかるように説明する．
　　② 説明の内容は，医療行為，医療機関の考え方や仕組み，医療制度・医療保険制度等の仕組み等である．また，患者の疑問，質問，相談に応じる用意があると表明する．
　　③ 説明する対象は，患者や家族の他に，地域住民や行政，そして，職員である．
　しかし，懇切丁寧に説明したとしても，自分の価値観や希望と異なる場合には，話の内容を理解しようとせず，後から，聞いていない，納得していないと，いう人が少なくない．

10.1.3　信頼される医療者になるために

10.1.3.1　信頼の回復と創造

　医療不信を回復するという観点だけではなく，信頼を創造するという考え方が必要である．
　"医療における信頼の創造"は，組織的かつ継続的な質向上の努力による以外には達成できない．
　患者や家族との信頼の創造の前提として，病院内の信頼の創造が必須である．病院と職員，職員同士の信頼がなければ，よい医療を提供することが困難である．したがって，"信頼を創造する"，"仕事に誇りをもつ"，"組織に愛着をもつ"，"よい医療を提供する"という組織風土，組織文化の醸成が重要である．
　そのためには，透明性，公正性，納得性，一貫性が求められる．関係者間の情報開示，連携，協力が必要である．
　これらの考え方は正しいが，具体的にどう業務に展開したらよいかが課題である．その答えが，本書で繰り返し述べている，総合的質経営（TQM）の導入と展開である．

10.1.3.2　信頼される医療者になるための 10 箇条

　信頼は相互の関係であると述べた．賢い患者になるための 10 箇条 [37],[42],[43],[72],[73],[76]（表 1.4 参照）を提案したが，それに対応して，信頼される [51] 医療者になるための 10 箇条を提案する（表 10.1）．

---

*　準市場（quasi-market）：医療・福祉・教育など公的サービスにおいて，部分的に市場原理を取り入れている場合の総称．疑似市場．
**　公共政策（public policy）：民間部門ではできない公共的な課題に対して公共部門（政府・地方公共団体）が主体となり，公共の福祉を増進させるために立案する施策．

表 10.1 賢い患者になるための 10 箇条と信頼される医療者になるための 10 箇条

	賢い患者になるための 10 箇条		信頼される医療者になるための 10 箇条
1	健康増進，維持あるいは回復に心がける	1	自己の健康管理，啓発，研鑽に心がける
2	不調，異常に早く気づく	2	患者や業務の異常に早く気づき，対処する
3	定期的に健康診査をする	3	定期的に自己評価・第三者評価をする（組織と個人）
4	かかりつけ医をもつ	4	相談，協力，連携できる同僚や医療機関をもつ
5	異常に気づいたらかかりつけ医に相談する	5	異常に気づいたら原因を究明し，改善する
6	機能に応じた医療機関を受診する	6	患者の状態に適応した医療を行う
7	医療機関では，既往，経過，現症，家族歴などを正直に話す	7	患者や家族にわかりやすい説明を心がける
8	希望をはっきり伝える	8	診断・治療の方針と経過をはっきり伝える
9	医療者の話を理解しようと努力する	9	患者の気持ちや話を理解しようと努力する
10	検査，治療に協力する	10	患者や家族の希望に応える努力をする

おわりに

"なぜ，医療の質向上か"，"なぜ，総合的質経営（TQM）か"，"なぜ，医療に総合的質経営（TQM）が必要か"がわかりましたか？ "医療における諸問題の根元がどこにあるか"，"医療崩壊，病院崩壊の処方箋はあるか"，"医療に総合的質経営（TQM）をどう展開するか"という，疑問が多少は解けたでしょうか？

"はじめに"でも述べたように，変革・構造改革が必要であるといい続けてきました．しかし，東日本大震災における津波被害と原発事故は，私たち日本国民全員に厳しい最後通牒を突きつけたと解釈します．従来の考え方や方法でよいのかが問われています．また，待ったなしに，本気でやるのかやらないのかが問われているのです．

筆者は，10数年前から医療の諸問題を解決しない限り，次世代に重荷を負わせることが確実であり，有能な若人が医療への参入を避けることを危惧していました．どのような時代・情勢においても，医療は重要な社会基盤・社会資本であり，医療の基盤を維持・発展させなければならないと考えます．そのためには，医療とは何かを理解し，国民や患者さんが安心して受療できる医療提供体制，医療従事者が安心し誇りをもって働ける体制を構築することが必要です．これらを実現するためには，総合的質経営（TQM）を実践する以外には方法はありません．しかし，前述したように，TQMの考え方や展開の方法も，見直す必要があります．

温故知新という言葉があります．本書を執筆しつつ，筆者の論文，出版物はもちろんのこと，品質管理，TQC，TQM，組織経営に関する蔵書を再読しました．驚くにはあたらないのかもしれませんが，『日本のTQC』（小暮正夫，1988，日科技連出版社），『カイゼン　日本企業が国際競争で成功した経営ノウハウ』（今井正明，1988，講談社）ですでに，問題意識と危惧が述べられています．

筆者が所属する法人が公益財団法人に移行し，練馬総合病院と並んで医療の質向上研究所を設置した本年，医療経営の実践をまとめた本書を出版できることの幸運を感じています．法人の定款の目的に"安全で質の高い医療を提供するための科学的管理手法の研究開発・実践"を明記しました．TQMを実践するという意味です．

ハンドブックである本書では，基本的な考え方や方法が重要です．しかし，具体的な内容や事例を提示しないと理解していただけないことが多いので，練馬総合病院における事例を多く紹介しています．

本書が，医療経営者・管理者・質向上を目指す方に参考になるだけではなく，多くの分野の経営者・管理職・質向上を目指す方が病院経営や品質管理を理解し，医療再興に向けて積極的に行動する一助になれば幸いです．日常業務の実践に基づいて執筆した筆者の喜びです．

医療をよくしようと考えている一人でも多くの方にお読みいただきたいと願います．ご意見があればお寄せください．今後の医療経営の実践に反映させていただきます．

2012年11月

公益財団法人東京都医療保健協会　理事長
練馬総合病院　院長

飯　田　修　平

引用・参考文献

1) 飯田修平(2002)：医療から学ぶ総合的質経営　医療の質向上活動(MQI)の実践，品質月間委員会(事務局：日本科学技術連盟)
2) 飯田修平(2002)：総合的質経営としての医療の質向上活動　変革の時代の経営手法，病院経営新事情，2002.6.5，12-15
3) 飯田修平(2003)：医療における総合的質経営　練馬総合病院　組織革新への挑戦，日科技連出版
4) 飯田修平，田村誠，丸木一成編著(2005)：医療の質向上への革新―先進6病院の事例―，日科技連出版社
5) 飯田修平(2005)：医療関係者が目指すべき病院―総合的質経営を目指して―，東女医大誌，74:41-5
6) 飯田修平(2008)：変動の時代における医療経営―質重視の経営―，新医療
7) 飯田修平(2002)：質管理原論，保健医療科学，51(4)245-250
8) 飯田修平(2011)：病院早わかり読本　第4版，医学書院
9) 飯田修平(2003)：医療制度と外科診療　第1回　医療とは何か，外科臨床，58(1)82-83，医学書院
10) 飯田修平(2003)：医療制度と外科診療　第2回　医療制度とは何か，外科臨床，58(2)，医学書院
11) 飯田修平(2003)：医療制度と外科診療　第3回　医療に関する基本的事項　1，外科臨床 58(3)，医学書院
12) 飯田修平(2003)：医療制度と外科診療　第4回　医療に関する基本的事項　医療の特殊性，外科臨床，58(4)，医学書院
13) 飯田修平(2003)：医療制度と外科診療　第5回　医療に関する基本的事項Ⅱ　医療の公益性，外科臨床，58(5)，医学書院
14) 飯田修平(2003)：医療制度と外科診療　第6回　医療に関する基本的事項Ⅲ　医療の非営利性，外科臨床，58(6)，医学書院
15) 飯田修平(2003)：医療制度と外科診療　第7回　医療に関する基本的事項Ⅳ　医療の質と赤字経営，外科臨床，58(7)，医学書院
16) 飯田修平(2003)：医療制度と外科診療　第8回　医療に関する基本的事項Ⅴ　患者第一の医療，外科臨床，58(8)，医学書院
17) 飯田修平(2003)：医療制度と外科診療　第9回　医療に関する基本的事項Ⅵ　患者の意向は絶対，外科臨床，58(9)，医学書院
18) 飯田修平(2003)：医療制度と外科診療　第10回　医療に関する基本的事項Ⅶ　患者の状態を全職員が把握，外科臨床，58(10)，医学書院
19) 飯田修平(2003)：医療制度と外科診療　第11回　医療に関する基本的事Ⅸ　患者の権利と義務，外科臨床，58(11)，医学書院
20) 飯田修平(2003)：医療制度と外科診療　第12回　医療の基本的事項，外科臨床，58(12)，医学書院
21) W.E.デミング(1952)：デミング博士講義録　統計的品質管理の基礎理論と応用，Elementary Principles of The Ststistical Control of Quality，日本科学技術連盟
22) J.M.ジュラン(1956)：ジュラン博士品質管理講義，品質管理成功法，日本科学技術連盟
23) J.M.ジュラン著，東洋レーヨン訳(1966)：QCハンドブックⅠ経営革新のための品質管理，Quality Handbook，日科技連出版社
24) J.M.ジュラン著，日本化薬訳(1969)：現状打破の経営哲学，Manegerial Breakthrough，日科技連出版社
25) A.V.ファイゲンバウム著，日立製作所訳(1966)：総合的品質管理，Total Quality Control，日科技連出版社
26) 小暮正夫(1988)：日本のTQC，日科技連出版社
27) 今井正明(1988)：カイゼン　日本企業が国際競争で成功した経営ノウハウ，講談社

28) 飯塚悦功(1995)：ISO 9000 と TQC 再構築，日本科学技術連盟
29) TQM 委員会(1997)：TQM 宣言，日本科学技術連盟
30) TQM 委員会編著(1998)：TQM21 世紀の総合「質」経営，日科技連出版社
31) 唐沢昌敬(1994)：変革の時代の組織，慶応通信
32) 岸田民樹(2009)：組織論から組織学へ　経営組織論の新展開，文眞堂
33) バーナード著，飯野春樹編纂(1979)：経営者の役割，有斐閣新書
34) 西堀榮三郎(1985)：百の論より一つの証拠，現場研究術，日本規格協会
35) 古畑友三(1996)：5 ゲン主義　5S 管理の実践，日本科学技術連盟
36) 池上直己(2010)：医療問題　第 4 版，日本経済新聞社
37) 飯田修平(1996)：賢い患者になるための 10 ヶ条，けんぽニュース，保健同人社
38) 福島雅典(1993)：医療不信，同文書院
39) 飯田修平(1994)：インフォームド・コンセント　語る時代からおこなう時代へ　「医療における信頼の創造」を目指して，病院，53(10)20-25
40) 飯田修平(1995)：病院とのつきあい方，東洋経済新報社
41) 東京都私立病院会倫理委員会(1995)：「医療における信頼の創造」標語手引，東京都私立病院会
42) 飯田修平他(2000)：信頼される医療をめざして，全日本病院協会雑誌，11(1)
43) 飯田修平他(2000)：特集：信頼される医療を目指して　経営者・管理者が主導すべき「医療における信頼の創造」，病院経営新事情，2000.6.5，3-34
44) 飯田修平(1997)：病院の質向上により，医療における「信頼の創造」と「サービス産業」の現実へ，品質管理，48:5
45) 飯田修平(2009)：医風堂々　医療における信頼の創造①　「医療における信頼の創造」を目指して，MMJ，5(8)
46) 飯田修平(2009)：医風堂々　医療における信頼の創造②　医療は特殊か―医療従事者と国民の意識改革の契機として―，MMJ，5(9)
47) 飯田修平(2009)：医風堂々　医療における信頼の創造③　医療への期待と満足，MMJ，5(10)
48) 飯田修平(2009)：医風堂々　医療における信頼の創造④　科学する心から医療する心へ，MMJ，5(11)
49) 飯田修平(2009)：医風堂々　医療における信頼の創造⑤　本音は何か～二律背反と論理一貫性～，MMJ，5(12)
50) 斉藤茂太(1992)：信頼関係のすすめ，佼成出版社
51) 齋藤茂太(1995)：「信頼できる人」と言われたい，講談社
52) 山岸俊夫(1998)：信頼の構造―こころと社会の進化ゲーム―，東京大学出版会
53) 山岸俊夫(1999)：安心社会から信頼社会へ，中公新書
54) ルーマン著，野崎和義，土方透訳(1988)：信頼―社会の複雑性とその縮減―，未来社
55) 濱口恵俊(1996)：日本型信頼社会の復権―グローバル化する間人主義―，東洋経済新報社
56) 飯田修平(2001)：医療経営の総合的「質」の検討　第 1 回　研究会発足と医療における TQM の動向，病院，60(1)73-75
57) 西村昭雄(2001)：医療経営の総合的「質」の検討　第 2 回　総合的「質」向上への要諦　病院モデルとしての日鋼記念病院，病院，60(2)80-83
58) 富田信也(2001)：医療経営の総合的「質」の検討　第 3 回　河北総合病院における総合的「質」の向上への取り組み，病院，60(3)79-81
59) 宮城敏夫(2001)：医療経営の総合的「質」の検討　第 4 回　裏添総合病院における総合的「質」の改善活動，病院，60(4)56-60
60) 松井道夫(2001)：医療経営の総合的「質」の検討　第 5 回　医科大学附属病院改革の実践，病院，60(5)76-78
61) 飯田修平(2001)：医療経営の総合的「質」の検討　第 6 回　練馬総合病院における総合的「質」経営の試み，病院，60(6)68-71
62) 槙孝悦(2001)：医療経営の総合的「質」の検討　第 7 回　建築設備は医療経営の質の重要な要素である　ファシリティマネジメントの必要性，病院，60(7)73-76
63) 久米均(2001)：医療経営の総合的「質」の検討　第 8 回　安全確保のための作業管理　製造業

と共通するいくつかの問題について,病院,60(8)65–68
64) 田村誠(2001):医療経営の総合的「質」の検討 第9回 医療の標準化と病院医療・経営の向上,病院,60(9)79–82
65) 小浦孝三(2001):医療経営の総合的「質」の検討 第10回 アメリカ品質管理学会第55回年次大会報告 ヘルスケア分野の報告を中心に,病院,60(10)64–66
66) 池田俊也(2001):医療経営の総合的「質」の検討 第11回 医療サービスの質と効率の評価 医療効率の羅針盤 クリニカル・バリュー・コンパス,病院,60(11)64–66
67) 山岡建夫(2001):医療経営の総合的「質」の検討 第12回 企業における経営戦略としてのTQM,病院,60(12)1068–1071
68) 光藤義郎(2002):医療経営の総合的「質」の検討 第13回 医療への品質管理の導入を考える,病院,61(1)66–70
69) 赤尾洋二(2002):医療経営の総合的「質」の検討 第14回 顧客志向のための品質機能展開,病院,61(2)70–73
70) 鮎澤純子(2002):医療経営の総合的「質」の検討 第15回 リスクマネジメントが目指すもの 「事故防止である」,「改善である」そして「組織変革である」,病院,61(3)66–68
71) 東京都私立病院会教育人事委員会編著(1995):病院職員のための病院早わかり読本,日本医療企画
72) 高原哲也,飯田修平(1996):連載事例研究 練馬総合病院の職員の意識改革① 患者さんからすてきな医師と言われたい,病院賃金労務事情,No.121,60–63,1996.4.20
73) 坂本京子,飯田修平(1996):連載事例研究 練馬総合病院の職員の意識改革② 信頼できる薬剤師と言われたい,病院賃金労務事情,No.123,62–64,1996.6.20
74) 野村忠昭,飯田修平(1996):連載事例研究 練馬総合病院の職員の意識改革③ 検査科業区改善を通じての意識改革,病院賃金労務事情,No.125,66–69,1996.6.20
75) 小熊茂,飯田修平(1996):連載事例研究 練馬総合病院の職員の意識改革④ 事務部門から観た病院の経営改革の歩,病院賃金労務事情,No.127,60–63,1996.7.20
76) 鈴木加寿子,飯田修平(1996):連載事例研究 練馬総合病院の職員の意識改革⑤ 信頼できる病院作り 接遇委員会の取り組み,病院賃金労務事情,No.128,80–83,1996.8.5–20
77) 前泊まゆみ,飯田修平(1996):連載事例研究 練馬総合病院の職員の意識改革⑥ 看護師に対して不満を持つ患者に対して,病院賃金労務事情,64–67,No.130,1996.9.20
78) 菊井達也,飯田修平(1996):連載事例研究 練馬総合病院の職員の意識改革⑦ 職員共通認識としての原価意識,病院賃金労務事情,No.132,56–59,1996.10.20
79) 古市英俊,飯田修平(1996):連載事例研究 練馬総合病院の職員の意識改革⑧ 患者満足のための外来自動受付システムの開発,病院賃金労務事情,No.134,28–31,1996.11.20
80) 佐々木稔,飯田修平(1996):連載事例研究 練馬総合病院の職員の意識改革⑨ 地域との連携と広報誌,病院賃金労務事情,No.136,52–55,1996.12.20
81) 高橋礼子,飯田修平(1997):連載事例研究 練馬総合病院の職員の意識改革⑩ 社会の流れの中の看護,病院賃金労務事情,No.137,72–75,1997.1.5–20
82) 速水毅,飯田修平(1997):連載事例研究 練馬総合病院の職員の意識改革⑪ 今,求められている放射線技師とは,病院賃金労務事情,No.139,42–45,1997.2.20
83) 飯田修平,大石洋司,小熊茂(1997):連載事例研究 練馬総合病院の職員の意識改革⑫ 練馬総合病院の意識改革の歩を語る,病院賃金労務事情,No.141,72–75,1997.3.20
84) 飯田修平(1993):ヘルスケアリーダー 職員の意識改革で経営危機を乗り越える,日経ヘルスケア,10–13,1993.6
85) 飯田修平(2005):練馬総合病院における医療の質向上活動(MQI)の実践とその成果 総合的質経営における小集団活動の意義,QCサークル,No.533,20–21,2005.12
86) QCサークル本部編(1996):QCサークルの基本,日科技連
87) 飯田修平(2000):総合的質経営としての医療の質向上活動(Medical Quality Improvement:MQI)その1,文化連情報,No.263,30–37
88) 飯田修平(2000):総合的質経営としての医療の質向上活動(Medical Quality Improvement:MQI)その2,文化連情報,No.264,40–46
89) 飯田修平(2000):総合的質経営としての医療の質向上活動(Medical Quality Improvement:

MQI)その3,文化連情報,No.265,54–60
90) 飯田修平(2000):特集 TQM活動の魅力を探る 練馬総合病院におけるTQMの考え方と実践 経営戦略としての医療の質向上活動(Medical Quality Improvement:MQI),品質管理,51(5)35–42
91) 狩俣正雄(1996):変革期のリーダシップ 組織の意味創造,中央経済社
92) 西岡忠義(1993):リーダシップの心理,現在心理学ブックス,大日本図書
93) S.C.ランディン,J.クリステンセン,H.ポール著,相原真理子訳(2000):フィッシュ！ 鮮度100％ぴちぴちオフィスのつくり方,早川書房
94) F.W.テイラー著,有賀裕子訳(2009):新訳 科学的管理法 マネジメントの原点,ダイヤモンド社
95) 戦略経営協会編(1991):経営理念・ビジョンハンドブック,ダイヤモンド社
96) 飯田修平(1998):倫理綱領・行動基準の意義と策定の要点「医療における信頼の創造」に向けて,病院経営新事情
97) 日本品質管理学会編(2009):新版品質保証ガイドブック,日科技連出版社
98) 飯田修平,永井庸次(2009):第28章医療分野の品質保証,新版品質保証ガイドブック(日本品質管理学会編),1123–1150,日科技連出版社
99) 飯田修平,永井肇,長谷川友紀編著(2007):病院情報システム導入の手引き,じほう
100) 飯田修平(2001):情報技術と医療の質向上 病院管理実践の視点から,医療と社会,10(4)
101) 飯田修平(2007):病院のIT化は真に経営に貢献しているか―情報化の意義と業務革新―,新医療,2007.2
102) 飯田修平(1999):医療経営における情報活用 データベースとシンクタンクの重要性,病院経営新事情,200号,1999.11
103) 飯田修平,飯塚悦功,棟近雅彦監修(2005):医療の質用語事典,日本規格協会
104) 飯田修平(1997):練馬総合病院の医療の質向上活動,MQI(Medical Quality Improvement)第1回 MQIの背景と契機,Medical QOL 29,18–19,1997.4
105) 飯田修平(1997):練馬総合病院の医療の質向上活動,MQI(Medical Quality Improvement)第2回 推進委員会の発足,Medical QOL 30,22–23,1997.5
106) 飯田修平(1997):練馬総合病院の医療の質向上活動,MQI(Medical Quality Improvement)第3回 活動チームの結成,Medical QOL 31,22–23,1997.6
107) 飯田修平(1997):練馬総合病院の医療の質向上活動,MQI(Medical Quality Improvement)第4回 活動の概要,Medical QOL 32,22–23,1997.7
108) 飯田修平(1997):練馬総合病院の医療の質向上活動,MQI(Medical Quality Improvement)第5回 まとめと発表準備,Medical QOL 33,22–23,1997.8
109) 飯田修平(1997):練馬総合病院の医療の質向上活動 MQI(Medical Quality Improvement)第6回 発表大会・標準化委員会,Medical QOL 34,22–23,1997.9
110) 飯田修平(1998):MQIの実践 練馬総合病院1 MQIとその導入の経緯,病院,57(3)74–76
111) 高原哲也,飯田修平(1998):MQIの実践 練馬総合病院2 MQIの推進委員長として,病院,57(4)60–62
112) 大石洋司,川畑公子,飯田修平(1998):MQIの実践 練馬総合病院3 MQI活動を省みて・MQIと看護,病院,57(5)51–53
113) 菊井達也,古市英俊,飯田修平(1998):MQIの実践 練馬総合病院4 事務局の立場から・推進委員のQCストーリー,病院,57(6)72–74
114) 吉田義一,飯田修平(1998):MQIの実践 練馬総合病院5 接遇委員会におけるMQI活動,病院,57(7)64–66
115) 金内幸子,飯田修平(1998):MQIの実践 練馬総合病院6 「至急」処方箋を見直そう,病院,57(8)78–80
116) 井原尚子,飯田修平(1998):MQIの実践 練馬総合病院7 患者さんに浴室利用時間を明らかにしよう,病院,57(9)72–74
117) 篠崎峯子,飯田修平(1998):MQIの実践 練馬総合病院8 病棟採血にかかる時間を短くする,病院,57(10)78–80
118) 秋山安史,飯田修平(1998):MQIの実践 練馬総合病院9 栄養科におけるMQI活動と推進

委員のかかわり，病院，57(11)75-77
119) 飯田修平(1998)：MQI の実践　練馬総合病院 10　経営戦略としての Medical Quality Improvement，病院，57(12)92-94
120) 飯田修平(2008)：医療における個人情報保護法の意味，新医療，2008.10
121) 全日本病院協会医療の質向上委員会(2006)：医療機関の個人情報保護法に関する Q&A，じほう
122) 全日本病院協会個人情報保護担当委員会(2011)：病院における個人情報保護 Q&A―患者・家族・行政・業者への対応―，じほう
123) 飯田修平，成松亮編著(2005)：電子カルテと業務革新　医療情報システム構築における業務フローモデルの活用，篠原出版新社
124) 飯田修平(2003)：練馬総合病院における安全確保の取り組み，厚生
125) 米国医療の質委員会医学研究所著，医学ジャーナリスト協会訳(2000)：人は誰でも間違える　より安全な医療システムを目指して，日本評論社
126) 飯田修平(2008)：特集イキイキ現場改善　練馬総合病院における組織活性化と医療の質向上活動(MQI)の実践，IE レビュー，257 号，2008.10
127) 飯田修平(1998)：医療従事者の活性化　職員満足が患者満足につながる「医療における信頼の創造」，日本医事新報，No.3894，1998.12.12，日本医事新報社
128) 井尻昭夫(1988)：モチベーション研究，日本評論社
129) 平野光俊(1994)：キャリア・ディベロップメント　その心理的ダイナミクス，文眞堂
130) 狩野紀昭，瀬楽信彦，高橋文夫，辻新一(1984)：魅力的品質と当たり前品質，品質，14(2) 39-48
131) 飯田修平(2001)：練馬総合病院の質向上を目指す　組織改革と人事諸制度，病院経営新事情，2001.10.5，4-11
132) 飯田修平(2001)：病院における人事考課制度　理論と実践　第 2 版，医療文化社
133) 飯田修平(1999)：病院における職能資格制度　理論と実践，医療文化社
134) 飯田修平(2000)：病院における退職金制度　理論と実践，医療文化社
135) 飯田修平編著(2005)：医療安全管理者養成講習テキスト，日本規格協会
136) 飯田修平，柳川達生(2006)：医療安全確保の考え方と手法 1　RCA の基礎知識と活用事例，日本規格協会
137) 飯田修平，柳川達生，金内幸子(2007)：医療安全確保の考え方と手法 2　FMEA の基礎知識と活用事例，日本規格協会
138) 飯田修平編著(2010)：新版　医療安全管理テキスト，日本規格協会
139) 飯田修平，柳川達生，金内幸子(2010)：医療安全確保の考え方と手法 2　FMEA の基礎知識と活用事例第 2 版，日本規格協会
140) 飯田修平，柳川達生(2011)：医療安全確保の考え方と手法 1　RCA の基礎知識と活用事例第 2 版，日本規格協会
141) 飯田修平(2010)：医療機関における品質技術者の育成，品質，40(4)52-60，2010.10
142) 飯田修平，小谷野圭子(2009)：病院経営から見た施設・設備管理(Facility Management：FM)と施設・設備管理者(Facility Manager)，病院設備，54(4)，24-29，2009.7
143) 飯田修平(2007)：「職員・患者・地域がよかったといえる病院を造る」第 1 回　夢の実現に向けて，2007.4，病院経営
144) 野村忠昭，飯田修平(2007)：「職員・患者・地域がよかったといえる病院を造る」第 2 回　新病院建築始末記，2007.5，病院経営
145) 藤本康幸，飯田修平(2007)：「職員・患者・地域がよかったといえる病院を造る」第 3 回　新病院建築に携わり，2007.6，病院経営
146) 飯田修平(2007)：「職員・患者・地域がよかったといえる病院を造る」第 4 回　情報システムの病院新築移転報告，2007.7，病院経営
147) 飯田修平(2007)：「職員・患者・地域がよかったといえる病院を造る」第 5 回　新病院開設に向けて，2007.9，病院経営
148) 山崎勝巳，飯田修平(2007)：「職員・患者・地域がよかったといえる病院を造る」第 6 回　糖尿病センター開設の取組み，2007.10，病院経営
149) 栗原直人，飯田修平(2007)：「職員・患者・地域がよかったといえる病院を造る」第 7 回　内

視鏡センターの設立と今後の役割，2007.11，病院経営
150) 軽部みゆき，飯田修平(2007)：「職員・患者・地域がよかったといえる病院を造る」第 8 回 物流管理における SPD 構築を目指して，2007.12，病院経営
151) 前泊まゆみ，飯田修平ほか(2008)：「職員・患者・地域がよかったといえる病院を造る」第 9 回 夢の実現に向けた看護部の取り組み，2008.1，病院経営
152) 井上聡，飯田修平(2008)：「職員・患者・地域がよかったといえる病院を造る」第 10 回 ペーパーレス・フイルムレス化への取り組み，2008.2，病院経営
153) 柳川達生，飯田修平(2008)：「職員・患者・地域がよかったといえる病院を造る」第 11 回 健康医学センター設立の目的と目標，2008.3，病院経営
154) 飯田修平(2008)：「職員・患者・地域がよかったといえる病院を造る」第 12 回 医療の再生に向けて，2008.4，病院経営
155) 飯田修平(2003)：臨床指標とは何か 東京都病院協会で始まった臨床指標の活用，社会保険旬報，No.2179，6-10，2003.8.1
156) 飯田修平(2005)：特集 DPC 時代における病院管理学とは 医療の質に関わる臨床指標アラカルト 各論 5 総合的質経営(TQM)と医療の質向上活動(MQI)，医薬ジャーナル，41(2)121-125
157) 飯田修平，長谷川友紀，河北博文(2006)：特集 医療のパフォーマンス評価 診療アウトカム評価とベンチマーク，病院，65(7)557-559
158) 長谷川友紀，飯田修平(2006)：講座アウトカム指標 診療アウトカム評価事業 日本における臨床指標を用いたベンチマーキングの試み，連携医療(Healthcare Network Management)，Vol.3，48-51，2006 Jul
159) 飯田修平(2005)：臨床指標の実際 東京都病院協会における診療アウトカム評価事業，p.71-83，じほう
160) 飯田修平(2006)：医療の質向上の効率化は両立するか—医療の総合的質経営(TQM)の導入が必要—，新医療，2006 年 6 月号，65-67
161) 飯田修平他(2009)：DPC データを用いた医療の質と効率の分析，全日本病院協会雑誌，Vol.20，128-151
162) 飯田修平(2001)：病院経営から見た機密情報保持・危機管理とコンピュータのセキュリティー 情報管理は組織管理である，病院経営新事情，2001.3.20，No.229，31-38
163) 飯田修平，永井庸次編(2011)：医療の TQM 七つ道具，日本規格協会
164) 東京都病院協会診療情報管理委員会(2001)：標準的診療録作成の手引き，じほう
165) 全日本病院協会医療の質向上委員会(2004)：標準的診療録作成・管理の手引き，じほう
166) 飯田修平(2009)：医療の TQM 七つ道具(医療 QC 七つ道具)の提案，第 19 巻 407 号，2009.4.20，84，病院経営
167) 永井庸次(2009)：医療の TQM 七つ道具の提案 業務フロー図，2009.5.20，第 19 巻 409 号，病院経営
168) 中條武志(2009)：医療の TQM 七つ道具の提案 対策発想チェックリスト，2009.6.20，第 19 巻 411 号，病院経営
169) 飯田修平(2009)：医療の TQM 七つ道具の提案 根本原因分析(Root Cause Analysis：RCA)，2009.7.20，第 19 巻 413 号，病院経営
170) 飯田修平(2009)：医療の TQM 七つ道具の提案 故障モード影響解析(Failure Mode and Effects Analysis：FMEA)，第 19 巻 414 号，2009.8.5-20，病院経営
171) 佐伯みか，飯田修平(2009)：医療の TQM 七つ道具の提案 対策分析表(メリット・デメリット表)，第 19 巻 416 号，2009.9.20，病院経営
172) 光藤義郎(2009)：医療の TQM 七つ道具の提案 まぁいいか防止メソッド，第 19 巻 418 号，58，2009.10.20
173) 赤尾洋二，國枝麿(2009)：医療の TQM 七つ道具の提案 品質機能展開(Quality Function Deployment：QFD)，第 19 巻 420 号，50，2009.11.20
174) 飯田修平(2009)：医療の TQM 七つ道具の提案 七つ道具の使い方 まとめとして，第 19 巻 422 号，2009.12，病院経営
175) 三中信宏(2006)：系統樹思考の世界 すべてはツリーとともに，講談社現代新書
176) 三中信宏(2009)：分類思考の世界，講談社現代新書

索　引

A

ACHS　78
ADR　116
Agency for Healthcare Research and Quality　120
AHIMA　78
AHRQ　120
American Health Information Management Association　78
American Society for Healthcare Risk Management　78
Application Service Provider　184
APSF　121
ASHRM　78
ASP　184
Australian Council for Healthcare Standards　78
Australian Patient Safety Foundation　121

B

Balanced Score Card　82
Being Open Project　122
brake through　125
BSC　82

C

CDE　80
CDR　190
Certified Diabetes Educator　80
Chemotherapy Team　82
CI　181
Clinical Data Repository　190
Clinical Indicator　181
Clinical Practice Guideline　184
code of conduct　62
Committee on Quality of Health Care in America　120
Company Wide Quality Control　57
conduct guidelines　62
Continuous Quality Improvement　40

CQI　40
Crew Resource Management　93
CRM　93
Crossing the Quality Chasm　121
CS　55, 127
CT　82
Customer Satisfaction　55, 127
CWQC　57

D

data base　74
Data Warehouse　75, 190
death march project　176
Deming, William E.　57
Diagnosis Procedure Combination　70, 179
Diagnosis Related Groups　179
DPC　70, 179
――データ分析ソフト　184
DRG　74, 179
――/PPS　179
DWH　75, 190

E

EBM　183
EBN　183
e-Japan 構想　104, 107
Employee Satisfaction　55, 126
ES　55, 126
ethical codes　62
Evidence Based Medicine　183
Evidence Based Nursing　183

F

Failure Mode and Effects Analysis　118, 205
Fault Tree Analysis　205
FMEA　118, 205
FTA　205

H

HRM　55
Human Resource Development　133
Human Resource Management　55

I

ICD　70, 178
ICT　81
IE　205
Industrial Engineering　205
Infection Control Team　81
Information Security Management System　192
Information Technology　72
Institute of Medicine　120
International Classification of Diseases　178
International Quality Indicator Project　186
International Statistical Classification of Diseases　70
IOM　120
IQIP　185, 186
ISMS　192
ISO 9001　23
ISO/IEC 27001:2005　192
IT　72

J

JC　77
Joint Commission　77
Juran, Joseph M.　57

K

KDD　75, 190
Knowledge Discovery in Database　75, 190

L

loyalty　59

M

Managed Care　184
Master of Business Administration　144
MBA　144
Medical Quality Improvement　42, 69, 131
MEDI-TARGET　184
Minds　184
MQI　42, 69, 131, 156
　——ストーリー　163
　——の最大の成果　170
　——をMQIせよ　166
MQI^2　166
MTBF　33

N

National Patient Safety Goals　120
National Quality Forum　121
NHS　184
NQF　121
NST　81
Nutrition Support Team　81

O

Off-JT　133
Off the Job Training　133
OJT　88, 133
On the Job Training　88, 133
Open Disclosure　122
Operations Research　205
OR　205
ORYX project　78

P

PDCAサイクル　97
Performance Indicator　183
Plan–Do–Check–Act　97
PMBOK　176
　——ガイド　175
POMR　178
POS　178
PPS　179
Problem Oriented Medical Record　178
Problem Oriented System　178
Process Owner　40
product out　67
Project Management Body Of Knowledge　176
Prospective Payment System　179

Q

QA　68, 69
QC　17
　——サークル綱領　46
　——サークルの基本　44, 46
　——手法　204
　——ストーリー　205
　——七つ道具　42, 199
QCC　44
QFD　107
QI　68
QMS　155
Quality Assurance　68, 69
Quality Control　17
　—— Circle　44
Quality Improvement　68
Quality Interagency Coordination Task Force　120
Quality Management　69
QuIC　120

R

RCA　82, 118
RDB　75
Relational DB　75
reliability　33
Respiratory Support Team　81
Root Cause Analysis　82, 118
RST　81

S

Safety First　121
Safety Management　189
sentinel event　181
Shewhart, Walter A.　57
solution　103
Sorry Works　122
SQC　57, 206
Statistical Quality Control　57, 206

T

To Error is Human　120
Total Quality Control　17, 57
TQC　17, 57
TQM　17
　——宣言　17, 46

U

u-Japan構想　104

V

VA　205
Value Analysis　205
Value Engineering　205
VE　205

W

Wash your hands　122
WCT　82
Wound Care Team　82

あ

アウトカムアプローチ　78, 182
アウトカム評価　78
　　――事業　182
赤字　41
アクティビティ　222
後工程はお客様　40, 67, 126
アメーバ組織　27
安心と信頼　33
安全管理　189
安全文化の醸成　115

い

イキイキした組織　123
生き甲斐　45
意識改革　39
意識の壁　93
意思決定　52
医師の心得　88
一日で計画を立てる会　163
一般職員研修　145
意味を理解　209
医療安全管理加算　70
医療安全管理者養成講習　79
　　――会　118
　　――テキスト　150
医療安全対策ノート　117, 197
医療機関別係数　180
医療QC七つ道具　203
医療経営人材育成研修　147
医療経営の構造　226
医療経営の総合的"質"研究会　36
医療事故を予防する20の秘訣　120
医療質研究調査機構　120
医療者の医療の状況に対する不信　36
医療情報管理室　70
医療とは経営である　40
医療における教育の課題　144
医療における信頼の創造　32, 41, 61, 230
医療の質向上委員会　79
医療の質向上活動　42, 69 131
　　――自体に問題　158
　　――の考え方　156
医療の質向上研究所　27, 171
医療の質の評価・公表等推進事業　187
医療の質用語事典　94

医療のTQM七つ道具　42, 95, 199, 203
医療の特性　105
医療の特徴　229
医療の標準化　188
医療は特殊　37, 229
医療不信　34
医療へのTQMの展開　27
医療法　36
医療崩壊　31
違和感　210
因果律　221
院長直轄部門　25
院内感染防止対策未実施減算　81

え

栄養サポートチーム　81
営利　40
演繹　211

お

扇の理論　22
オーストラリア患者安全基金　121
お世話業　126
オリックスプロジェクト　78

か

会議の目的　95
改善と革新　125
外部顧客　98, 127
科学的管理法　57
科学的根拠に基づいた医療　183
科学的労務管理　57
化学療法チーム　82
鏡の理論　47
賢い患者になるための10箇条　32, 230
過剰な期待　32
カスタマイズ　104
課題達成型　219
　　――QCストーリー　205
価値観の多様化　22
価値観の多様性　23
活動時間の確保　97
活動人員の確保　97
稼働率　33
狩野モデル　129
冠位12階　57

考える視点　209
考える主体　209
還元（論）　211
患者志向　128
患者予備軍　32
感性　210
感染制御チーム　81
観念の過程　209
幹部職員の役割　94
管理技術　63, 142, 144
　　――を評価　135
管理サイクル　139, 158
管理職教育　131
管理職候補者教育　131
管理図　206

き

企画情報推進室　70
企業（組織）倫理の確立　37
危険行為　32
技術均衡理論　63, 125, 126
疑心暗鬼　35
帰属意識　59
期待する職員像　140
帰納　211
機能的に壁を取り払い　92
機能評価係数　180
機能別組織　26
機能要件　105
技法　199
基本的人権が侵害　36
基本的要件　105
基本要件　105
逆説的品質　129
逆ピラミッド組織　27
客観的な基準　140
キャリアデザイン　127
狭義の質（q）　43
共通の物差し　184
共同体　20
業務工程　200
　　――表　200
業務の質　18, 39, 46
業務の標準化　103
業務フロー　73, 145, 200, 220
　　――図　144, 200
　　――モデル　104
業務プロセス　39
　　――を可視化　107
業務分析　200

く

クリティカル・パス　180
クリニカル・パス　180
軍隊組織　28

け

ケアマップ　180
経営　55
　　——管理学修士　144
　　——資源　88
　　——資源の配分　90
　　——システムの質　18, 46
　　——者が率先垂範　39
　　——戦略　39
　　——とは組織運営　40
経済原則　229
刑事訴追　36
警鐘事例　181
継続的改善　40, 67
継続的な質の向上　68
系統樹思考　218
ケーススタディ　147
ケースミックス　184
ケースメソッド　58
ゲゼルシャフト　20
ゲマインシャフト　20
原因除去　193
現業部門　26
権限（権利）と義務　91
健康投資　229
健康に関するお世話業　127
顕在要求　129
現状打破　125
原子力安全基盤機構　66
権利意識　22
権利と義務　23, 28
権力勾配　21, 46
　　——の取扱い　93

こ

コアコンピテンス　144
行為　222
　　——レベル　222
公益　41
　　——性　229
考課項目　137
考課者の心得　139
考課の視点　137
公共性　229
公共政策　229
剛構造　29, 65

公正な評価　137
工程管理　206
工程で質を作り込む　68, 206
工程能力　206
　　——指数　206
行動基準　62
行動規範　62
行動憲章　62
行動指針　57, 62
行動する主体　91
行動特性　127
行動の綱領　62
行動変容　149
　　——に必要な要素　149
交流分析　51
コーチング　51
顧客志向　27, 39, 67
顧客重視　27
顧客満足　55
　　——度　127
呼吸療法チーム　81
国際疾病分類　178
国民の意識の変化　30
国民や患者の医療不信　36
5ゲン主義　23, 67
故障モード影響解析　118
個人情報保護　101
個人の評価　23
5W1H　19, 226
個の尊重　22
個別教育　143
コミットメント　53
コミュニケーション　47
固有技術　142, 144
コンピテンシー　127
根本原因分析　118

さ

サーバント・リーダーシップ　50
裁判外紛争処理機関　116
作業レベル　202
参画　53
三現主義　23, 40, 67, 115
三識　147
参謀組織　25

し

支援プログラム　163
時系列　221
資源の配分　90
思考過程　211

自己啓発　45
自己決定権　22
自己実現　45, 126, 134
自己選択権　22
自己の個人情報の制御権　101
自主的　45
市場原理　229
市場を導入　229
システム開発の目的　73
システムの要素　72
事前期待　128
質管理の考え方　39
質管理の基本的考え方　147
質管理の体制構築の手順　157
質向上　40
質重視の経営　17
質重視優先主義　39
実績評価　128
実践から学ぶ　88
実践の場　23
実践部門　25
質の数量化　160
質の谷間を越えて　121
質の評価　77
質の保証　68
質保証　27, 69
質マネジメント　69
　　——推進団体　76
質優先主義　67
質を機軸　40
指導調整技術　63
自と他の関係　209
死の行進プロジェクト　176
自分が変わる　48
自分中心　91
自分で考え，実践する　52, 104, 166
社会基盤　229
社会的質　39
社会的不確実性　33
社会の変革　39
柔構造　29, 65
17条の憲法　57
集団教育　143
重点志向　39
自由と責任　28, 91
シューハート　57
十分条件　36
手段の目的化　19
手法　199
ジュラン　57
準委任行為　35
準市場　229
商品企画七つ道具　203

仕様変更　105
情報　74
　──開示　31
　──化社会　72
　──活用　99
　──化の経営への貢献　103
　──管理　99, 189
　──技術　72
　──技術の活用　72
　──共有　103
　──システム導入の目的
　　　73
　──セキュリティマネジメント
　　　システム　192
　──の海　75
　──の開示　22
　──の取扱い　99
　──の氾濫　75, 99
　──の非対照性　33
　──リテラシー　76
職員・患者・地域がよかったと
　える病院を造る　170
職員の心得　87, 88
職員満足　55
　──度　126
処遇の仕方　135
職業能力　133
　──開発促進法　133
職業倫理　31
職制　47, 140
　──と資格の分離　140
職能資格制度の目的　140
職能資格等級　141
職能要件　141
職場活性化　45
職場の活性度　124
職務基準　141
事例研究　58
新QC七つ道具　42, 199, 202
人材　55
　──開発　133
人財　55
人事　55
　──院勧告　141
　──考課　135
　──考課制度の3要件　138
診断関連群　74
診断群別包括支払い方式　179
進捗管理　99, 160, 163
人的資源管理　55
新入職員研修会　145
信頼　32
　──される医療者になるための
　　　10箇条　230

　──性　32, 33
　──の意義　33
　──は相互の関係　230
　──を回復する　36
　──を創造する　36, 230
診療アウトカム評価事業　185
診療ガイドライン　184
診療情報管理士　70
診療情報管理立ち上げの手引き
　　　194
診療の質　39

す

推進の仕組み　40
スタッフ　25
摺合せ　91, 125

せ

成果主義　43
制御技術　222
製品の質　18, 46
制約条件　88
絶対評価　136
説明責任　31, 35
潜在要求　129
センス　210
全体最適　21
全体（論）　211
全米患者安全目標　120
全米品質フォーラム　121
専門家　35
専門技術　63, 144
戦略立案七つ道具　203

そ

総合的質（Q）　43
総合的質経営　18
相互啓発　45
創傷チーム　82
創造的の認知　218
相対評価　136
　──説　129
組織　19
　──横断的な業務改善　131
　──横断的な仕組み　28
　──改革　39
　──図　24
　──適応型行動特性　127
　──的かつ継続的な質向上の努
　　　力　37
　──的な継続的質向上活動

　　　44
　──の活性化　110
　──の壁を壊して　92
　──の構成要素　20
　──の構造　24
　──の評価　23
　──の力学　20
　──風土　66
　──文化　66
　──文化の醸成　230
　──変革　39
　──を活性化　31
ソリューション　103
損害拡大防止　193
存在価値　126

た

第三者評価　77, 188
対象の存在　209
対象の理解　209
大数の法則　207
タウンミーティング　160
多段階評価　136, 138
ダナ・ファーバー事件　119
多面的評価　136

ち

地域連携　112
違いを認識　216
知識発見　75
調整係数　180

て

定型業務　43
データ　74
　──ウェアハウス　75
　──にこそ価値がある　75
　──の2次利用　112
　──ベース　74
　──マイニング　75
　──を活用する仕組み　75
適材適所　90, 133
適所適材　133
適正配置　133
デミング　57
電子カルテと業務革新　107

と

動機づけ　134
統計的工程管理　206

統計的品質管理　57
統計の基本的考え方　207
動作レベル　202
当事者評価　77
糖尿病療養指導士　80
糖尿病療養指導チーム　80
独自の活動　166
トコロテン式　28
トップの役割　94
ドメイン　23

な
内部顧客　27, 98, 127

に
似たもの同士を集める　217
日本型経営　56
日本型人事労務管理　56
認知　209
　——心理学　218
　——的アプローチ　218

ね
年間統一主題　163
年功序列　28, 140

の
納税者　32

は
場　91
ハーバード流教授法　58
パス法　180
　——の効果　180
パターナリズム　129
発見の段階　75
パフォーマンス・インディケータ
　ー　183
ばらつき　42
　——を縮減　206

ひ
非営利　40
比較する対象　216
非線形　39
必要条件　36
非定型業務　43, 76
人は誰でも間違える　120

批判的吟味　207
ヒューマンエラー　202
病院機能評価　23, 61, 188
病院情報システム基本要件検討プ
　ロジェクト　104
病院職員の意識改革　41
病院早わかり読本　88
病院崩壊　31
評価の目的　135
評価の要素　137
標準化　40, 42, 67
標準的診療記録作成・管理の手引
　き　194
標準的診療録作成の手引き
　194
費用対効果　103
開かれた組織　68
ピラミッド型組織　27
品質概念　18
品質管理　17
　——体制　155
　——の基本的考え方　39
品質機能展開　107
品質特性　107, 206
品質不良　206
品質要素　107

ふ
ファシリテーション　51
ファシリテーター　52
不安全行為　32, 70
フィッシュ哲学　52
フェールセーフ　115
フォロワーシップ　47
付加価値に貢献　135
父権主義　67
負担と受益　229
部分最適　21
プライバシー権　101
プラス思考　52, 93
フラット化　27
不連続的　39
プロジェクト　82, 83, 175
　——活動　28
　——マネジメント　176
プロセスアプローチ　182
プロセスオーナー　91
プロセス管理　177
プロセス志向　40, 68
プロモーター　52
文鎮型組織　27
分類　217

へ
平均故障間隔　33
米国医学院　120
米国医療の質委員会　120
ベストプラクティス　144
変更管理　149

ほ
ポイント制退職金制度　141
防衛医療　119
方針管理　85
方針展開　31, 85
ホウ・レン・ソウ　85
保全性　33
ボランティア活動の原則　59
本業　60

ま
まぁ，いいか（不遵守）防止メソ
　ッド　204
マズローの欲求5段階説　134
満足度逓減の法則　68, 103
マンネリ化　125

み
見える化　99, 216
ミラー・ニューロン　47

む
無関心品質　129

も
目的志向　39, 73
目的達成組織　20
目標達成型行動特性　127
問題解決型　219
　——QCストーリー　205
問題解決の手順　157
問題解決の場　158
問題志向型診療記録　178
問題志向システム　178
問題対応　43
問題認識　43
問題発見　43

や
役職制度　140

山本五十六の指導原理　139

ゆ

茹でガエル　215
夢の実現　130

よ

（潜在）要求　129
要求水準逓増の法則　68, 103
要求品質　107
予測不能　33

ら

ライン　25, 26, 47
　──とスタッフ　95, 99

り

リーダー教育　131
リーダーシップ　47
　──交代理論　29, 47, 126
力量　144
リスク　192
　──移転　193
　──回避　193
　──管理　192
　──受容　193
　──情報共有　193
　──対応　193
　──低減　193
　──評価　193
　──分析　193
　──を引き受ける　117
理念の共有　111

粒度の概念　222
リレーショナル・データベース　75
臨界経路　180
臨床指標　181
　──の意義　182
倫理綱領　57, 62

ろ

ロイヤルティ　59

わ

わたくしたちの病院の目標　62
悪さ加減　42

医療のTQMハンドブック　運用・推進編
質重視の病院経営の実践
　　　　　　　　　　　　　　　定価：本体4,200円(税別)

2012年11月22日　第1版第1刷発行

監　　修　飯塚　悦功・飯田　修平
編　　者　医療のTQMハンドブック編集委員会
著　　者　飯田　修平
発　行　者　田中　正躬
発　行　所　一般財団法人　日本規格協会
　　　　〒107-8440　東京都港区赤坂4丁目1-24
　　　　　　　　　http://www.jsa.or.jp/
　　　　　　　　　振替　00160-2-195146
印　刷　所　株式会社平文社
製　　作　有限会社カイ編集舎

© Shuhei Iida, et al., 2012　　　　　　Printed in Japan
ISBN978-4-542-50170-6

当会発行図書，海外規格のお求めは，下記をご利用ください．
　営業サービスユニット：(03)3583-8002
　　書店販売：(03)3583-8041　注文FAX：(03)3583-0462
　　JSA Web Store：http://www.webstore.jsa.or.jp/
編集に関するお問合せは，下記をご利用ください．
　編集制作ユニット：(03)3583-8007　FAX：(03)3582-3372
●本書及び当会発行図書に関するご感想・ご意見・ご要望等を，
　氏名・年齢・住所・連絡先を明記の上，下記へお寄せください．
　　　e-mail：dokusya@jsa.or.jp　FAX：(03)3582-3372
　　　(個人情報の取り扱いについては，当会の個人情報保護方針によります．)